实用内科护理
新思维及案例精选

主编 杨 钰 张娇红 丁 丹 王新霞

西北大学出版社
·西安·

图书在版编目（CIP）数据

实用内科护理新思维及案例精选 / 杨钰等主编 .

西安 ：西北大学出版社， 2025. 5. -- ISBN 978-7-5604-5674-4

Ⅰ . R473. 5

中国国家版本馆 CIP 数据核字第 2025Y4R791 号

实用内科护理新思维及案例精选
SHIYONG NEIKE HULI XINSIWEI JI ANLI JINGXUAN

主　　编	杨　钰　张娇红　丁　丹　王新霞	
出版发行	西北大学出版社	
地　　址	西安市太白北路 229 号	
邮　　编	710069	
电　　话	029-88303310	
网　　址	http：//nwupress. nwu. edu. cn	
电子邮箱	xdpress@nwu. edu. cn	
经　　销	全国新华书店	
印　　刷	陕西瑞升印务有限公司	
开　　本	787mm×1092mm　1/16	
印　　张	17	
字　　数	330 千字	
版　　次	2025 年 5 月第 1 版　2025 年 5 月第 1 次印刷	
书　　号	ISBN 978-7-5604-5674-4	
定　　价	98.00 元	

如有印装质量问题，请与西北大学出版社联系调换，电话 029-88302966。

编委会

主编简介

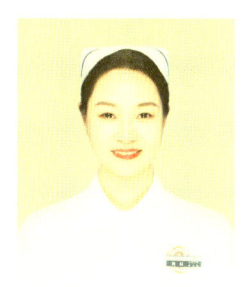

▎ 杨 钰

毕业于河南大学护理学专业，大学本科学历，现就职于南阳市中心医院，主管护师，神经内科护士长。擅长护理管理、卒中中心建设、卒中患者全流程管理、神经内科患者护理。任国家脑心健康管理师，河南省卒中护理专业委员会第一届委员，河南省卒中学会健康管理分会第一届副主任委员，河南省卒中学会卒中中心建设管理委员会秘书、委员，河南省卒中学会卒中神经功能检测与精准调控分会第一届委员，南阳市卒中临床质量控制中心秘书，南阳市脑卒中防治中心办公室秘书。主持"脑卒中防治技术研究"项目1项，发表论文10余篇。

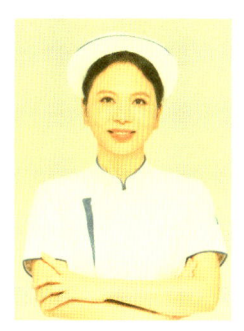

▎ 张娇红

毕业于南华大学护理学专业，大学本科学历，现就职于深圳市第三人民医院肺科门诊，主任护师，肺科门诊科护士长。从事感染性疾病护理工作30余年，参与严重急性呼吸综合征（SARS）、新型冠状病毒感染等重大疫情护理工作，具有丰富的理论与实践经验，擅长慢性病管理。任中华医学会结核病分会护理专业委员会委员、广东省护理学会门诊社区护理专业委员会委员。参与课题5项，获得国家实用新型专利2项，发表论文10余篇，参编著作2部。

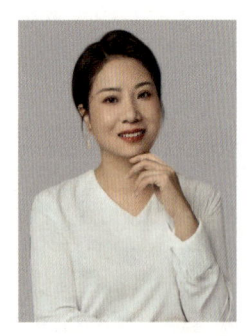

丁 丹 ▋▋

　　毕业于郑州大学护理学专业，大学本科学历，现就职于郑州市第三人民医院内分泌科，主管护师。从事内分泌科工作 10 余年，具有丰富的理论与糖尿病教育实战经验。获得国家卫生健康委医院管理研究所精益医工 PDCA 价值案例奖，河南省护理健康科普活动一等奖，河南省护理健康科普活动二等奖，第六届河南省健康科普技能大赛三等奖，郑州市健康素养技术比武优秀奖等，多次获得院级先进个人、优秀护士、优秀带教老师等荣誉称号。发表论文 3 篇，参编著作 2 部。

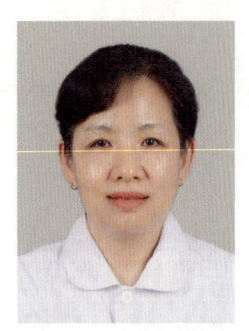

王新霞 ▋▋

　　毕业于新疆建设兵团广播电视大学护理学专业，大学专科学历，现就职于伊犁哈萨克自治州奎屯医院消化内镜中心，主管护师。擅长消化内镜下的各种手术护理。2020 年获得"伊犁哈萨克自治州奎屯医院抗疫先进个人"称号。发表论文 8 篇，参编著作 4 部。

前　言

护理，作为医疗体系中的重要组成部分，既是一门严谨的学科，也是一门充满人文关怀的艺术。广大护理工作者在协助临床诊疗、救治生命、促进康复、减轻疼痛及增进医患关系和谐等方面作出了巨大贡献。随着现代社会的进步和科学技术的发展、现代医学改革的不断深入和护理教育水平的不断提高，护理工作在我国医疗卫生事业的发展中发挥着越来越重要的作用。

本书从基础理论到临床实践，力求全方位、多层次地展现护理专业的内涵与外延。本书内容涉及护理管理、神经系统疾病护理、内分泌系统疾病护理，以及血液净化护理、结核护理、消化内镜护理等。书中结合实际案例，生动阐述了如何将护理理论运用到日常工作中，使患者得到最适宜、最人性化的护理服务。全书内容重点突出，语言简洁，既有理论性指导，又有护理的实际应用，具有科学性、先进性和实用性等特点，可供护理人员及相关医务工作者参考阅读。

在本书的编写过程中，编者们严谨求实、精益求精，查阅大量参考文献，但由于时间有限，书中难免有疏漏和欠缺之处，期待广大读者在阅读过程中能提出宝贵意见和建议，以便再版时更好地完善。

编　者

目 录

01

第一章　护理管理

第一节　门诊护理管理

一、门诊预检分诊管理

（1）预检护士应由资深护士担任，同时需具有高度的责任心。严格遵守卫生管理法律、法规和有关规定，认真执行临床技术操作规范及有关工作制度。

（2）患者来院就诊，预检护士要严格按照"一看、二问、三检查、四分诊、五请示、六登记"原则，正确分诊。

（3）根据《中华人民共和国传染病防治法》有关规定，预检护士应对就诊患者预先进行有关传染病方面的甄别、检查与分流。发现传染病或疑似传染病患者，通知专科医师到场鉴别，排除者到相应普通科就诊；疑似者发放口罩、隔离衣等保护用具，应由专人护送到特定门诊，并对接诊区进行消毒处理。再由特定门诊预检护士按要求通知医务处、防保科、门诊办公室，并做好传染病登记工作。

（4）如遇患者病情突变急需抢救时，预检护士应立即联系医师就地抢救；同时联系急诊，待病情许可，由专人护送至急诊。

（5）遇突发事件，预检护士应立即通知医务处、护理部、门诊办公室，按相关流程启动应急预案。

二、肠道门诊管理

（1）认真学习《中华人民共和国传染病防治法》及有关肠道传染病防治业务知识，按要求完成培训。

（2）认真填写门诊日志。对前来就诊的腹泻患者建立肠道门诊卡，并逐例按腹泻患者专册登记项目要求进行登记，每天核对。专卡、专册，登记册保存 3 年。

（3）做好肠道传染病的登记工作。按规定时间向防保科报出传染病报告卡，并做好交接记录。疑似或确诊甲类传染病立即电话报告防保科。

（4）每月填写"肠道门诊月报表"交防保科、卫生防疫站，并留存 1 份。

（5）肠道门诊应认真询问就诊患者腹泻病史、流行病史及进行必要的体征、粪常规检查，做到"有泻必采，有样必检"。对 6 种可疑对象进行霍乱弧菌培养。对确诊或疑似细菌性痢疾患者及重点职业（幼托儿童保育员、饮食从业人员、水上作业人员、与粪便接触从业人员）腹泻患者需进行细菌性痢疾培养。

（6）发现食物中毒、集体性腹泻（3 例以上，含 3 例）病例应立即电话报告卫生防疫站和卫生监督所。

（7）加强肠道门诊日常消毒隔离工作，严格按"消毒隔离规范""肠道门诊医院感染管理制度"执行，防止医院内感染发生。对患者呕吐物、粪便和"检后标本"，以及被污染物品、场所及废弃物应立即进行相应消毒隔离处理。对重症腹泻患者立即隔离，防止疾病蔓延、扩散。

三、入院处管理

入院处是医院的一个特殊窗口，是住院患者必经的中间环节，与医院其他部门有着纵横交错的联系。为确保患者的合法权利，提高入院处的服务质量，制订下列管理规范。

1. 常规工作规范

（1）每天上班即与各病区办公室护士或护士长联系，了解当日出院情况、了解床位调整情况，并确定收治床位。按流程为已有确定床位的患者办理全套入院手续。

（2）接受患者入院登记，填写入院须知（兼入院通知单）并交给患者。对需要办理特殊手续的患者应做重点指导。

（3）普通患者住院采取预约制，按照时间先后顺序处理；在入院通知单上告知住院需等待的时间及办理入院时需要携带的相关证件和日常生活必需品；对急诊或有紧急需求的患者，可优先安排入院。

（4）按照当天床位情况，尽早安排。及时通知患者入院，使患者有较充裕的准备时间。

（5）热情接待登记患者，如无床位，做好解释工作，帮助患者了解入院手续。

（6）热情接待患者的查询（来电、来人），耐心听取患者的倾诉。对患者及家属提出的疑问应耐心解释，做到有问必答。

（7）加强与各科医师及病区护士联系，根据登记患者的男女比例及时调整床位。

（8）每天整理各科入院登记卡，对于登记时间较长的入院登记卡要定期处理、清理。

2. 办理登记流程

（1）患者首先在门诊或急诊挂号、就诊。

（2）医师评估患者疾病后，对于符合收治标准的患者开具入院登记卡，入院处按相关规定安排入院。

（3）核对医师在入院登记卡上填写的基本信息、科别、疾病诊断、医师签名、入院前相关内容告知等。项目无遗漏，由患者或其家属签名确认，并在入院登记卡上填写联系电话。

（4）入院处工作人员收下入院登记卡，认真填写入院须知（兼入院通知单）并交给患者，告知患者相关内容，如等候入院电话通知，办理入院手续时带好相关证件、预付款、物品。

3. 办理入院流程

（1）患者接到电话通知后，持入院通知单到入院处办理入院手续，同时出示门诊就医磁卡（医保卡）、门诊病历本，患者本人必须到院。

（2）入院处收回入院通知单，电脑登记患者信息（姓名、性别、诊断及病区等），复印患者本次入院的门诊病历，并置于住院病历中。

（3）患者到财务窗口交住院预付款，并正确填写入院凭证上的基本信息（姓名、现住址、联系电话、联系人姓名等）。

（4）患者须出示身份证（医保卡）、入院登记卡、入院凭证，由工作人员在电脑上输入上述详细信息并打印病案首页、床头卡及腕带。

（5）完成入院登记手续，按照相关规定使患者安全进入病区。如行动不便、病情较重或沟通困难，由入院处工作人员护送至病区，并与病区护士做好交接手续。

（彭 菱）

3

第二节　护理防护管理

一、护理人员职业安全防护

护理人员由于其职业的特殊性经常暴露于各种各样的危险中，如会接触到一些体液、血液，甚至被体液、血液污染的锐器刺伤，或接触一些对身体有害的药物和射线等，导致多种职业危害的发生。加强护理人员职业安全防护，避免职业危害的发生具有重要意义。

（一）护理人员职业危害的分类

护理人员职业危害分 4 类，即生物、化学、物理和心理危害。

1. 生物危害

细菌、病毒、寄生虫等引起的感染性疾病。主要是针刺伤，含锐器损伤所致的血源性传播疾病的感染。护理人员频繁接触患者血液、体液、分泌物及排泄物，受感染的危险性大。大量研究证实，被各种污染的针头刺伤是医院内传播乙型肝炎病毒、丙型肝炎病毒和人类免疫缺陷病毒等的重要途径。针刺伤及其有关的侵害已成为护理人员严重的职业性健康问题。

2. 化学危害

在消毒、洗手、治疗、换药等过程中接触的各种消毒剂、清洁剂、药物及有害物质等引起的疾病。如各种毒物引起的职业中毒、职业性皮肤病、职业性肿瘤；一些不溶或难溶的生产性粉尘引起的肺尘埃沉着病。

3. 物理危害

（1）噪声干扰。

（2）高温、低温会引起中暑或冻伤。

（3）高湿或化学消毒剂使两手处发生皮肤糜烂，促使皮肤病的发生。

（4）电离辐射，如 X 线、γ 射线等引起的放射病。

（5）身体长期固定于某一姿势或用力可能导致机械性损伤。

4. 心理危害

心理危害主要是精神压力、工作紧张、倒班、生活缺乏规律可致慢性疲劳综合征及睡眠障碍、代谢紊乱、抑郁等。护理工作的性质是细致的脑力劳动与体力劳动相结合，它要求护理人员思想高度集中。由于精神过度紧张、工作不定时，护理人员易患溃疡病、心脏病、偏头痛、下肢静脉曲张、胃下垂、慢性腰腿痛、慢性肝胆疾病等，同时也会产生不良的心理状态，如精神紧张、焦虑烦躁等。

（二）生物（感染性）危害因素的防护

1. 感染途径

感染途径为经血液传播疾病。护理人员在治疗护理过程中被锐器损伤；通过黏膜或非完整性皮肤接触引起感染；进行日常护理操作后，成为暂时性的手部带菌者等。

2. 经血液传播常见疾病

乙型肝炎、丙型肝炎、艾滋病，其他（疟疾、梅毒、埃博拉出血热等）。

3. 职业防护中感染控制的预防原则

护理人员在感染控制的防护中应遵循标准预防的原则。所谓标准预防即认定患者的血液、体液、分泌物、排泄物均具有传染性，须进行隔离，不论是否具有明显的血迹污染或是否接触非完整的皮肤与黏膜，接触者必须采取隔离预防措施。标准预防的基本特点是：既防止血源性疾病的传播，又防止非血源性疾病的传播，强调双向防护；既防止疾病从患者传至医务人员，又防止疾病从医务人员传至患者；根据疾病的主要传播途径实施相应的隔离措施，包括接触隔离、空气隔离和飞沫隔离。其操作规程包括：①接触患者的血液、体液、黏膜或破损的皮肤时一定要戴手套。②每次操作完毕或每次脱下手套时彻底洗手。③根据疾病的不同传播途径使用障碍法来保护眼睛、鼻子、口和皮肤黏膜，如戴双重手套、穿防护衣、戴护目镜或面罩。④严格执行清洁、无菌技术和隔离制度。标准预防的原则主张医护人员要严格执行消毒隔离制度和操作规程，充分利用各种屏障防护用具和设备，减少各种危险行为，最大限度地保护医护人员及患者。

4. 防护措施

（1）正确使用和处理锐器，预防锐器损伤：尽可能减少处理针头和锐器的概率。医护人员在进行侵袭性诊疗和护理操作中要保证充足的光线，特别注意避免被潜在感染的针头和锐器刺伤。禁止直接用手传递针头、刀片等锐器。针头不能重新盖帽、有意弯曲或折断，或用手将针头从注射器上去除。如必须盖帽要用止血钳或用单手持注射器将针头挑起。也可以使用具有安全性能的注射器、输液器等医用锐器，以防刺伤。使用后的锐器应直接放入一次性的耐刺、防渗漏的锐器盆内，锐器盆须放在方便操作、伸手可及的地方。

（2）锐器损伤时的应急处理：立即在伤口旁从近心端向远心端轻轻挤压，尽可能挤出损伤处的血液，相对减少受污染的程度，用流动自来水和消毒肥皂液清洗（如溅出，用清水冲洗鼻、眼、口和皮肤黏膜等直接接触部位）；聚维酮碘（碘伏）等皮肤消毒液涂擦伤口等处理。伤后 48 小时内报告上级，并填写临床护士锐器伤登记表，72 小时内做乙型肝炎病毒、丙型肝炎病毒和人类免疫缺陷病毒等基础水平检查。可疑暴露于乙型肝炎病毒感染的血液、体液时，应注射乙型肝炎病毒高价抗体和乙肝疫苗；可疑暴露于丙型肝炎病毒感染的血液、体液时，尽快于暴露后做丙型肝炎病毒抗体检查，追踪丙型肝炎病毒抗体，必要时进行干扰素治疗；可疑暴露于人类免疫缺陷病毒感染的血液、体液时，建议使用免疫治疗，受伤后 1 个月、3 个月、6 个月定期复查追踪；注意不要献血、捐赠器官及母乳喂养，性生活要用避孕套。

（3）正确洗手和手的消毒：洗手是预防感染传播最经济有效的措施，《医院感染管理规范》对洗手的指征、方法、频次有明确规定。

洗手指征：接触患者前后，特别是在接触有破损的皮肤、黏膜和侵入性操作前后；进行无菌操作前后；戴口罩和穿脱隔离衣前后；接触血液、体液和被污染的物品前后；脱手套后。

洗手方法：采用非接触式的洗手装置实施七步洗手法。第 1 步将手全部用水浸湿取清洁剂，掌心相对，五指并拢，相互揉搓；第 2 步手心对手背，沿指缝相互揉搓，交换进行；第 3 步掌心相对，双手交叉沿指缝相互揉搓；第 4 步一手握另一手大拇指旋转揉搓，交换进行；第 5 步一手握拳在另一手掌心旋转揉搓，交换进行；第 6 步将五个手指尖并拢在另一手掌心旋转揉搓，交换进行；第 7 步揉搓手腕，双手交换进行。用流动水冲洗干净，时间不少于 10 ～ 15 秒，整个洗手的过程 1 ～ 2 分钟。正确的洗手技术对消除手上的暂住菌具有重要意义，护理人员每日洗手频率应 > 35 次。

①手消毒指征：进入和离开隔离病房、穿脱隔离衣前后；接触血液、体液和被污染的物品前后；接触特殊感染病原体前后。②手消毒方法：用快速手消毒剂揉搓双手；用消毒剂浸泡 2 分钟。③常用手消毒剂：醇类消毒剂、0.3% ～ 0.5% 碘伏、75% 乙醇溶液。

（4）选择合适的防护用品：当预料要接触血液或其他体液及使用被血液或体液污染的物品时应戴手套，手套使用后，接触无污染的物品前及下一个患者之前应立即脱去，当接触经呼吸道传播和飞沫传播疾病的患者时要戴好口罩和帽子；当预料有可能出现血液或体液溅出时，要加戴眼罩、面罩，避免口、鼻、眼等部位的黏膜接触污染的血液或体液。在工作区域要穿工作服，进出隔离病房须穿隔离衣，预料有大量的血液、体液溅出时，必须加穿防渗漏的隔离围裙和靴子。

（三）化学危害因素的防护

1. 化学消毒剂灭菌防护

目前，医院广泛应用于各种器械、物品、空气消毒灭菌的化学消毒剂为环氧乙烷、戊二醛、臭氧等。国内还有少数医院使用甲醛消毒，这些化学消毒剂可刺激护理人员皮肤、黏膜，引起职业性哮喘、肺气肿、肺组织纤维化，能使细胞突变、致癌、致畸，也可引起职业性皮炎。因此，护理人员要认真做好化学消毒剂灭菌的职业防护。选用环氧乙烷灭菌器（12小时可自动排放毒物），需有专用的房间消毒和排放毒物系统，灭菌后的物品放置一段时间后再使用；接触戊二醛时应戴橡胶手套，防止溅入眼内或吸入，尽量选用对人体无害的消毒剂代替戊二醛；在臭氧消毒期间避免进入消毒区域，消毒后要尽量通风，定期检查空气中臭氧浓度。

2. 麻醉废气的防护

手术室的护理人员每天暴露于麻醉药物产生废气的工作环境中，长期吸入使麻醉废气在机体组织内逐渐蓄积产生慢性中毒和遗传的影响（包括突变、致癌、致畸）。所以要重视麻醉废气的管理，建立良好的麻醉废气排放系统，使用密闭性能好的麻醉机减少泄漏，并对麻醉机定期进行检测。尽量采用低流量紧闭式复合麻醉，选用密闭度适宜的麻醉面罩。根据麻醉种类及手术大小合理安排手术间，不安排怀孕的护理人员进入手术间工作。

3. 乳胶手套的防护

护理人员使用的手套大多是一般性能的一次性手套，乳胶成分易引起变态反应。1999年5月，美国感染控制护理协会发布《手套使用原则》并承诺停止不适当的选择、购买和使用医用手套。英国皇家护理学会和美国感染控制护理协会已经开始全面禁止使用玉米粉末手套。因此，从护理人员的健康出发，应尽量选用不含玉米粉的优质手套。

（四）物理危害因素的防护

1. 噪声预防

（1）护理人员应自觉保持室内安静，做到"四轻"（说话轻、走路轻、关门轻、操作轻），减少人员参观及陪护。医院对特殊科室如手术室应安装隔音设备。

（2）加强巡视，降低持续及单调的监护声音，减少报警发生，为患者吸痰及做床上浴前，都应先调消声器。

（3）对科室所有仪器、设备进行普查，做好保养与维修，如定时给治疗车车轮轴上润滑油。选用噪声小、功能好的新仪器，尽量消除异常噪声。

2. 预防颈椎病、腰肌损伤

（1）合理用力，使用省力原则做一切治疗。

（2）加强腰背肌及颈部运动，下班后进行 15 ~ 20 分钟的颈、背部活动，提高肌肉、韧带等组织的韧性及抗疲劳能力，有助于预防颈椎病及腰肌损伤。

（3）睡前用热水袋进行颈部热敷，以促进局部组织血液循环，有利于组织酸痛消失。

3. 放射损伤的防护

（1）屏障防护：护理人员应穿铅制的防护衣或用铅板屏风阻挡放射线。

（2）距离防护：最有效的减少射线的方法是增加距离，护理人员在为带有放射源的患者进行护理时，应注意保持一定的距离。

（3）时间防护：护理人员在护理带有放射源的患者时要事先做好护理计划，安排好护理步骤，尽量缩短与患者接触的时间。

（4）对放射源污染物品的保护：如器械、敷料及患者的排泄物、体液等必须在去除放射性污染后方能处理或重新使用，处理时应戴双层手套以防手部污染。

（五）心理危害因素的防护

（1）危重患者多、工作量较大时，护理管理者要适当增加值班人员，实行弹性排班，合理配置人力，以减轻护理人员的心理压力。

（2）护理人员对生理、心理疲劳要学会自我调节；注意保证充足的休息和睡眠，如感到生活、工作压力过重，可适当休息，以调整体力和情绪。

（3）处理好与上级、同事、患者之间的关系，创造和谐的工作气氛。

（4）多组织集体活动，放松心情，及时释放工作压力，将心理性职业损伤降到最低限度。

（六）管理层采取的措施

管理人员要严格执行相关政策及法律法规。思考问题时要从防御的角度出发，增强自身的防范意识。认真组织专业人员进行培训教育；提供人力和防护物品上的充分保障，合理安排，减少忙乱；尽量减少不必要的血液接触；对因工作接触而被感染的医务人员应提供优厚的待遇作为保障，如经济补偿，终身雇佣等。

二、肿瘤化学治疗的职业安全防护

化学治疗（化疗）是治疗恶性肿瘤的三大手段之一，广泛应用于临床，但化疗药物在杀伤肿瘤细胞的同时，也对接触这类药物的护理人员和环境造成一定的危害；为了避免这些危害的发生，有关护理人员在工作中需严格遵循化疗防护的两个原则：工作人员尽量减少不必要的与抗癌药物的接触；尽量减少抗癌药物对环境的污染。

1. 加强化疗防护的护理管理

（1）制订化疗药物操作和防护规程，加强专科护理人员化疗防护知识的培训。

（2）化疗药物进行严格分类及专柜保管，在保管储存药品时要做好标识。

（3）药物使用管理采用国际上较通用的集中式管理，所谓集中式管理是指在医院内设静脉液体配制中心，由专职护士完成化疗药物的配制，然后发送到病房使用。

（4）配药室要安装通风设备，所有的化疗药物均在垂直层流生物安全机内配制，以保证环境的洁净度，避免操作者受到伤害，同时备水源作紧急冲洗之用，并定期对室内空气进行净化。

（5）实行轮流配药操作，尽量延长每个人接触化疗药物的周期。

（6）建立健康档案，定期对有关人员进行体格检查，包括白细胞计数、分类及血小板的变化。

2. 化疗操作护理防护措施

（1）个人防护。护理人员在进行化疗操作时，使用一次性防渗漏的隔离衣，戴帽子、口罩及双层手套（一层聚乙烯手套和一层乳胶手套），并戴上护目镜。

（2）配药时的防护。①抽取瓶装化疗药物时，应用无菌纱布裹住针头和瓶塞部位，以防药液外渗或外溅。药物溶解后的药瓶要抽气，防止瓶内压力过高导致药液向外喷溅。②使用冷冻剂安瓿时，先用砂轮轻划安瓿颈部，然后用无菌纱布包裹并掰开。注入溶剂时缓慢由瓶壁注入瓶底，待药粉浸透后再摇动。③抽吸药液不能超过注射器容量的3/4。

（3）无菌注射盘用聚苯乙烯薄膜铺盖，用后按化疗废弃物处理。

（4）从滴管内静脉推注药液要缓慢注入，防止药液外溢。如需推排注射器或滴管内的空气，要用无菌纱布覆盖针头和滴管开口，以吸收不小心排出的药液。

（5）如药液不慎溅到皮肤上或眼里，应立即用大量清水或生理盐水冲洗。

（6）遇药液溢到桌面或地上，应用吸墨纸吸尽，再用肥皂水擦洗。

（7）操作完毕脱弃手套后应洗手、洗脸。

（8）护理人员不能在工作区吃东西。

3. 化疗废弃物及污染物的处理

（1）化疗废弃物应与其他垃圾分开管理，存放在坚固、防漏、带盖的容器中，并在上面标明"细胞毒性废弃物"，按有毒垃圾处理。

（2）化疗患者的各类标本及排泄物，避免直接接触。水池、抽水马桶用完后须反复用水冲洗。

（张娇红）

02

第二章　神经系统疾病护理

第一节　急性脊髓炎

急性脊髓炎是非特异性炎症引起的脊髓白质脱髓鞘病变或坏死，导致急性横贯性脊髓损害，也称为急性横贯性脊髓炎，以病损水平以下肢体瘫痪、传导束性感觉障碍和尿便障碍为临床特征。

一、病因及分类

脊髓炎通常包括脊髓的感染性和非感染性炎症，主要包括病毒性脊髓炎，继发于细菌、真菌、寄生虫感染的脊髓炎，继发于原发性肉芽肿疾病的脊髓炎和非感染性脊髓炎等。若炎症限于灰质称为脊髓灰质炎，若为白质则为脊髓白质炎。若脊髓整个断面受累，称为横贯性脊髓炎；若病变多发，在脊髓长轴内充分伸展，则称播散性脊髓炎。根据病变的发展速度又可分为急性、亚急性和慢性脊髓炎。急性脊髓炎的症状在数天之内达极期；亚急性常在 2 ～ 6 周；而慢性则在 6 周以上。

本节主要讨论非感染性脊髓炎，它主要包括感染后和疫苗接种后脊髓炎、脱髓鞘性脊髓炎（急性多发性硬化）、亚急性坏死性脊髓炎和副肿瘤性脊髓炎等。本病的病因尚不明确，多数患者在出现脊髓症状前 1 ～ 4 周有上呼吸道感染、发热、腹泻等病毒感染症状，但脑脊液未检出抗体，脊髓和脑脊液中未分离出病毒，可能与病毒感染后变态反应有关，并非直接感染所致，故称非感染性炎症型脊髓炎。

二、病理诊断

本病可累及脊髓的任何节段，以胸髓 $T_3 \sim T_5$ 最常见，其次为颈髓和腰髓。病损可为局灶性、横贯性等。肉眼可见受损节段脊髓肿胀、质地变软、软脊膜充血或有炎性渗出物，切面可见脊髓软化、边缘不整、灰白质界限不清。镜下显示髓内和软脊膜的血管扩张、充血，血管周围炎性细胞浸润，以淋巴细胞和浆细胞为主；灰质内神经细胞肿胀、碎裂和消失，尼氏体溶解；白质髓鞘脱失和轴突变性；病灶中可见胶质细胞增生。

三、临床表现

1. 感染后和疫苗接种后患脊髓炎

急性起病，常在数小时至 2 ~ 3 天内发展至完全性截瘫。可发病于任何年龄，青壮年较常见，无性别差异，散在发病。病前数日或 1 ~ 2 周常有发热、全身不适或上呼吸道感染症状，可有过劳、外伤及受凉等诱因。首发症状多为双下肢麻木无力、病变节段束带感或根痛，进而发展为脊髓完全性横贯性损害（胸髓最常受累），病变水平以下运动、感觉和自主神经功能障碍。

（1）运动障碍：病变早期常见脊髓休克，表现为截瘫、肢体肌张力低和腱反射消失，无病理特征。休克期多为 2 ~ 4 周，脊髓损伤严重或有并发症，则休克期更长。休克期过后肌张力逐渐增高，腱反射亢进，出现病理征，肢体肌力由远端逐渐恢复。

（2）感觉障碍：病变节段以下所有感觉缺失，在感觉消失水平上缘可有感觉过敏区或束带样感觉异常，病变节段可有根痛或束带感。随病情恢复感觉平面可逐步下降，但较运动功能恢复慢。

（3）自主神经功能障碍：早期可有尿便潴留，但尿潴留时无膀胱充盈感，呈无张力性神经源性膀胱，膀胱充盈过度出现充盈性尿失禁；随着脊髓功能恢复，膀胱容量缩小，尿液充盈到 300 ~ 400 mL 时自主排尿，称为反射性神经源性膀胱。还可有受损平面以下无汗或少汗、皮肤脱屑和水肿、指甲松脆和角化过度等。

如脊髓病损由较低节段向上发展，瘫痪和感觉障碍由下肢迅速波及上肢或延髓支配肌群，出现呼吸肌瘫痪、吞咽困难、构音障碍，则为急性上升性脊髓炎。其特点是起病急骤，病变迅速进展，病情危重，甚至导致死亡。

2. 脱髓鞘性脊髓炎

脱髓鞘性脊髓炎多为急性多发性硬化，其临床表现与感染后脊髓炎相似，但临床表现倾向于慢性，病情常超过 1 ~ 3 周，甚至更长。可无明显前驱感染。临床常表现为从骶部向身体的一侧或双侧扩散的麻木，同时伴下肢无力或瘫痪，之后出现尿便障碍。感觉障碍水平不明显或有两个平面。

四、辅助检查

1. 腰椎穿刺

脑脊液（CSF）压力正常，外观无色透明，细胞数、蛋白含量正常或轻度增高，淋巴细胞为主，糖、氯化物正常。压颈试验通畅，少数病例可有不完全梗阻。

2. 电生理检查

（1）视觉诱发电位（VEP）正常，可与视神经脊髓炎及多发性硬化（MS）鉴别。

（2）下肢体感诱发电位（SEP）波幅可明显减低；运动诱发电位（MEP）异常，可作为判断疗效和预后的指标。

（3）肌电图呈失神经改变。

3. 影像学检查

（1）脊柱 X 线平片正常。

（2）MRI 典型显示病变部脊髓增粗，病变节段髓内多发片状或斑点状病灶，呈低信号、高信号，强度不均，可有融合（图 1）。有的病例可无异常。

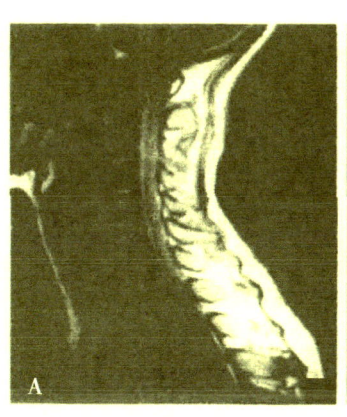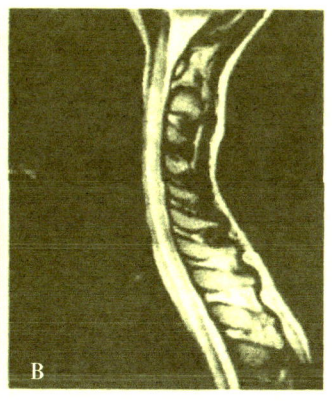

A. T$_1$ 加权矢状位像可见颈椎到胸椎上段水平脊髓轻度肿胀，内部有长而连续的略低信号；B. T$_2$ 加权矢状位像为异常高信号。

图 1　MRI 成像

五、诊断方法

根据急性起病，迅速进展为脊髓横贯性或播散性损害，常累及胸髓。病变水平以下运动、感觉和自主神经功能障碍。结合脑脊液和 MRI 检查可以确诊。

六、治疗

本病无特效治疗，主要采取减轻脊髓损害、防治并发症及促进功能恢复等治疗。

（一）药物治疗

1. 肾上腺皮质激素

目的是减轻可能致病的免疫反应，减轻脊髓损害。急性期可应用大剂量甲泼尼龙短程疗法，500 ~ 1000 mg 静脉滴注，每日 1 次，连用 3 ~ 5 天，控制病情发展；或用地塞米松 10 ~ 20 mg 静脉滴注，每日 1 次，10 ~ 20 天为 1 个疗程；用上述两药后可改用泼尼松口服，40 ~ 60 mg/d，维持 4 ~ 6 周后或随病情好转逐渐减量停药。

2. 免疫球蛋白

急性上升性脊髓炎或横贯性脊髓炎急性期应立即使用，成人用量 0.4 g/（kg·d），静脉滴注，连用 3 ~ 5 天为一个疗程。

3. 抗菌药物

防治泌尿道或呼吸道的感染。

4. 其他

如维生素 B 族、神经细胞保护剂、扩血管药物的应用可有助于神经功能恢复。

（二）对症治疗

急性上升性脊髓炎和高颈段脊髓炎可发生呼吸肌麻痹，轻度呼吸困难可用化痰药和超声雾化吸入，重症呼吸困难者应及时注意保持呼吸道通畅，必要时切开气管，用呼吸机辅助呼吸。

（三）加强护理，注意预防或减少并发症

（1）勤翻身、叩背，防止坠积性肺炎；瘫痪肢体应保持功能位，防止肢体痉挛和关节挛缩。

（2）在骶尾部、足跟及骨隆起处放置气圈，保持皮肤干燥清洁，经常按摩皮肤，活动瘫痪肢体，防止压力性损伤发生；皮肤发红可用乙醇或温水轻揉，涂以 3.5% 安息香酊；已发生压力性损伤者应局部换药并加强全身营养，促进愈合；忌用热水袋，以防烫伤。

（3）排尿障碍，应留置尿管，定期膀胱冲洗，注意预防尿路感染。

（4）高位脊髓炎吞咽困难应鼻饲饮食。

（四）早期康复训练

早期康复训练对肢体功能恢复及生活质量的提高具有十分重要的意义。可采取肢体被动活动和按摩，改善肢体血液循环，促进肌力的恢复，并鼓励患者尽早主动活动。对于遗留痉挛性瘫痪的可口服巴氯芬，也可采取适当的康复性手术治疗。

七、预后分析

本病的预后与病情严重程度相关。无并发症者通常 3 ~ 6 个月可基本恢复，生活自理。如合并泌尿系统感染、压力性损伤、肺炎，常影响恢复，导致恢复时间延长，遗留后遗症。完全性截瘫 6 个月后肌电图仍为失神经改变，MRI 显示髓内广泛信号改变，病变范围多于 10 个脊髓节段者预后不良。急性上升性脊髓炎和高颈段脊髓炎预后差，可死于呼吸循环衰竭。约 10％ 的患者可演变为多发性硬化或视神经脊髓炎。

八、护理

（一）护理问题

1. 呼吸困难

其与高位脊髓病变引起的呼吸肌麻痹有关。

2. 废用综合征

其与神经损伤、脊髓休克引起的四肢瘫有关。

3. 有皮肤完整性受损的危险

其与长期卧床、大小便失禁有关。

4. 便秘

其与长期卧床、自主神经功能紊乱有关。

5. 生活自理能力有缺陷

其与双下肢瘫痪有关。

6. 恐惧

其与呼吸肌麻痹引起的呼吸困难带来的濒死感有关。

（二）护理措施

1. 保持患者呼吸通畅

（1）密切监测患者的生命体征、血氧饱和度的变化，观察呼吸频率、深度，有无呼吸困难，询问患者有无胸闷、气短等症状。定时翻身叩背，雾化吸入，鼓励患者自行有效咳痰，必要时吸痰。舌后坠者，使用口咽通气道，保持呼吸道通畅。

（2）出现呼吸困难或脊髓高位损伤时，给予低流量吸氧，必要时遵医嘱进行抢救。

（3）危重患者做好急救准备。

2. 做好生活护理

（1）认真做好交接班，检查皮肤。保持床单位清洁干燥，每 2～3 小时翻身一次，观察受压部位，及时更换湿衣裤，保证皮肤的完整性。

（2）进食时，采取坐位或半卧位，出现吞咽困难或呛咳时，给予鼻饲。

（3）尿失禁的患者定时给予便器，锻炼自主排尿功能。留置导尿的患者保持会阴部皮肤及尿管清洁，观察尿液的颜色、性质、量。每月在无菌操作下更换尿管，使用抗反流的引流袋，根据患者不同情况定时规律地夹闭、开放尿管，以维持膀胱收缩、充盈功能，锻炼膀胱功能。

（4）便秘时，鼓励患者食用富含粗纤维的饮食，保证水分的摄入，并按摩腹部，适当给予通便药物，嘱患者养成定时排便习惯。

（5）了解患者感觉障碍或自主神经功能障碍的变化。洗漱或泡脚时，注意水温。使用冰袋时要防止冻伤。

3. 治疗用药的护理

（1）使用免疫球蛋白时，将其放置在室温下 30 分钟，以不冰手为宜。用药前询问患者有无过敏史，告知输注过程中如有不适，及时呼叫医务人员。开始滴速稍慢，15 分钟后若无不良反应，可调至正常滴速，输注前后用生理盐水冲管。观察患者，如有药物不良反应，立即停药，遵医嘱给药，认真做好护理记录，及时上报并保留药品送检。

（2）使用皮质甾体激素时，告知患者长时间、大剂量使用时，会出现相应的不良反应，如面色潮红、情绪激动、入睡困难、心率增快等，出现不适时及时告知护理人员。此外不要随意减药、停药，以免加重病情。

4. 帮助患者恢复瘫痪肢体的功能

（1）为防止下肢深静脉血栓形成，给患者穿弹力袜。

（2）早期进行被动运动、主动运动锻炼，翻身后做好良肢位的摆放，防止瘫痪肢体发生废用综合征。

（3）配合理疗师进行自理能力的训练。

5. 健康指导

（1）向患者及家属讲明疾病的预后及转归，树立信心。

（2）出院后继续服用营养神经药物，配合辅助疗法，如按摩、理疗、针灸等，促进肢体功能恢复。

（3）坚持活动和锻炼，克服依赖心理，逐步做一些力所能及的事情。

（4）教会保留尿管的患者及家属有关护理知识，以尽早自行排尿。

（5）规律生活，注意休息，避免感冒。

（6）遵医嘱服药，定期门诊复查。

（杨　钰）

第二节　脑梗死

脑梗死，也叫脑梗塞、缺血性脑卒中，是因脑部血液供应出现障碍，缺血、缺氧致使脑组织坏死软化的一组疾病综合征。临床主要呈现为突发的局灶性神经功能缺损，像单侧肢体无力或麻木、言语不清、视物模糊等，严重危及患者生命健康，是神经内科常见的急危重症。其类型多样，包含脑血栓形成，多在脑动脉血管壁病变基础上，因血液有形成分凝集导致；脑栓塞，由各种栓子随血流堵塞颅内动脉引发；分水岭区脑梗死，发生于脑内相邻动脉供血区边缘带；腔隙性脑梗死，因脑深部穿通动脉闭塞形成微小病灶；还有出血性脑梗死，在脑梗死基础上出现梗死灶内继发性出血。以下将对这些不同类型脑梗死展开详细介绍。

一、脑血栓形成

脑血栓形成（CD）是指在脑动脉本身病变基础上，继发血液有形成分凝集于血管腔内，造成管腔狭窄或闭塞，在无足够侧支循环供血的情况下，该动脉所供应的脑组织发生缺血变性坏死，出现相应的神经系统受损表现或影像学上显示出软化灶。90%的脑血栓形成是在脑动脉粥样硬化的基础上发生的。脑梗死约占全部脑卒中的80%。

脑梗死包括以下几类：

1. 大面积脑梗死

通常是颈内动脉主干、大脑中动脉主干或皮质支的完全性卒中，患者表现为病灶对侧完全性偏瘫、偏身感觉障碍及向病灶对侧的凝视麻痹，可有头痛和意识障碍，并呈进行性加重。

2. 分水岭性梗死（CWSI）

分水岭性梗死是指相邻血管供血区之间分水岭区或边缘带的局部缺血。多由于血流动力学障碍所致。结合CT可分为皮质前型，为大脑前动脉与大脑中动脉供血区的分水岭区脑梗死；皮质后型，为大脑中动脉与大脑后动脉，或大脑前、中、后动脉皮质支间的分水岭区；皮质下型，为大脑前、中、后动脉皮质支与深穿支间或大脑前动脉回返支与大脑中动脉的豆纹动脉间的分水岭区梗死。

3. 出血性脑梗死

出血性脑梗死是由于脑梗死供血区内动脉坏死后血液漏出而继发出血，常见于大面积脑梗死后。

4. 多发性脑梗死

多发性脑梗死是指两个或两个以上不同的供血系统脑血管闭塞引起的梗死，多为反复发生脑梗死的后果。

（一）临床表现

本病好发于中年以后，60岁以后动脉硬化性脑梗死发病率增高。男性较女性为多。起病前多有前驱症状，表现为头痛，眩晕，短暂性肢体麻木、无力，约25%的患者有短暂性脑缺血发作史。起病较缓慢，患者多在安静和睡眠中起病。

动脉硬化性脑梗死发病后意识常清醒，如果大脑半球较大面积梗死、缺血、水肿可影响间脑和脑干的功能，起病后不久出现意识障碍。如果发病后即有意识不清，要考虑椎基底动脉系统脑梗死。动脉硬化性脑梗死可发生于脑动脉的任何一分支，不同的分支可有不同的临床特征，常见的有以下几种：

1. 颈内动脉闭塞时

颈内动脉闭塞时临床主要表现病灶侧单眼失明（一过性黑矇，偶可为永久性视力障碍），或病灶侧霍纳综合征，对侧肢体运动或感觉障碍及对侧同向偏盲，主侧半球受累可有运动性失语。颈内动脉闭塞也可不出现局灶症状，这取决于前、后交通动脉、眼动脉、脑浅表动脉等侧支循环的代偿功能。

2. 大脑中动脉闭塞

大脑中动脉是颈内动脉的延续，是最容易发生闭塞的血管。

（1）主干闭塞时引起对侧偏瘫、偏身感觉障碍和偏盲，主侧半球主干闭塞可有失语、失写、失读。

（2）大脑中动脉深支或豆纹动脉闭塞可引起对侧偏瘫，一般无感觉障碍或同向偏盲。

（3）大脑中动脉各皮质支闭塞可分别引起运动性失语、感觉性失语、失读、失写、失用，偏瘫以面部及上肢为重。

3. 大脑前动脉闭塞

（1）皮质支闭塞时产生对侧下肢的感觉及运动障碍，伴有尿潴留。

（2）深穿支闭塞可致对侧中枢性面瘫、舌瘫及上肢瘫痪，亦可产生情感淡漠、欣快等精神障碍及强握反射。

4. 大脑后动脉闭塞

大脑后动脉大多由基底动脉的终末支分出，但有 5% ～ 30% 的人，其中一侧起源于颈内动脉。

（1）皮质支闭塞：主要为视觉通路缺血引起的视觉障碍，对侧同向偏盲或上象限盲。

（2）深穿支闭塞，出现典型的丘脑综合征，对侧半身感觉减退伴丘脑性疼痛，对侧肢体舞蹈样徐动症等。

5. 基底动脉闭塞

该动脉发生闭塞的临床症状较复杂，亦较少见。常见症状为眩晕、眼球震颤、复视、交叉性瘫痪或交叉性感觉障碍、肢体共济失调，若主干闭塞则出现四肢瘫痪、眼肌麻痹、瞳孔缩小，常伴有面神经、展神经、三叉神经、迷走神经及舌下神经的麻痹及小脑症状等，严重者可迅速昏迷，发热达 41 ～ 42℃，以至死亡。基底动脉因部分阻塞引起脑桥腹侧广泛软化，则临床上可产生闭锁综合征，患者四肢瘫痪，不能讲话，但意识清醒，面无表情，缄默无声，仅能以眼球垂直活动示意。

在椎基底动脉系统血栓形成中，小脑后下动脉血栓形成是最常见的，称延髓外侧综合征（Wallenberg 综合征），表现为眩晕、恶心、呕吐、眼震、同侧面部感觉缺失、同侧霍纳综合征、吞咽困难、声音嘶哑、同侧肢体共济失调及对侧面部以下痛觉、温度觉缺失。

小脑后下动脉的变异性较大，故小脑后下动脉闭塞所引起的临床症状较为复杂和多变，但必须具备两条基本症状即一侧后组脑神经麻痹，对侧痛觉、温度觉消失或减退，才可诊断。

根据缺血性脑卒中病程分为以下几点：

（1）进展型：指缺血发作 6 小时后，病情仍在进行性加重。此类患者占 40% 以上，造成进展的原因很多，如血栓的扩展、其他血管或侧支血管阻塞、脑水肿、高血糖、高温、感染、心肺功能不全，多数是由于前两种原因引起的。据报道，进展型颈内动脉系统占 28%，椎基底动脉系统占 54%。

（2）稳定型：发病后病情无明显变化者，倾向于稳定型卒中，一般认为颈内动脉系统缺血发作 24 小时以上，椎基底动脉系统缺血发作 72 小时以上者，病情稳定，可考虑稳定型卒中。此类型卒中，CT 所见与临床表现相符的梗死灶机会多，提示脑组织已经有了不可逆的病损。

（3）完全性卒中：指发病后神经功能缺损症状较重较完全，常于数小时内（< 6 小时）达到高峰。

（4）可逆性缺血性神经功能缺损（RIND）：指缺血性局灶性神经障碍在 3 周之内完全恢复者。

（二）辅助检查

1. CT

发病 24 ~ 48 小时后可见相应部位的低密度灶，边界欠清晰，并有一定的占位效应。早期 CT 扫描阴性不能排除本病。

2. MRI

MRI 可较早期发现脑梗死，特别是脑干和小脑的病灶。T_1 和 T_2 弛豫时间延长，加权图像上 T_1 在病灶区呈低信号强度，T_2 呈高信号强度，也可发现脑移位受压。与 CT 相比，MRI 显示病灶早，能早期发现大面积脑梗死，清晰显示小病灶及颅后窝的梗死灶，病灶检出率达 95%，功能性 MRI 如弥散加权 MRI 可于缺血早期发现病变，发病半小时即可显示长 T_1、长 T_2 梗死灶。

3. 血管造影

数字减影血管造影（DSA）或磁共振血管成像（MRA）可发现血管狭窄和闭塞的部位，可显示动脉炎、Moyamoya 病、动脉瘤和血管畸形等。

4. 脑脊液检查

通常脑脊液压力、常规及生化检查正常，大面积脑梗死者脑脊液压力可增高，出血性脑梗死脑脊液中可见红细胞。

5. 其他

经颅多普勒超声检查（TCD）可发现颈动脉及颈内动脉的狭窄、动脉粥样硬化斑或血栓形成。超声心动图检查有助于发现心脏附壁血栓、心房黏液瘤和二尖瓣脱垂。正电子发射断层显像（PET）能显示脑梗死灶的局部脑血流、氧代谢及葡萄糖代谢，并监测缺血半暗带及对远隔部位代谢的影响。

（三）诊断与鉴别诊断

1. 脑血栓形成的诊断

主要有以下几点：

（1）多发生于中老年人。

（2）静态下发病多见，不少患者在睡眠中发病。

（3）病后几小时或几天内病情达高峰。

（4）出现面、舌及肢体瘫痪，共济失调，感觉障碍等定位症状和体征。

（5）脑 CT 提示症状相应的部位有低密度影或脑 MRI 显示长 T_1 和长 T_2 异常信号。

（6）多数患者腰椎穿刺检查提示颅内压、脑脊液常规和生化检查正常。

（7）有高血压、糖尿病、高血脂、心脏病及脑卒中史。

（8）病前有过短暂性脑缺血发作者。

2. 鉴别诊断

脑血栓形成应注意与下列疾病相鉴别。

（1）脑出血：有 10% ~ 20% 脑出血患者由于出血量不多，在发病时意识清醒且脑脊液正常，不易与脑血栓形成鉴别。必须行脑 CT 扫描才能鉴别。

（2）脑肿瘤：有部分脑血栓形成患者由于发展至高峰的时间较慢，单从临床表现方面不易与脑肿瘤区别。脑肿瘤患者腰椎穿刺发现颅内压高，脑脊液中蛋白增高。脑 CT 或 MRI 提示脑肿瘤周围水肿显著，瘤体有增强效应，严重者有明显的占位效应。但是，有时做了脑 CT 和 MRI 也仍无法鉴别。此时，可做脑活检或按脑血栓进行治疗，定期复查 CT 或 MRI 以便鉴别。

（3）颅内硬膜下血肿：表现为进行性肢体偏瘫、感觉障碍、失语等，而没有明确的外伤史。主要鉴别依靠脑 CT 扫描发现颅骨旁有月牙状的高、低或等密度影，伴占位效应如脑室受压和中线移位，增强扫描后可见硬脑膜强化影。

（4）炎性占位性病变：细菌性脑脓肿、阿米巴性脑脓肿等炎性占位性病变可表现为短时间内逐渐出现肢体瘫痪、感觉障碍、失语、意识障碍等临床表现，尤其在无明显的炎症性表现时，与脑血栓形成不易鉴别。但是，腰椎穿刺检查、脑 CT 和 MRI 检查有助于鉴别。

（5）癔症：对于以单个症状出现的脑血栓形成如突然失语、单肢瘫痪、意识障碍等，需要与癔症相鉴别。癔症可询问出明显的诱因，检查无定位体征，脑影像学检查正常。

（6）脑栓塞：临床表现与脑血栓形成相类似，但脑栓塞在动态下突然发病，有明确的栓子来源。

（7）偏侧性帕金森病：有的帕金森病患者表现为单侧肢体肌张力增高，而无震颤时，往往被误认为脑血栓形成。通过体格检查可发现该侧肢体有明显的强直性肌张力增高，无锥体束征及影像学上的异常，即可区别。

（8）颅脑外伤：临床表现可与脑血栓形成相似，但通过询问外伤史，则可鉴别。部分外伤者可合并或并发脑血栓形成。

（9）高血压脑病：椎基底动脉系统的血栓形成表现为眩晕、恶心、呕吐，甚至意识障碍时，在原有高血压的基础上，血压又急剧升高，此时应注意与高血压脑病鉴别。高血压脑病可表现为突然头痛、眩晕、恶心、呕吐，严重者出现意识障碍。后者的舒张压均在 16 kPa（120 mmHg）以上，脑 CT 或 MRI 检查呈阴性时，则不易鉴别。有效鉴别方法是先进行降血压治疗，如血压下降后病情迅速好转者为高血压脑病，如无明显改善者，则为椎基底动脉血栓形成。复查 CT 或 MRI 有助于两者的鉴别。脑血栓形成的治疗原则是尽量解除血栓及增加侧支循环，改善缺血梗死区的血液循环；积极消除脑水肿，减轻脑组织损伤；尽早进行神经功能锻炼，促进康复，防止复发。

（四）治疗方法

治疗脑血栓形成的药物和方法有上百种，各家医院的用法大同小异。但是，至今为止，仍无特殊有效的治疗方法。脑血栓形成的恢复程度取决于梗死的部位及大小、侧支循环代偿能力和神经功能障碍的康复效果。一般来讲，在进行性卒中即脑血栓形成不断地加重时，应尽早进行抗凝治疗；在脑血栓形成的早期，有条件时，应尽早进行溶栓治疗；如果丧失上述机会或病情不允许，则进行一般性治疗。在药物治疗中，如果病情已经稳定，应尽早进行早期康复治疗。不论是完全恢复正常或留有后遗症者，应长期进行综合性预防，以防止脑血栓的复发。

急性期的治疗原则：①超早期治疗。提高意识，为获得最佳疗效力争超早期溶栓治疗。②针对脑梗死后的缺血瀑布及再灌注损伤进行综合保护治疗。③采取个性化治疗原则。④整体化观念：脑部病变是整体的一部分，要考虑脑与心脏及其他器官功能的相互影响，如脑心综合征、多器官功能障碍综合征，积极预防并发症，采取对症支持疗法，并进行早期康复治疗。⑤对卒中的危险因素及时采取预防性干预措施。最终达到挽救生命、降低病残及预防复发的目的。

1. 超早期溶栓治疗

（1）溶栓治疗急性脑梗死的目的：在缺血脑组织出现坏死之前，溶解血栓、再通闭塞的脑血管，及时恢复供血，从而挽救缺血脑组织，避免缺血脑组织发生坏死。在缺血脑组织出现坏死之前进行溶栓治疗，这是溶栓治疗的前提。

（2）溶栓治疗时间窗：脑组织对缺血耐受性特别差。脑供血一旦发生障碍，很快就会出现神经功能异常；缺血达到一定程度后，脑细胞就不可避免地发生缺血性坏死。脑组织对局部缺血较全脑缺血的耐受时间要长。实际上，局部脑缺血中心缺血区很快发生坏死，只是缺血周边半暗带区对缺血的耐受时间较长。溶栓治疗的主要目的是挽救那些尚没有坏死的缺血周边半暗带脑组织。缺血性脑卒中可进行有效治疗的时间称为治疗时间窗。不同个体的溶栓治疗时间窗存在较大的个体差异。根据现有的研究资料，总的来看，急性脑梗死发病 3 小时内绝大多数患者采用溶栓治疗是有效的；发病 3 ~ 6 小时大部分溶栓治疗可能有效；发病 6 ~ 12 小时小部分溶栓治疗可能有效，但急性脑梗死溶栓治疗时间窗的最后确定有待于目前正在进行的大规模、多中心、随机、双盲、安慰剂对照临床试验结果。

（3）影响溶栓治疗时间窗的因素

①种属：不同种属存在较大的差异。如小鼠局部脑梗死的治疗时间窗在 2 ~ 3 小时，而猴和人一般认为至少为 6 小时。

②临床病情：当脑梗死患者出现昏睡、昏迷等严重意识障碍，眼球凝视麻痹，肢体近端和远端均完全瘫痪，以及脑 CT 已显示低密度改变时，均表明有较短的治疗时间窗，临床上几乎无机会可溶栓。而肢体瘫痪等临床病情较轻时，一般溶栓治疗的治疗时间窗较长。

③脑梗死类型：房颤所致的心源性脑栓塞患者，栓子常较大，多堵塞颈内动脉和大脑中动脉主干，迅速造成严重的脑缺血，若此时患者上下肢瘫痪均较完全，治疗时间窗通常在 3 ~ 4 小时之内。而对于血管闭塞不全的脑血栓形成患者，由于局部脑缺血相对较轻，溶栓治疗时间窗常较长。

④侧支循环状态：如大脑中动脉深穿支堵塞，因为是终末动脉，故发生缺血时侧支循环很差，其供血区脑组织的治疗时间窗常在 3 小时之内；而大脑中动脉 M2 或 M3 段堵塞时，由于大脑皮质有较好的侧支循环，因而不少患者的治疗时间窗可以超过 6 小时。

⑤体温和脑组织的代谢率：低温和降低脑组织的代谢可提高脑组织对缺血的耐受性，从而延长治疗时间窗，而高温可提高脑组织的代谢率，使治疗时间窗缩短。

⑥神经保护药应用：许多神经保护药可以明显地延长试验动物缺血治疗的时间窗，并可减少短暂性局部缺血造成的脑梗死体积。因而，溶栓治疗联合神经保护药治疗具有广阔的应用前景，但目前缺少有效的神经保护药。

⑦脑细胞内外环境：脑细胞内外环境状态与脑组织对缺血的耐受性密切相关，当患者有水、电解质及酸碱代谢紊乱等表现时，治疗时间窗明显缩短。

（4）临床上常用的溶栓药物：尿激酶（UK）、链激酶（SK）、重组的组织型纤溶酶原激活药（rt-PA）。尿激酶在我国应用最多，常用量 25 万 ~ 100 万 U，加入 5% 葡萄糖溶液或生理盐水中静脉滴注，0.5 ~ 2 小时滴完，剂量应根据患者的具体情况来确定，也可采用 DSA 监测下选择性介入动脉溶栓；rt-PA 是选择性纤维蛋白溶解药，与血栓中纤维蛋白形成复合体后增强了与纤溶酶原的亲和力，使纤溶作用局限于血栓形成的部位，每次用量为 0.9 mg/kg 体重，总量 < 90 mg；有较高的安全性和有效性，rt-PA 溶栓治疗宜在发病后 3 小时进行。

（5）适应证：凡年龄 < 70 岁；无意识障碍；发病在 6 小时内，进展性卒中可延迟到 12 小时；治疗前收缩压 < 26.7 kPa（200 mmHg）或舒张压 < 16 kPa（120 mmHg）；CT 排除颅内出血；排除短暂性脑缺血发作（TIA）；无出血性疾病及出血素质；患者或家属同意，都可进行溶栓治疗。

（6）溶栓方法：上述溶栓药的给药途径有两种。①静脉滴注。应用静脉滴注 UK 和 SK 治疗诊断非常明确的早期或超早期的缺血性脑血管病，也获得一定的疗效。②选择性动脉注射。属血管介入性治疗，用于治疗缺血性脑血管病，并获得较好的疗效。选择性动脉注射有两种途径：一是选择性脑动脉注射法，即经股动脉或肘动脉穿刺后，先进行脑血管造影，明确血栓所在的部位，再将导管插至颈动脉或椎基底动脉的分支，直接将溶栓药注入血栓所在的动脉或直接注入血栓处，达到较准确的选择性溶栓作用。且在注入溶栓药后，还可立即进行血管造影了解溶栓的效果。二是颈动脉注射法，适用于治疗颈动脉系统的血栓形成。用常规注射器穿刺后，将溶栓药物注入发生血栓侧的颈动脉，达溶栓作用。但是，动脉内溶栓有一定的出血并发症，因此，动脉内溶栓的条件是：明确为较大的动脉闭塞；脑 CT 扫描呈阴性，无出血的证据；允许有小范围的轻度脑沟回改变，但无明显的大片低密度梗死灶；血管造影证实有与症状和体征相一致的动脉闭塞改变；收缩压在 24 kPa（180 mmHg）以下，舒张压在 14.6 kPa（110 mmHg）以下；无意识障碍，提示病情尚未发展至高峰。值得注意的是，在进行动脉溶栓之前一定要明确是椎基底动脉系统还是颈动脉系统的血栓形成，否则，误做溶栓，延误治疗。

局部动脉灌注溶栓剂较全身静脉用药剂量小，血栓局部药物浓度高，并可根据 DSA 观察血栓溶解情况以决定是否继续用药。但 DSA 及选择性插管，治疗时间将延迟 45 分钟 ~ 3 小时。目前文献报道的局部动脉内溶栓治疗脑梗死血管再通率为 58% ~ 100%，临床好转率为 53% ~ 94%，均高于静脉内用药（36% ~ 89%，26% ~ 85%）。但因患者入选标准不一，溶栓剂种类、剂量，观察时间不一，比较缺乏可比性，故哪种用药途径疗效较好仍不明确。故有学者建议，先尽早静脉应用溶栓剂，短期无效者再进行局部动脉内溶栓。

应用溶栓药物治疗目前尚无统一标准，由于个体差异，剂量波动范围也大。不同的溶栓药物和不同的给药途径，用药的剂量也不同。①尿激酶：静脉注射的剂量分为两种：一是大剂量，100 万 ~ 200 万 U 溶于生理盐水 500 ~ 1000 mL 中，静脉滴注，仅用 1 次。二是小剂量，20 万 ~ 50 万 U 溶于生理盐水 500 mL 中，静脉滴注，每日 1 次，可连用 3 ~ 5 次。动脉内注射的剂量为 10 万 ~ 30 万 U。②rt-PA：美国国立卫生院的试验结果认为，rt-PA 治疗剂量 ≤ 0.85 mg/kg 体重、总剂量 < 90 mg 是安全的。其中 10% 的剂量可静脉推注，剩余 90% 的剂量在 24 小时内静脉滴注。

（7）溶栓并发症：脑梗死病灶继发出血，致命的再灌注损伤及脑组织水肿是溶栓治疗的潜在危险；再闭塞率可达 10% ~ 20%。

所有溶栓药在临床应用中均有可能产生颅内出血的并发症，包括脑内和脑外出血。影响溶栓药物疗效与安全性的主要并发症是脑内出血。脑内出血分脑出血及梗死性出血。前者指 CT 检查显示在非梗死区出现高密度的血肿，多数伴有相应的临床症状和体征，少数可以没有任何临床表现；后者指梗死区的脑血管在阻塞后再通，血液外渗所致，CT 扫描显示出梗死灶周围有单独或融合的斑片状出血，一般不形成血肿。出血并发症可导致病情加重，但有的可能没有任何表现。溶栓后的脑内出血在尸检的发现率为 17% ~ 65%，远高于临床上的表现率。溶栓导致脑内出血的原因可能是：①缺血后血管壁受损，易破裂。②继发性纤溶及凝血障碍。③动脉再通后灌注压增高。④软化脑组织对血管的支持作用减弱。脑外出血主要见于胃肠道及泌尿系统。

迄今为止，仍无大宗随机双盲对比性的临床应用研究结果，大多为个案病例或开放性临床应用研究，尤其是对选择病例方面，有较多的差别，因此，溶栓治疗的确切效果各家报道不一样，差别较大。但较为肯定的是溶栓后的出血并发症发生率较高。有学者分别对 60、30、100 及 75 例动脉血栓形成的患者行 rt-PA 静脉溶栓治疗，症状性脑出血的发生率为 6.6%、7%、7% 和 7%。rt-PA 静脉溶栓会增加脑出血的危险和脑出血死亡的机会。如果其他条件确实完全相同，治疗组的病死率只可能高于对照组。目前，溶栓治疗还只能作为研究课题，不能常规应用。因此，溶栓治疗的有效性和安全性必须依靠临床对照试验来进行回答。

2. 抗凝治疗

（1）抗凝治疗的目的：防止血栓扩展和新血栓形成。高凝状态是缺血性脑血管病发生和发展的重要环节，主要与凝血因子，尤其是第Ⅷ因子和纤维蛋白原增多及其活性增高有关。所以，抗凝治疗主要通过抗凝血来阻止血栓发展和防止血栓形成，达到治疗或预防脑血栓形成的目的。

（2）常用药物：肝素、低分子量肝素及华法林等。低分子量肝素与内皮细胞和血浆蛋白的亲和力低，其经肾排泄时更多的是不饱和机制起作用。所以，低分子量肝素的清除与剂量无关，而其半衰期比普通肝素长 2 ~ 4 倍。用药时不必行实验室监测，低分子量肝素对患者的血小板减少和肝素诱导的抗血小板抗体发生率下降。鱼精蛋白可 100% 中和低分子量肝素的抗凝血因子活性，可以中和 60% ~ 70% 的抗凝血因子活性。急性缺血性脑卒中的治疗，可用低分子量肝素钙 4000 IU 皮下注射，每日 2 次，共 10 天。口服抗凝药物：①双香豆素及其衍生物。能阻碍血液中凝血酶原的形成，使其含量降低，其抗凝作用显效较慢（用药后 24 ~ 48 小时，甚至 72 小时），持续时间长，单独应用仅适用于发展较缓慢的患者或用于心房颤动患者脑卒中的预防。口服抗凝剂中，华法林和醋硝香豆素片的开始剂量分别为 4 ~ 6 mg 和 1 ~ 2 mg，开始治疗的 10 天内测定凝血酶原时间和活动度应每日 1 次，以后每周 3 次，待凝血酶原活动度稳定于治疗所需的指标时，则 7 ~ 10 天测定 1 次，同时应检测国际规格化比值（INR）。②藻酸双酯钠：又称多糖硫酸酯（多糖硫酸盐，PSS），是从生长在海洋中的褐藻中提取的一种类肝素药物。但作用强度是肝素的 1/3，而抗凝时间与肝素相同。主要作用是抗凝血、降低血液黏稠度、降低血脂及改善脑微循环。用法：按 2 ~ 4 mg/kg 体重加入 5% 葡萄糖溶液 500 mL 中，静脉滴注，每分钟 30 滴，每日 1 次，10 天为 1 个疗程。或口服，每次 0.1 g，每日 1 次，可长期使用。个别患者可能出现皮疹、头痛、恶心、皮下出血点等症状。

（3）抗凝治疗的适应证：①短暂性脑缺血发作。②进行性缺血性脑卒中。③椎基底动脉系统血栓形成。④反复发作的脑栓塞。⑤应用于心房颤动患者的卒中预防。

（4）抗凝治疗的禁忌证：①有消化道溃疡病史者。②有出血倾向者、血液病患者。③高血压〔血压 24/13.3 kPa（180/100 mmHg）以上〕。④有严重肝、肾疾病者。⑤临床不能除外颅内出血者。

（5）抗凝治疗的注意事项：①抗凝治疗前应进行脑部 CT 检查，以除外脑出血病变，高龄、较重的脑动脉硬化和高血压患者采用抗凝治疗应慎重。②抗凝治疗对凝血酶原活动度应维持在 15% ~ 25%，部分凝血活酶时间应维持在 1.5 倍之内。③肝素抗凝治疗维持在 7 ~ 10 天，口服抗凝剂维持 2 ~ 6 个月，也可维持在 1 年以上。④口服抗凝药的用量较国外文献所报道的剂量为小，其 1/3 ~ 1/2 的剂量就可以达到有效的凝血酶原活动度的指标。⑤抗凝治疗过程中应经常注意皮肤、黏膜是否有出血点，尿常规检查是否有红细胞，大便潜血试验是否阳性，若发现异常应及时停用抗凝药物。⑥抗凝治疗过程中应避免针灸、外科小手术等，以免引起出血。

3. 降纤治疗

降纤治疗可以降解血栓蛋白质、增加纤溶系统活性、抑制血栓形成或促进血栓溶解。此类药物亦应早期应用（发病 6 小时以内），特别适用于合并高纤维蛋白原血症者。降纤酶、东菱克栓酶、安克洛酶和蚓激酶均属这一类药物。但降纤至何种程度，如何减少出血并发症等问题尚待解决。有报道指出，发病后 3 小时给予安克洛酶可改善患者的预后。

4. 扩容治疗

扩容治疗主要是通过增加血容量、降低血液黏稠度，起到改善脑微循环作用。

（1）右旋糖酐 -40：主要作用为阻止红细胞和血小板聚集，降低血液黏稠度，以改善循环。用法：10% 右旋糖酐 -40 500 mL，静脉滴注，每日 1 次，10 天为 1 个疗程。可在间隔 10 ~ 20 天后，再重复使用 1 个疗程。有过敏体质者，应做过敏试验，皮试阴性后方可使用。心功能不全者应使用半量，并慢滴。患有糖尿病者，应同时加用相应胰岛素治疗。高血压患者慎用。有意识障碍或提示脑水肿明显者禁用。无论有无高血压，均需要观察血压情况。

（2）706 代血浆（6% 羟乙基淀粉）：作用和用法与右旋糖酐 -40 相同，只是不需要做过敏试验。

5. 扩血管治疗

血管扩张药过去曾被广泛应用，此法在脑梗死急性期不宜使用。原因为缺血区的血管因缺血、缺氧及组织中的乳酸聚集已造成病理性的血管扩张，此时应用血管扩张药，则造成脑内正常血管扩张，也波及全身血管，以至于使病变区的血管局部血流下降，加重脑水肿，即所谓"盗血"现象。如有出血性梗死时可能会加重出血，因此，只在病变轻、无水肿的小梗死灶或脑梗死发病3周后无脑水肿者可酌情使用，且应注意有无低血压。

（1）罂粟碱：具有非特异性血管平滑肌的松弛作用，直接扩张脑血管，降低脑血管阻力，增加脑局部血流量。用法：60 mg加入5%葡萄糖液500 mL中，静脉滴注，每日1次，可连用3~5天；或每次20~30 mg，肌内注射，每日1次，可连用5~7天；或每次30~60 mg，口服，每日3次，连用7~10天。注意本药每日用量不应超过300 mg，不宜长期使用，以免成瘾。在用药时可能因血管明显扩张导致明显头痛。

（2）己酮可可碱：直接抑制血管平滑肌的磷酸二酯酶，达到扩张血管的作用；还能抑制血小板和红细胞的聚集。用法：100~200 mg加入5%葡萄糖液500 mL中，静脉滴注，每日1次，连用7~10天。或每次100~300 mg，口服，每日3次，连用7~10天。本药禁用于刚患心肌梗死、严重冠状动脉硬化、高血压者及孕妇。输液过快者可出现呕吐及腹泻。

（3）环扁桃酯：又名三甲基环己扁桃酸。能持续性松弛血管平滑肌，增加脑血流量，但作用较罂粟碱弱。用法：每次0.2~0.4 g，口服，每日3次，连用10~15天。也可长期应用。

（4）氢化麦角碱：又称喜得镇或海得琴，系麦角碱的衍生物。其直接激活多巴胺和5-HT受体，也阻断去甲肾上腺素对血管受体的作用，使脑血管扩张，改善脑微循环，增加脑血流量。用法：每次1~2 mg，口服，每日3次，1~3个月为1个疗程，或长期使用。本药易引起直立性低血压，因此，低血压患者禁用。

6. 钙通道阻滞剂

其通过阻断钙离子的跨膜内流而起作用，从而缓解平滑肌的收缩、保护脑细胞、抗动脉粥样硬化、维持红细胞变形能力及抑制血小板聚集。

（1）尼莫地平：为选择性地作用于脑血管平滑肌的钙通道阻滞剂，对脑以外的血管作用较小，因此，不起降血压作用。主要用于缓解血管痉挛，抑制肾上腺素能介导的血管收缩，增加脑组织葡萄糖利用率，重新分布缺血区血流量。用法：每次20~40 mg，口服，每日3次，可经常使用。

（2）尼莫通：为尼莫地平的同类药物，只是水溶性较高。每次30~60 mg，每日3次，可经常使用。

（3）尼卡地平：又称硝苯苄啶，是作用较强的钙通道阻滞剂。选择性作用于脑动脉、冠状动脉及外周血管，增加心脑血流量和改善循环，同时有明显的降血压作用。用法：每次 20 ~ 40 mg，口服，每日 3 次，可经常使用。

（4）桂利嗪：又称脑益嗪、肉桂苯哌嗪、桂益嗪，为哌嗪类钙通道阻滞剂，能扩张血管平滑肌，改善心脑循环，还有防止血管脆化作用。用法：每次 25 ~ 50 mg，口服，每日 3 次，可经常使用。

（5）盐酸氟桂利嗪：与桂利嗪为同一类药物。用法：每次 5 ~ 10 mg，口服，每日 1 次，连用 10 ~ 15 天。因本药可增加脑脊液，故颅内压增高者不用。

7. 抗血小板药

抗血小板药主要通过失活脂肪酸环化酶，阻止血小板合成 TXA_2，并抑制血小板释放腺苷二磷酸（ADP）、5- 羟色胺（5-HT）、肾上腺素、组胺等活性物质，以抑制血小板聚集，达到改善微循环及抗凝作用。

（1）阿司匹林：也称乙酰水杨酸，有抑制环氧化酶，使血小板膜糖蛋白乙酰化，并能抑制血小板膜上的胶原糖基转移酶的作用。由于环氧化酶受到抑制，使血小板膜上的花生四烯酸不能被合成为过氧化物 PGG_2 和 TXA_2，因而能阻止血小板的聚集和释放反应。在体外，阿司匹林可抑制肾上腺素、胶原、抗原—抗体复合物、低浓度凝血酶所引起的血小板释放反应。具有较强而持久的抗血小板聚集作用。成人口服 0.1 ~ 0.3 g 即可抑制 TXA_2 的形成，其作用可持续 7 ~ 10 天之久，这一作用在阻止血栓形成，特别在防治心脑血管血栓性疾病中具有重要意义。

但长期使用即使小剂量阿司匹林也有一定的不良反应，长期服用对消化道有刺激性，发生食欲缺乏、恶心，严重时可致消化道出血。据统计，大约 17.5% 的患者有恶心等消化道反应，2.6% 的患者有消化道出血，3.4% 的患者有变态反应，因此，对溃疡患者应慎用。

（2）噻氯匹定：商品名 Ticlid，也称力抗栓，能抑制纤维蛋白原与血小板受体之间的附着，致使纤维蛋白原在血小板相互集中时不能发挥桥联作用；刺激血小板腺苷酸环化酶，使血小板内 cAMP 增高，抑制血小板聚集；减少 TXA_2 的合成；稳定血小板膜，抑制 ADP、胶原诱导的血小板聚集。因此，噻氯匹定药理作用是对血小板聚集的各个阶段都有抑制作用，即减少血小板的黏附，抑制血小板的聚集，增强血小板的解聚作用，以上特性表现为出血时间延长，对凝血试验无影响。服药后 24 ~ 48 小时才开始起抗血小板作用，3 ~ 5 天后作用达高峰，停药后其作用仍可维持 3 天。每次 125 ~ 250 mg，口服，每日 1 或 2 次，进餐时服用。可随患者具体情况而调整剂量。噻氯匹定对椎基底动脉系统缺血性卒中的预防作用优于颈内动脉系统，并且效果优于阿司匹林，它同样可以预防卒中的复发。

噻氯匹定的不良反应有粒细胞减少，发生率约为 0.8%，常发生在服药后最初 3 周，其他尚有腹泻、皮疹（约 2%）等，停药后不良反应一般可消失。极个别患者有胆汁淤积性黄疸和（或）转氨酶升高。不宜与阿司匹林、非甾体抗炎药和口服抗凝药合用。由于可产生粒细胞减少，服药后前 3 个月内每 2 周做一次白细胞数监测。由于延长出血时间，对有出血倾向的器质性病变（如活动性溃疡或急性出血性脑卒中、白细胞减少症、血小板减少症等）患者应禁用。

（3）氯吡格雷：氯吡格雷的化学结构与噻氯匹定相近。活性高于噻氯匹定。氯吡格雷通过选择性不可逆地和血小板 ADP 受体结合，抑制血小板聚集并防止血栓形成和减轻动脉粥样硬化。氯吡格雷 75 mg/d 与噻氯匹定 250 mg，每日 2 次，抑制效率相同。不良反应有皮疹、腹泻、消化不良、消化道出血等。

（4）双嘧达莫：又名潘生丁、双嘧哌胺醇。通过抑制血小板中磷酸二酯酶的活性，也有可能刺激腺苷酸环化酶，使血小板内环磷酸腺苷（cAMP）增高。从而抑制 ADP 所诱导的初发和次发血小板聚集反应。在高浓度下可抑制血小板对胶原、肾上腺素和凝血酶的释放反应。双嘧达莫可能还有增强动脉壁合成前列环素、抑制血小板生成 TXA_2 的作用。每次 50 ~ 100 mg，每日 3 次，可长期服用。合用阿司匹林更有效。不良反应有恶心、头痛、眩晕、面部潮红等。

8. 防治脑水肿

一旦发生脑血栓形成，很快会出现缺血性脑水肿，其包括细胞毒性水肿和血管源性水肿。脑水肿进一步加剧神经细胞的坏死，严重大块梗死者，还可引起颅内压增高，发生脑疝致死。所以，缺血性脑水肿不仅加重脑梗死的病理生理过程，影响神经功能障碍的恢复，还可导致死亡。因此，脑血栓形成后，尤其梗死面积大、病情重或进展型卒中、意识障碍的患者应及时积极治疗脑水肿。防治脑水肿的方法包括使用高渗脱水药、利尿药和白蛋白，控制入水量等。

（1）高渗性脱水治疗：通过提高血浆渗透压，造成血液与脑之间的渗透压梯度加大，脑组织内水分向血液移动，达到脑组织脱水作用；高渗性血液通过反射机制抑制脉络丛分泌脑脊液，使脑脊液生成减少；由于高渗性脱水最终通过增加排尿量的同时，也加速排泄梗死区代谢产物。最后减轻梗死区及半暗带水肿，挽救神经细胞，防止脑疝发生危及生命。

缺血性脑水肿的发生和发展尽管是一个严重的并发症，但也是一个自然过程。在脑血栓形成后的 10 天内脑水肿最重，只要在此期间在药物的协助下，加强脱水，经过一段时间后，缺血性脑水肿会自然消退。

甘露醇：是一种己六醇。至今仍为最好、最强的脱水药之一。其主要有以下作用：快速注入静脉后，因它不易从毛细血管外渗入组织，而迅速提高血浆渗透压，使组织间液水分向血管内转移，产生脱水作用；同时增加尿量及尿 Na^+、K^+ 的排出；还有清除各种自由基、减轻组织损害的作用。静脉应用后 10 分钟开始发生作用，2～3 小时达高峰。用法：根据脑梗死的大小和心、肾功能状态决定用量和次数。一般认为最佳有效量是每次 0.5～1 g/kg 体重，即每次 20％ 甘露醇 125～250 mL 静脉快速滴注，每日 2～4 次，直至脑水肿减轻。但是，小灶梗死者，可每日 1 次；或心功能不全者，每次 125 mL，每日 2 或 3 次。肾功能不好者尽量减少用量，并配合其他利尿药治疗。

甘油：为丙三醇，其相对分子质量为 92，有学者认为甘油优于甘露醇，由于甘油可提供热量，仅 10％～20％ 无变化地从尿中排出，可减少导致水、电解质紊乱与反跳现象，可溶于水和乙醇中，为健康人的代谢产物，大部分在肝脏内代谢，转变为葡萄糖、糖原和其他糖类，小部分构成其他酯类。甘油无毒性，是目前最常用的口服脱水药。其治疗脑水肿的机制可能是通过提高血浆渗透压，使组织水分（尤其是含水多的组织）转移到血浆内，因而引起脑组织脱水。最初曾用于静脉注射以降低颅压，现认为口服同样有效。用药后 30～60 分钟起作用，治疗作用时间较甘露醇稍晚，维持时间短，疗效不如甘露醇。因此，有时可在甘露醇两次用药之间给予，以防止"反跳现象"。口服甘油无毒，在体内能产生比等量葡萄糖稍高的热量，因此，尚有补充热量的作用，且无"反跳现象"。有学者认为，甘油比其他高渗药更为理想，其优点有：迅速而显著地降低颅内压；长期重复用药无反跳现象；无毒性。甘油的不良反应轻微，可有头痛、头晕、咽部不适、口渴、恶心、呕吐、腹上区不适及血压轻度下降等。由于甘油可引起高血糖和糖尿，故糖尿病患者不宜使用。甘油过大剂量应用或浓度 > 10％ 时，可产生注射部位的静脉炎，或引起溶血、血红蛋白尿，甚至急性肾衰竭等不良反应。甘油因经胃肠道吸收，临床上多口服，昏迷患者则用鼻饲，配制时将甘油溶于生理盐水内稀释成 50％ 溶液，剂量每次 0.5～2 g/kg 体重，每日总量可达 5 g/kg 体重以上。一般开始剂量 1.5 g/kg 体重，以后每 3 小时 0.5～0.7 g/kg 体重，一连数天。静脉注射为 10％ 甘油溶液 500 mL，成人每日给予 10％ 甘油溶液 500 mL，共使用 5～6 次。

（2）利尿药：主要通过增加肾小球滤过，减少肾小管再吸收和抑制。肾小管的分泌，增加尿量，造成机体脱水，最后使脑组织脱水。同时还可控制钠离子进入脑组织减轻水肿，控制钠离子进入脑脊液，以降低脑脊液生成率的 50％ 左右。但是，上述作用必须以肾功能正常为前提。

呋塞米：又称速尿、利尿磺酸、呋喃苯胺酸、速尿灵、利尿灵等，是利尿药，主要通过抑制髓袢升支 Cl^- 的主动再吸收而起作用。注射后 5 分钟起效，1 小时达高峰，并维持达 3 小时。对合并有高血压、心功能不全者疗效更佳。如患者有肾功能障碍或用较大剂量甘露醇治疗后效果仍不佳时，可单独或与甘露醇交替应用。用法：每次 20 ~ 80 mg，肌内注射或静脉推注，每日 4 次。口服者每次 20 ~ 80 mg，每日 2 或 3 次。其不良反应为电解质紊乱、过度脱水、血压下降、血小板减少、粒细胞减少、贫血、皮疹等。

依他尼酸：又称利尿酸、Edecrin。作用类似于呋塞米，应用指征同呋塞米。用法：每次 25 ~ 50 mg 加入 5% 葡萄糖溶液或生理盐水 100 mL 中，缓慢滴注。3 ~ 5 天为 1 个疗程。所配溶液需在 24 小时内用完。可出现血栓性静脉炎、电解质紊乱、过度脱水、神经性耳聋、高尿酸血症、高血糖、出血倾向、肝肾功能损害等不良反应。

白蛋白：对于严重的大面积脑梗死引起的脑水肿，加用白蛋白，有明显的脱水效果。用法：每次 10 ~ 15 g，静脉滴注，每日或隔日 1 次，连用 5 ~ 7 天。本药价格较高，个别患者可出现变态反应，或造成医源性肝炎。

9. 神经细胞活化药

至今有不少试验报道认为这类药物有一定的营养神经细胞和促进神经细胞活化的作用，主要对于不完全受损的细胞起作用，个别报道甚至认为有极佳效果。但是，在临床实践中，并没有明显效果，而且价格较高。

（1）脑活素：主要成分为动物脑（猪脑）水解后精制的必需和非必需氨基酸、单胺类神经递质、肽类激素和酶前体。据认为该药能通过血—脑屏障，直接进入神经细胞，影响细胞呼吸链，调节细胞神经递质，激活腺苷酸环化酶，参与细胞内蛋白质合成等。用法：20 ~ 50 mL 加入生理盐水 500 mL 中，静脉滴注，每日 1 次，10 ~ 15 天为 1 个疗程。

（2）胞磷胆碱：在生物学上，胞磷胆碱是合成磷脂胆碱的前体，胆碱在卵磷脂的生物合成中具有重要作用，而卵磷脂是神经细胞膜的重要组成部分。胞磷胆碱还参与细胞核酸、蛋白质和糖的代谢，促使葡萄糖合成乙酰胆碱，防止脑水肿。用法：500 ~ 1000 mg 加入 5% 葡萄糖液 500 mL 中，静脉滴注，每日 1 次，10 ~ 15 天为 1 个疗程。250 mg，肌内注射，每日 1 次，每个疗程为 2 ~ 4 周。少数患者用药后出现兴奋性症状，诱发癫痫或精神症状。

（3）丁咯地尔（活脑灵）：①阻断 α 肾上腺素受体。②抑制血小板聚集。③提高及改善红细胞变形能力。④有较弱的非特异性钙拮抗作用。用法：200 mg 加入生理盐水或 5% 葡萄糖液 500 mL 中，静脉缓慢滴注，每日 1 次，10 天为 1 个疗程。也可肌内注射，每次 50 mL，每日 2 次，10 天为 1 个疗程。但是，产妇和正在发生出血性疾病的患者禁用。少数患者可有肠胃不适、头痛、眩晕及肢体烧灼痛感。

10. 其他内科治疗

由于脑血栓形成的主要原因是高血压、高血脂、糖尿病、心脏病等内科疾病，或发生脑血栓形成时，大多合并许多内科疾病。但是，并发严重的内科疾病多见于脑干梗死和较大范围的大脑半球梗死。有时，患者由于严重的内科并发症，如心力衰竭、肺水肿及感染、肾衰竭等致死。因此，除针对性治疗脑血栓形成外，还应治疗合并的内科疾病。

（1）调整血压：急性脑梗死患者一过性血压增高常见，因此，降血压药应慎用。国外平均血压〔（收缩压＋舒张压×2）÷3〕＞17.3 kPa（130 mmHg）或收缩压＞29.3 kPa（220 mmHg），可谨慎应用降压药。一般不主张使用降压药以免减少脑血流灌注，加重脑梗死。如血压低，应查明原因是否为血容量减少，补液纠正血容量，必要时应用升压药。对分水岭区脑梗死，则应对其病因进行治疗，如纠正低血压、治疗休克、补充血容量、对心脏病进行治疗等。

（2）控制血糖：临床和实验病理研究证实，高血糖会加重急性脑梗死及局灶性缺血再灌注损伤，故急性缺血性脑血管病在发病 24 小时内不宜输入高糖，以免加重酸中毒。有高血糖者要纠正，低血糖者亦要注意，一旦出现要控制。

（3）心脏疾病的治疗：积极治疗原发心脏疾病。但严重的脑血栓形成可合并心肌缺血或心律失常，严重者出现心力衰竭，除积极治疗外，补液应限制速度和量，甘露醇应半量应用，加用利尿药。

（4）保证营养与防治水、电解质及酸碱平衡紊乱：出现延髓麻痹或意识障碍的患者主要靠静脉输液和胃管鼻饲或经皮胃管补充营养。应该保证每日的水、电解质和能量的补给。在应用葡萄糖的问题上，尽管国内外的动物试验研究认为高血糖和低血糖对脑梗死有加重作用，但是，也应保证每日的需要量，如有糖尿病或反应性高血糖者，在应用相应剂量的胰岛素下补给葡萄糖。对于不能进食和长期大量使用脱水药者，每天检测血生化，如有异常，及时纠正。

（5）防治感染：对于严重瘫痪、延髓麻痹、意识障碍者，容易合并肺部感染，可常规使用青霉素 320 万 U 加入生理盐水 100 mL 中，静脉滴注，每日 2 次。如果效果不理想，应根据痰培养结果及时改换抗菌药物。对于严重的延髓麻痹和意识障碍者，由于自己不能咳嗽排痰，应尽早做气管切开，以利于吸痰，这是防治肺部感染的最好办法。

（6）加强护理：由于脑血栓形成患者在急性期大多数不能自理生活，应每2小时翻身1次，加拍背部协助排痰，防止压力性损伤和肺部感染的发生。

11. 外科治疗

颈内动脉和大脑中动脉血栓形成者，可出现大片脑梗死，且在发病后3～7天期间，可因缺血性脑水肿，导致脑室受压、中线移位及脑疝发生，危及生命。此时，应积极进行颞下减压和清除梗死组织，以挽救生命。

12. 康复治疗

主张早期进行康复治疗，即使在急性期也应注意到瘫痪肢体的位置。病情稳定者，可以尽早开始肢体功能锻炼和语言训练。这既可明显地降低脑血栓形成患者的致残率，也可减少并发症和后遗症如肩周炎、肢体挛缩、失用性肌萎缩、痴呆等的发生。

二、脑栓塞

脑栓塞是指脑动脉被异常的栓子（血液中异常的固体、液体、气体）阻塞，使其远端脑组织发生缺血性坏死，出现相应的神经功能障碍。栓子以血液栓子为主，占所有栓子的90%；其次还有脂肪、空气、癌栓、医源性异物等。脑栓塞发生率占急性脑血管病的15%～20%，占全身动脉栓塞的50%。

（一）临床表现

1. 发病年龄

本病起病年龄不一，若因风湿性心脏病所致，患者以中青年为主；若因冠心病、心肌梗死、心律失常所致，患者以中老年居多。

2. 起病急骤

大多数患者无任何前驱症状，多在活动中起病，局限性神经缺损症状常于数秒或数分钟发展到高峰，是发展最急的脑卒中，且多表现为完全性卒中，少数患者在数日内呈阶梯样或进行性恶化。50%～60%的患者起病时有意识障碍，但持续时间短暂。

3. 局灶神经症状

栓塞引起的神经功能障碍取决于栓子的数目、栓塞范围和部位。栓塞发生在颈内动脉系统特别是大脑中动脉最常见，临床表现为突起的偏瘫、偏身感觉障碍和偏盲，在主侧半球可有失语，也可出现单瘫、运动性或感觉性失语等。9%～18%的患者出现局灶性癫痫发作。本病约10%的栓子达椎基底动脉系统，临床表现为眩晕、呕吐、复视、眼震、共济失调、交叉性瘫痪、构音障碍及吞咽困难等。若累及网状结构则出现昏迷与高热，若阻塞了基底动脉主干可突然出现昏迷和四肢瘫痪，预后极差。

4. 其他症状

本病以心源性脑栓塞最常见，故有风湿性心脏病或冠心病、严重心律失常的症状和体征；部分患者有心脏手术、长骨骨折、血管内治疗史；部分患者有脑外多处栓塞证据，如皮肤、球结膜、肺、肾、脾和肠系膜等栓塞和相应的临床症状和体征。

（二）辅助检查

目的：明确脑栓塞的部位和病因（如心源性、血管源性及其他栓子来源的检查）。

1. 心电图或24小时动态心电图观察

心电图或24小时动态心电图观察可了解有无心律失常、心肌梗死等。

2. 超声心动图检查

超声心动图检查有助于显示瓣膜疾病、二尖瓣脱垂、心内膜病变等。

3. 颈动脉超声检查

颈动脉超声检查可显示颈动脉及颈内外动脉分叉处的血管情况，有无管壁粥样硬化斑及管腔狭窄等。

4. 腰椎穿刺脑脊液检查

检查结果显示，若红细胞增多考虑出血性梗死，若白细胞增多考虑有感染性栓塞的可能，有大血管阻塞、有广泛性脑水肿者脑脊液压力增高。

5. 脑血管造影术

颅外颈动脉造影可显示动脉壁病变，数字减影血管造影（DSA）能提高血管病变诊断的准确性，有效识别血管腔是否存在狭窄、动脉粥样硬化性溃疡，以及血管内膜是否粗糙等问题。新一代的MRA能显示血管及血流情况，且为无创伤性检查。

6. 头颅CT扫描

发病后24～48小时可见低密度梗死灶，若为出血性梗死则在低密度灶内可见高密度影。

7. MRI

MRI 能更早发现梗死灶,对脑干及小脑扫描明显优于 CT。

(三)诊断及鉴别诊断

1. 诊断

(1)起病急骤,起病后常于数秒内达病情高峰。

(2)主要表现为偏瘫、偏身感觉障碍和偏盲,在主侧半球则有运动性失语或感觉性失语。少数患者为眩晕、呕吐、眼震及共济失调。

(3)多数患者为心源性脑栓塞,故有风心病或冠心病、心律失常的症状和体征。

(4)头颅 CT 或 MRI 检查可明确诊断。

2. 鉴别诊断

在无前驱症状下,动态中突然发病并迅速达高峰,有明确的定位症状和体征;如检查出心脏病、动脉粥样硬化、骨折、心脏手术、大血管穿刺术等原因可确诊。头颅 CT 和 MRI 能协助明确脑栓塞的部位和大小。腰椎穿刺检查有助于了解颅内压、炎性栓塞及出血性梗死。脑栓塞应注意与其他类型的急性脑血管病鉴别。尤其是出血性脑血管病,主要靠头颅 CT 和 MRI 检查加以区别。

(四)治疗方法

积极改善侧支循环、减轻脑水肿、防治出血和治疗原发病。

1. 脑栓塞治疗

其治疗原则与脑血栓形成相同。但应注意以下几点:

(1)由于容易合并出血性梗死或出现大片缺血性脑水肿,所以,在急性期不主张应用较强的抗凝和溶栓药物,如肝素、双香豆素类药、尿激酶,t-PA、噻氯匹定(抵克力得)等。

(2)发生在颈内动脉末端或大脑中动脉主干的大面积脑栓塞,以及小脑梗死可发生严重的脑水肿,继发脑疝,应积极进行脱水、降颅压治疗,必要时需要进行颅骨骨瓣切除减压,以挽救生命。由心源性所致者,有些伴有心功能不全。在用脱水药时应酌情减量,甘露醇与呋塞米交替使用。

(3)其他原因引起的脑栓塞,要有相应的治疗。如空气栓塞者,可应用高压氧治疗。脂肪栓塞者,加用 5% 碳酸氢钠 250 mL,静脉滴注,每日 2 次;也可用小剂量肝素 10 ～ 50 mg，静脉滴注，每 6 小时 1 次；或 10% 乙醇溶液 500 mL，静脉滴注，以求溶解脂肪。

（4）部分心源性脑栓塞患者发病后 2 ～ 3 小时内，用较强的血管扩张药如罂粟碱静脉滴注，可达到意想不到的满意疗效。

2. 原发病治疗

针对性治疗原发病有利于脑栓塞的恢复和防止复发。如先天性心脏病或风湿性心脏病患者，有手术适应证者，应积极手术治疗；有亚急性细菌性心内膜炎者，应彻底治疗；有心律失常者，应努力纠正；骨折患者，应减少活动，稳定骨折部位。急性期过后，针对血栓栓塞容易复发，可长期使用小剂量的阿司匹林、双香豆素类药物或噻氯匹定；也可经常行心脏超声检查，监测血栓块大小，以调整抗血小板药物或抗凝药物。

（五）预后与防治

脑栓塞的病死率为 20%，主要是由于大块梗死和出血性梗死引起大片脑水肿、高颅压而致死；或脑干梗死直接致死；也可因合并严重心功能不全、肺部感染、多部位栓塞等导致死亡。多数患者有不同程度的神经功能障碍。有 20% 的患者可复发。近年来国外有报道通过介入的办法在心耳置入保护器（过滤器）可以减少心源性栓塞的发生。

三、分水岭区脑梗死

一般认为，CWI 多由于血流动力学障碍所致；典型者发生于颈内动脉严重狭窄或闭塞伴全身血压降低时，亦可由心源性或动脉源性栓塞引起。约占脑梗死的 10%。临床常呈卒中样发病，多无意识障碍，症状较轻，恢复较快。根据梗死部位的不同，重要的分水岭区包括：①大脑前动脉和大脑中动脉皮质支的边缘区，梗死位于大脑凸面旁矢状带，称为前分水岭区梗死。②大脑中动脉和大脑后动脉皮质支的边缘区，梗死位于侧脑室体后端的扇形区，称为后上分水岭区脑梗死。③大脑前、中、后动脉共同供血的顶、颞、枕叶三角区，梗死位于侧脑室三角部外缘，称为后下分水岭区脑梗死。④大脑中动脉皮质支与深穿支交界的弯曲地带，称为皮质下分水岭区脑梗死。⑤大脑主要动脉末端的边缘区，称为幕下性分水岭区脑梗死。这种分型准确地表达了 CWI 在脑部的空间位置。

（一）临床表现

分水岭区脑梗死临床表现较复杂，因其梗死部位不同而各异，最终确诊仍需要影像学证实。

根据临床和 CT 表现，各型临床特征如下：

1. 皮质前型

病变位于大脑前、中动脉交界处，相当于额中回前部，相当于布罗德曼（Brodmann）8、9、10、45、46 区，向上向后累及 4 区上部。主要表现为以上肢为主的中枢性肢体瘫痪，舌面瘫少见，半数伴有感觉异常。病变在优势半球者伴皮质运动性失语。可有情感障碍、强握反射和局灶性癫痫；双侧病变出现四肢瘫、智能减退。

2. 皮质后型

病变位于大脑中、后动脉交界处，即顶枕颞交界区。此部位梗死常表现为偏盲，多以下象限盲为主，伴黄斑回避现象，此外，常见皮质性感觉障碍，偏瘫较轻或无，约 1/2 的患者有情感淡漠，可有记忆力减退和格斯特曼（Gerstmann）综合征（角回受损），优势半球受累表现为皮质型感觉性失语，偶见失用症，非主侧偶见体象障碍。

3. 皮质下型

病变位于大脑中动脉皮质支与穿通支的分水岭区。梗死位于侧脑室旁及基底核区的白质，基底核区的纤维走行较集中，此处梗死常出现偏瘫和偏身感觉障碍。

除前型有对侧轻瘫，或有类帕金森综合征外，其余各型之间在临床症状及体征上无明显特征性，诊断需要依靠影像学检查。

分水岭区脑梗死以老年人多见，其特点为呈多灶型者多，常见单侧多灶或双侧梗死。合并其他缺血病变者多见，如腔隙梗死、皮质或深部梗死、皮质下动脉硬化性脑病等，合并痴呆多见，复发性脑血管病多见，发病时血压偏低者多见。

（二）辅助检查

1. CT

分水岭区脑梗死的 CT 征象与一般脑梗死相同，位于大脑主要动脉的边缘交界区，呈楔形，宽边向外、尖角向内的低密度灶。

2. MRI

MRI 检查对病灶显示较 CT 清晰，新一代 MRI 可显示血管及血液流动情况，可部分代替脑血管造影。病灶区呈长 T_1 与长 T_2。

（三）诊断与鉴别诊断

诊断主要依靠临床表现及影像学检查。头颅 CT 或 MRI 可发现典型的脑梗死病灶。

（四）治疗

1. 病因治疗

对可能引起 CWI 病因的处理，积极治疗颈动脉疾病和心脏病，注意医源性低血压的纠正，注意水与电解质紊乱的调整等。

2. CWI 的治疗与脑血栓形成相同

可应用扩血管、改善脑微循环、抗血小板凝聚的药物和钙通道阻滞剂。对于严重颈动脉狭窄、闭塞的患者可考虑做颈动脉内膜切除术或颈内动脉成形术。

3. 注意防止医源性的 CWI

如过度的降压治疗、脱水治疗等。尤其是卒中的患者，急性期对血压的管理特别重要。现在有很多卒中以后血压管理的指南，尽管这些指南各异，但是基本的观点是相同的，主要的内容有：①卒中后血压的增高常常是一种脑血管供血调节性的，是一种保护性的调节，不可盲目地进行干预。②除非收缩压 > 29.3 ~ 30.1 kPa（220 ~ 230 mmHg），或舒张压 > 16 ~ 17.3 kPa（120 ~ 130 mmHg），或者患者的平均动脉压 > 17.3 kPa（130 mmHg），才考虑降压治疗，降压治疗通常不选用长效的、快速的降压制剂。③降压治疗过程中要密切观察患者神经系统的症状及体征变化。

四、腔隙性脑梗死

腔隙性脑梗死占所有卒中病例的 15% ~ 20%，是指发生在大脑半球深部白质及脑干的缺血性微梗死，多因动脉的深穿支闭塞致脑组织缺血、坏死、液化并由吞噬细胞移走而形成腔隙，其形状与大小不等，直径多在 0.05 ~ 1.5 cm。腔隙主要位于基底核，特别是壳核、丘脑、内囊及脑桥，偶尔也可位于脑回的白质。病灶极少见于脑表面灰质、胼胝体、视辐射、大脑半球的半卵圆中心、延髓、小脑及脊髓。大多数腔隙梗死发生在大脑前、中动脉的豆纹动脉分支、大脑后动脉的丘脑穿通动脉及基底动脉的旁正中分支的支配区，是最常见的一种高血压性脑血管病变。病变血管可见透明变性、玻璃样脂肪变、玻璃样小动脉坏死、血管壁坏死和小动脉硬化。

（一）临床表现

本病起病突然，也可渐进性亚急性起病，出现偏身感觉或运动障碍等局限症状，多数无意识障碍，症状在 12 小时至 3 天发展至高峰，少数临床无局灶体征或仅表现有头痛、头晕、呃逆、不自主运动或心情不稳定。1/5 ~ 1/3 的患者病前有 TIA 表现，说明本病与 TIA 有一定关系，临床表现呈多种多样，但总的来说，症状相对单一，并且不累及大脑的高级功能，例如语言、行为、非优势半球控制的动作、记忆和视觉。症状轻而局限，预后也佳。

1. 腔隙综合征

腔隙性脑梗死的临床表现取决于腔隙的独特位置，有学者将它分为 21 种综合征。①纯运动性轻偏瘫（PMH）；②纯感觉卒中或 TIA；③共济失调性轻偏瘫；④构音障碍手笨拙综合征；⑤伴运动性失语的 PMH；⑥无面瘫型 PMH；⑦中脑丘脑综合征；⑧丘脑性痴呆；⑨伴水平凝视麻痹的 PMH；⑩伴动眼神经瘫的交叉 PMH；⑪伴展神经麻痹的 PMH；⑫伴精神紊乱的 PMH；⑬伴动眼神经麻痹的交叉小脑共济失调；⑭感觉运动性卒中；⑮半身投掷症；⑯基底动脉下部分支综合征；⑰延髓外侧综合征；⑱脑桥外侧综合征；⑲记忆丧失综合征；⑳闭锁综合征（双侧 PMH）；㉑其他，包括下肢无力易于跌倒、纯构音障碍、急性丘脑肌张力障碍。临床上以①～⑤、⑩较多见，占腔隙性梗死的 80%。

其中较常见的有以下几种：

（1）纯运动性轻偏瘫（PMH）：病变损伤皮质脊髓束脑中任何一处，即病灶可位于放射冠、内囊、脑桥或延髓。本型最常见，约占 61%。其主要表现为轻偏瘫，对侧面、上下肢同等程度的轻偏瘫，有的则表现为脸部麻木、双臂无力，有的仅有小腿乏力。可有主观感觉异常，但无客观感觉障碍。

（2）纯感觉卒中或 TIA：病变多位于丘脑腹后外侧核，感觉障碍严格按正中线分开两半。主要表现是仅有偏身感觉障碍，如对侧面部及肢体有麻木、发热、烧灼、针刺与沉重等感觉，检查时多为主观感觉体验，极少客观感觉缺失，无运动、偏盲或失语等症状。一般可在数周内恢复，但有些症状可持续存在。

（3）共济失调性轻偏瘫：病变多位于皮质下白质、基底节或内囊等处；患者表现为轻偏瘫，瘫痪一侧的肢体存在共济失调，多为上肢轻、下肢重。

（4）构音障碍手笨拙综合征：脑桥基底部上、中 1/3 交界处与内囊膝部病灶均可引起本征。表现为严重的构音障碍，可伴吞咽困难、对侧偏身共济失调，上肢重于下肢，无力与笨拙，可伴中枢性面瘫与舌瘫和锥体束征。

（5）运动性失语的 PMH：由豆纹动脉血栓形成而引起。病灶位于内囊膝部和前肢及邻近的放射冠白质。表现为对侧轻偏瘫伴运动性失语。

（6）感觉运动性卒中：病变在丘脑腹后外侧核与内囊后肢。主要临床表现为对侧肢体感觉障碍及轻偏瘫，无意识障碍、记忆力障碍、失语、失用及失认。除以上所述之外，近年来有学者发现 11% ~ 70% 属于无症状脑梗死，因病灶位于脑部的"静区"或病灶极小，因而症状不明显。CT 或 MRI 发现多是腔隙性梗死。

2. 腔隙状态

多发性腔隙脑梗死可广泛损害中枢神经，累及双侧锥体束，出现严重的精神障碍、痴呆、假性延髓性麻痹、双侧锥体束征、类帕金森综合征和尿便失禁等，病情呈阶梯状恶化，最终表现如下结果：

（1）多发梗死性痴呆。

（2）假性延髓性麻痹。

（3）不自主舞蹈样动作。

（4）步态异常。

（5）腔隙预警综合征，即多次反复发作的 TIA 是发生腔隙性梗死的警号。

（二）辅助检查

1. CT

CT 诊断阳性率介于 49% ~ 92% 之间。CT 扫描诊断腔隙的最佳时期是在发病后的 1 ~ 2 周。CT 扫描腔隙灶多为低密度，边界清晰，形态为圆形、椭圆形或楔形，直径平均 3 ~ 13 mm。由于体积小，脑干部位不易检出。卒中后首次 CT 扫描的阳性率为 39%，复查 CT 有助于提高阳性率。绝大多数病灶位于内囊后肢和放射冠区。纯运动、感觉运动综合征病灶大于共济失调性轻偏瘫、构音障碍手笨拙综合征及纯感觉性腔隙性梗死。对于纯运动性卒中，病灶在内囊的越低下部分则瘫痪越重，与病灶大小无关。增强 CT 对提高阳性率似乎作用不大。

2. MRI

MRI 扫描对新、旧梗死的鉴别有意义，增强后能提高阳性率。MRI 对腔隙梗死检出率优于 CT，特别是早期，脑干、小脑部位的腔隙，早期 CT 显示不清的病灶 MRI 可分辨出长 T_1 与 T_2 的腔隙灶，T_2 加权像尤为敏感。

3. 血管造影

因为引起腔梗的血管分支口径极小，普通造影意义不大，有可能检出一些血管畸形或动脉瘤。

4. EEG

腔梗对大脑功能的影响小，故 EEG 异常的发生率低，资料表明 CT 阳性的患者 EEG 无明显异常，对诊断或判断预后无价值。

5. 诱发电位

取决于梗死的部位，一般情况下只有 CT 显示梗死灶较大并伴有运动障碍时才可能有异常。

6. 血液流变学

多为高凝状态。

（三）治疗

20%的腔隙性梗死患者发病前出现短暂性脑缺血发作，30%起病后病情缓慢进展。对于小的深部梗死的坏死组织无特殊治疗，主要还应从病因及危险因素着手。动脉粥样硬化是最主要的病因。目前治疗的方向为纠正脑血管病的危险因素，如高血压、糖尿病和吸烟。抗血小板药如阿司匹林、噻氯匹定可以应用，但尚未被证实有效，抗凝治疗也未被证实有效。颅外颈动脉狭窄只能被认为是无症状性的，除非它是唯一病因。

高血压的处理同其他类型的脑梗死一样，在急性期的头几天，收缩压 > 25.3 ~ 26.6 kPa（190 ~ 200 mmHg），舒张压 > 14.6 ~ 15.3 kPa（110 ~ 115 mmHg）才需要处理，急性期过后血压应得到很好地控制。心脏疾病（缺血性心脏病、房颤、瓣膜病）和糖尿病作为危险因素必须得到诊断和治疗。当动脉炎是腔隙性脑梗死病因时，不同的动脉炎分别用青霉素、吡喹酮、抗结核药、糖皮质激素治疗。不同症状的腔梗有其特殊的治疗方法，有运动损害的所有患者，用低分子量肝素预防深静脉血栓是其原则。运动康复尽可能越早越好。感觉性卒中出现痛觉过敏时，可用阿米替林、卡马西平、氯硝西泮治疗。有偏侧舞蹈症或肌张力不全时给予氟哌啶醇 1 ~ 5 mg，口服，每日 3 次，可以减轻症状，但不是都有效。总之，重在预防。

（四）预后

该病预后良好，病死率及致残率较低，但易复发。

五、出血性脑梗死

在脑梗死特别是脑栓塞引起的缺血区内常伴有脑梗死出血性转化（hemorrhagic transformation，HT），表现为出血性脑梗死（hemorrhagic cerebral infarction）或实质内血肿（parenchymatous hematoma，PH），PH 进一步又可分为梗死区内的 PH 和远离梗死区的 PH。临床上 CT 检出 HI 的频率为 7.5% ~ 43%，MRI 的检出率为 69%。尸检中证实的为 71%，多为脑栓塞，尤其是心源性栓塞。近年来，由于抗凝与溶栓治疗的广泛应用，HI 引起了临床上的重视。

出血性梗死与缺血性梗死相比，在坏死组织中可发现许多红细胞。在一些病例中，红细胞浓度足够高，以至于在 CT 或 MRI 扫描上出现与出血相一致的高密度表现。同时，尸检标本显示出血灶的范围从散布于梗死之中的瘀斑到几乎与血肿有相同表现的一个由许多瘀斑融合而成片的大的病灶。出血性梗死发生的时间变化很大，早至动脉闭塞后几小时，迟至 2 周或更晚。

出血性梗死的解释长期以来被认为是由于闭塞缓解后梗死血管床再灌注所致。例如可能发生于栓子破碎或向远处移行后或在已经形成的大面积梗死的背景下闭塞大血管早期再通所致。这可能是动脉血进入毛细血管重新形成的血压导致红细胞从缺氧的血管壁渗出。再灌注越强烈，毛细血管壁损伤越严重，出血性梗死融合得越多。假设缺血性梗死反映了可恢复的未闭腔隙，那么它可能是栓塞性闭塞后血栓自发性或机化所致的结果，而血栓形成所造成的闭塞很难缓解。在心源性栓塞所致的梗死中有很小的出血发生率支持这个假说。

最近，这个关于出血性梗死的解释受到第三代 CT 和 MRI 扫描所见的挑战。这些研究发现出血性梗死常常在位于动脉床处的持续梗死的远端发展，这些动脉床只暴露于逆行的侧支循环处。出血性病灶的严重程度由于所观察到的大动脉再通所造成的血肿扩展的大小而不同。在那些以前的病例，瘀斑及散在性的出血性梗死的发生可能与动脉血压的急剧上升和梗死的突发程度、严重程度及大小有关。推测血肿最初可能围绕在大的梗死周围并压迫软膜血管，当血肿消退时，逆流的血液通过软膜的侧支循环再灌注并导致瘀斑性出血性梗死。

（一）临床表现

1. 按 HI 的发生时间分型

（1）早发型：即缺血性卒中后 3 天内发生的。缺血性卒中后早期发生 HI 常与栓子迁移有关，早发型 HI 常有临床症状突然加重而持续不缓解，甚至出现意识障碍、瞳孔改变。多为重型。CT 以血肿居多，预后差，病死率高。

（2）晚发型：多在缺血性卒中 8 天后发生，此型发病常与梗死区侧支循环的建立有关，晚发型的 HI 临床症状加重不明显，甚至好转。多为轻、中型。预后好，CT 多为非血肿型。在临床上易被忽视或漏诊。

2. 根据 HI 的临床症状演变进行分型

（1）轻型：HI 发病时间晚，多在卒中发生 1 周后，甚至在神经症状好转时发生，发病后原有症状、体征不加重，预后好。

（2）中型：HI 发病时间多在卒中发生 4 ~ 7 天内，发病后原有的神经症状、体征不缓解或加重，表现为头痛、肢瘫加重，但无瞳孔改变及意识障碍，预后较好。

（3）重型：HI 发病时间多在卒中发生 3 天内，表现为原有神经症状、体征突然加重，有瞳孔改变及意识障碍，预后差。

脑梗死的患者在病情稳定或好转中，突然出现新的症状和体征，要考虑到有 HI 的可能。HI 有诊断价值的临床表现有头痛、呕吐、意识障碍、脑膜刺激征、偏瘫、失语、瞳孔改变、眼底视神经盘水肿等。有条件者尽快做 CT 扫描以确诊。

（二）辅助检查

1. 腰椎穿刺及脑脊液检查

脑脊液压力常增高，镜检可查到红细胞，蛋白含量也升高。

2. 脑血管造影检查

脑血管造影检查可发现原闭塞血管重新开通及对比剂外渗现象。

3. 头颅 CT 扫描

（1）平扫：在原有低密度梗死灶内出现点状、斑片状、环状、条索状混杂密度影或团块状的高密度影。出血量大时，在低密度区内有高密度血肿图像，且常有占位效应，病灶周围呈明显水肿。此时若无出血前的 CT 对比，有时很难与原发性脑出血鉴别。HI 的急性期及亚急性期 CT 呈高密度影，慢性期则呈等密度或低密度影，且可被增强 CT 扫描发现。因脑梗死患者临床上多不行强化 CT 扫描，故易被漏诊。

（2）增强扫描：在低密度区内有脑回状、斑片状或团块状强化影。有学者统计，86%的继发性出血有强化反应。

4. MRI 检查

（1）急性期：T_1 加权像为高信号与正常信号相间；T_2 加权像为轻微低信号改变。

（2）亚急性期：T_1 及 T_2 加权像均为高信号改变。

（3）慢性期：T_2 加权像为低信号改变。

（三）诊断

（1）具有典型的临床特点。①有脑梗死，特别是心源性、大面积脑梗死的可靠依据。②神经功能障碍一般较重，或呈进行性加重；或在病情稳定、好转后突然恶化。③在应用抗凝剂、溶栓药或进行扩容、扩血管治疗期间，出现症状严重恶化及神经功能障碍加重。

（2）腰椎穿刺及脑脊液检测，有颅内压升高；脑脊液中有红细胞发现。

（3）影像学检查提示为典型的出血性梗死图像。

（4）排除了原发性脑出血、脑瘤性出血及其他颅内出血性疾病。

诊断主要依靠临床表现和影像学检查。HI 多发生在梗死后 1～2 周，如患者症状明显加重，出现意识障碍、颅内高压症状等，尤其是在溶栓、抗凝治疗后症状加重者，应及时复查 CT，避免延误诊治。

（四）治疗和预后

发生 HI 后应按脑出血的治疗原则进行治疗，停溶栓、抗凝、扩容等治疗，给予脱水、降颅压治疗。对于 HI 则应视具体病情做不同处理。本病不良预后与梗死面积、实质内出血面积有关。不同类型的 HT 有着不同的临床预后，HT 一般对预后无影响，而大面积脑梗死、颅内大血肿、出现脑疝形成征象、高血糖等与预后不良有关。

六、脑梗死的护理

（一）护理问题

1. 躯体移动障碍

其与偏瘫或平衡能力降低有关。

2. 语言沟通障碍

其与语言中枢功能受损有关。

3. 有废用综合征的危险

其与意识障碍、偏瘫、长期卧床有关。

4. 吞咽障碍

其与意识障碍或延髓麻痹有关。

5. 焦虑

其与偏瘫、失语有关。

6. 有皮肤完整性受损的危险

其与长期卧床有关。

7. 潜在并发症

肺内感染、脑疝。

（二）护理目标

患者能掌握各种运动锻炼及语言康复训练方法，躯体活动能力和语言表达能力逐步增强；防止肌肉萎缩、关节畸形；不发生误吸、受伤、压力性损伤等；情绪稳定。

（三）护理措施

1. 一般护理

（1）体位：患者宜采取平卧位，以便较多血液供给脑部，禁用冰袋等冷敷头部以免血管收缩、血流减少而加重病情。

（2）饮食护理：给予低盐低脂饮食，如有吞咽困难、饮水呛咳时，可给予糊状流食或半流食，从健侧小口慢慢喂食，必要时给予鼻饲流质饮食，并按鼻饲要求做好相关护理。苹果、香蕉等高纤维素食物可以减轻便秘症状。肥肉、蛋类、动物内脏等含胆固醇高的食物要少吃或不吃。

（3）生活护理：指导和协助卧床患者完成日常生活（如穿衣、洗漱、沐浴、大小便等），及时更换衣服、床单，定时翻身、叩背，以免发生压力性损伤。恢复期尽量要求患者独立完成生活自理活动，如鼓励患者用健侧手进食、洗漱等。指导患者保持口腔清洁，保持大小便通畅和会阴部清洁。

（4）安全护理：对有意识障碍和躁动不安的患者，床周应加护栏，以防坠床；对步行困难、步态不稳等运动障碍的患者，地面应保持干燥平整，以防跌倒；走道和卫生间等均应设置扶手。

2. 病情观察

密切观察病情变化，如患者再次出现偏瘫或原有症状加重等，应考虑是否为梗死灶扩大及合并颅内出血，并立即报告医师。

（1）注意监测患者的意识状态、瞳孔及生命体征的变化。

（2）注意有无呼吸障碍、发绀及气管分泌物增加等现象。必要时协助医师进行气管内插管及使用呼吸器来辅助患者呼吸。及时吸痰并保持呼吸道通畅。

（3）做好液体出入量记录，限制液体的摄入量，以预防脑水肿加剧。

3. 用药护理

急性卒中是神经内科的急症。治疗以挽救生命、降低病残、预防复发为目的，除应及时进行病因治疗外，临床超早期治疗非常重要，可选用尿激酶、链激酶等药物溶栓治疗，其目的是溶解血栓，迅速恢复梗死区血流灌注，挽救尚未完全死亡的脑细胞，力争超早期恢复脑血流。尽快使用溶栓药是治疗成功的关键。根据病情适当采用脑保护治疗、抗凝治疗，必要时外科手术治疗。因血管扩张剂可加重脑水肿或使病灶区的血流量降低，故一般不主张使用。

护理人员应了解各类药物的作用、不良反应及注意事项。如静脉滴注扩血管药物时，滴速宜慢，并随时观察血压的变化，根据血压情况调整滴速；甘露醇用量不当、持续时间过长易出现肾损害、水电解质紊乱，应注意尿常规及肾功能检查；使用溶栓、抗凝药物时，严格注意药物剂量，监测出凝血时间、凝血酶原时间，发现皮疹、皮下瘀斑、牙龈出血等立即报告医师处理。

4. 康复护理

康复治疗应早期进行，主要目的是促进神经功能的恢复，包括患肢运动和语言功能等的训练和康复治疗，应从起病到恢复期，贯穿于医疗和护理各个环节和全过程。

（1）在病情稳定，心功能良好，无出血倾向时及早进行。一般是在发病1周后即开始康复训练。

（2）教会患者及家属保持关节功能位置，教会患者及家属锻炼和翻身技巧，训练患者平衡和协调能力，在训练时保持环境安静，使患者注意力集中。

（3）鼓励患者做力所能及的活动，锻炼患者日常生活活动能力，训练时不可操之过急，要循序渐进，被动运动与主动运动、床上与床下运动相结合，语言训练与肢体锻炼相结合。

5. 心理护理

脑血栓形成的患者因偏瘫、失语、生活不能自理，常常产生自卑、消极的不良情绪，甚至变得性情急躁，好发脾气，这样会使血压升高，病情加重。护理人员应主动关心体贴患者，同时嘱咐家属给予患者物质和精神上的支持，树立患者战胜疾病的信心，增强患者自我照顾的能力。

6. 健康指导

（1）疾病知识指导：向患者和家属介绍脑血栓形成的基本知识，说明积极治疗原发病、祛除诱因、养成良好的生活习惯，是干预危险因素、防止脑血栓形成的重要环节。使患者及家属了解超早期治疗的重要性和必要性，发病后立即就诊。

（2）康复护理：教会家属及患者康复训练的基本方法，积极进行被动和主动锻炼，鼓励患者做力所能及的事情，不要过度依赖别人。

（3）饮食指导：平时生活起居要有规律，克服不良嗜好。饮食宜低盐、低脂、低胆固醇、高维生素，忌烟酒，忌暴饮暴食或过分饥饿。

（4）适当锻炼：根据病情，适当参加体育活动，以促进血液循环。

（5）注意安全：老年人晨间睡醒时不要急于起床，最好安静 10 分钟后缓慢起床，以防直立性低血压导致脑血栓形成；外出时要防摔倒，注意保暖，防止感冒。

（四）护理评价

患者能按要求进行适当的肢体和语言功能康复训练，肢体活动及语言功能逐渐恢复，具有一定的生活自理能力；无肌肉萎缩、关节畸形；未发生各种并发症；情绪稳定，积极配合治疗及护理。

（杨　钰）

第三节　脑积水

一、概述

脑积水不是一种单一的疾病，脑积水多见于各种颅脑外伤后或颅内肿物，使脑脊液吸收障碍、循环受阻或分泌过多，而致脑室系统进行性扩张和（或）蛛网膜下隙扩张。按颅内压力可分为高颅内压性脑积水和正常颅压性脑积水；根据脑脊液动力学可分为交通性脑积水和梗阻性脑积水。早期 CT 表现为脑室系统进行性扩张和（或）蛛网膜下隙扩张。其典型症状为头痛、下肢无力、步态不稳、尿失禁、共济失调、反应迟钝、进行性自主语言和躯体活动减少，腰椎穿刺观察后可确诊。中度与重度脑积水 CT 扫描显示脑室普遍扩大，并伴有大小便失禁、进行性痴呆、卧床不起、便秘、视物模糊，视神经盘水肿，偶伴复视，眩晕及癫痫发作，即可确诊。未经治疗的脑积水，也可因脑室系统进行性扩大，继发脑组织萎缩变性。虽有 20% 可以停止发展，但约半数患儿在一年半内死亡。脑积水患者神经功能障碍程度与脑积水导致的脑萎缩严重程度呈正相关，应积极采取措施诊治。

二、病因分析

脑积水可由多种原因引起，常见的有脑外伤、颅内感染、脑血管畸形、各种内源性或外源性神经毒素、缺氧、水和电解质紊乱、酸中毒、肝肾衰竭等，都可通过不同机制产生液体在脑内积聚。

1. 先天畸形

孕妇在孕期中可能接触了某些化学、放射物质引起的基因突变、孕早期发热、服用某些药物、胎位异常、羊水过多等病因。较多见的畸形有脊柱裂、中脑导水管狭窄等。

2. 感染

如化脓性脑膜炎、结核性脑膜炎、脑室炎等，由于增生的纤维组织阻塞了脑脊液的循环通道，多见于第四脑室孔及脑底部的蛛网膜下隙粘连而发生脑积水。

3. 出血

颅内出血后纤维组织增生可引起脑积水，产伤后颅内出血吸收不良，也是新生儿脑积水的常见原因，且往往易被忽视。脑外伤后蛛网膜下腔出血致蛛网膜粘连，导致脑脊液吸收障碍而发生脑积水。

4. 肿瘤

颅内肿瘤可阻塞脑脊液循环通路的任何一部分，较多见于第四脑室附近，新生儿期少见肿瘤，以后可发生神经胶质瘤、脑室脉络丛乳头状瘤及室管膜瘤、神经母细胞瘤。

先天性脑积水的病因学说较多，公认的学说则为侧脑室脉络丛增生，分泌旺盛，引起脑室脉络丛分泌脑脊液功能紊乱，从而发生脑积水。

三、临床表现

1. 高颅内压性脑积水

（1）蛛网膜下腔出血和脑膜炎并发的高颅内压性脑积水，常在 2～3 周内发生。

（2）头痛以双额部疼痛最常见，尤其卧位时，脑脊液回流较少，故头痛在卧位后或晨起时较重，坐位时可缓解，夜间有时痛醒，出现整个头部持续性剧痛。

（3）恶心、呕吐，常伴有头痛，与头部位置无关，其特点是早晨头痛，严重时呕吐。

（4）共济失调多属躯干性，站立不稳，宽足距，大步幅。

（5）视物障碍，包括视物不清、视力丧失和外展神经麻痹产生的复视。

2. 正常颅压性脑积水

（1）步态不稳：为首要症状，多先于其他症状几个月或几年，表现有从轻度步态不稳到不能走路，甚至不能站立，并常有摔倒病史。

（2）记忆力障碍：表现为呆滞，自发性或主动性活动下降，谈话、阅读、写作、爱好和创造性减弱，对家庭不关心、淡漠或冷淡、孤僻、工作效率差、尿失禁。

四、检查内容

1. CT

表现为脑室扩大而皮质萎缩不明显。

2. MRI

脑室周围 T_1 加权像呈现低信号。

五、治疗

早期或病情较轻、发展缓慢者，目的在于减少脑脊液的分泌或增加机体的水分排出。其方法包括：应用利尿剂，如醋甲唑胺、氢氯噻嗪、呋塞米、甘露醇等；经前囟或腰椎反复穿刺；腰大池引流放液。

六、护理

（一）护理要点

（1）注意观察意识、瞳孔、生命体征的改变，及时发现颅内压增高的症状。

（2）注意头痛、呕吐的性质，以确定颅内压增高的程度。

（3）行脑室穿刺术后，应观察引流管是否通畅，引流液的色、量，防止扭转、脱出、阻塞，防止感染。

（4）脑脊液分流术后，随时观察患者头痛症状的改善，以确定术后效果。

（5）行脑脊液分流术后，抬高床头 20° ~ 30° ，有利于引流。

（6）脑脊液分流术后，注意观察有无腹部不适，如腹胀、腹痛等。

（二）护理问题

1. 潜在并发症

其与感染有关。

2. 潜在并发症

潜在并发症包括颅内压增高。

3. 有外伤的危险

其与脑组织损伤、脑膜损伤、脑室系统阻塞有关。

4. 腹胀

其与腹腔内压增高、肠道功能恢复延迟、药物因素、腹腔内粘连有关。

（三）护理措施

1. 定期测量头部

在进行护理时，定期测量头部。患者头需保持偏向一侧，口角稍向下，有助于唾液及呼吸道分泌物自然引流。

2. 卧床休息

尽量减少不必要的搬动，同时确保脑积水患者所处的房间应当注意通风、换气，温度和湿度都要适中，经常给患者翻身，防止出现褥疮。

3. 改善饮食

饮食需以清淡、易消化的食物为主。进食一些富含优质蛋白质、维生素，以及微量元素的食物，同时注意限制水、钠的摄入量，忌食刺激性的食物。

4. 严密观察意识

严密观察患者意识、瞳孔的变化，保持呼吸道通畅，当患者出现昏迷时，应当注意患者的呼吸系统。当患者出现抽搐时，立即给予镇静剂的治疗。当有缺氧的指征时，应当及时吸氧。

5. 做好心理疏导

日常还需做好患者的心理疏导，护理人员应亲切、耐心地照顾，帮助患者及家属树立起战胜疾病的信心。

（杨　钰）

03

第三章 内分泌系统疾病护理

第一节 内分泌代谢性疾病常见症状

一、身体外形改变

（一）概述

身体外形改变包括体形的变化，毛发的质地、分布改变，面容的变化，以及皮肤黏膜色素沉着等。这些异常多与脑垂体、甲状腺、甲状旁腺、肾上腺或部分代谢性疾病有关。

（二）评估程序

1. 病因评估

（1）身高异常：体格异常高大见于发生在青春期前腺垂体生长激素分泌过多的巨人症，发生在青春期后的肢端肥大症；体格异常矮小见于发生在儿童时期的生长激素缺乏性侏儒症；体格矮小和智力低下见于发生在成熟前的甲状腺功能减退的呆小病。

（2）体重异常：肥胖见于下丘脑疾病、库欣（Cushing）综合征、2型糖尿病（肥胖型）、性腺功能减退症、甲状腺功能减退症、代谢综合征等疾病；消瘦见于甲状腺功能亢进症、1型与2型糖尿病（非肥胖型）、嗜铬细胞瘤、神经性畏食等疾病。

（3）毛发异常：全身性多毛见于先天性肾上腺皮质增生、库欣病等疾病；毛发脱落见于甲状腺功能减退症、睾丸功能减退、肾上腺皮质和卵巢功能减退等疾病。

（4）面容异常：眼球突出见于甲状腺功能亢进症，满月脸见于库欣综合征，头面部皮肤增粗增厚，额部多皱褶，嘴唇增厚，耳鼻长大，舌大而厚见于肢端肥大症等。

（5）皮肤异常：皮肤色素沉着见于原发性肾上腺皮质功能减退症、先天性肾上腺皮质增生症、异位 ACTH 综合征等；紫纹见于 Cushing 综合征；病理性痤疮见于 Cushing 综合征、先天性肾上腺皮质增生症等。

2. 症状评估

除了身高、体重的改变以外，还包括其他身体特征的改变，如生长发育及第二性征情况，全身营养状况，面容表情情况，皮肤的色泽、弹性情况，毛发颜色、分布和多少等情况。

3. 相关因素评估

身体外形的改变是否引起心理障碍，有无其他伴随症状，治疗及用药情况等。

（三）护理措施

1. 提供患者心理支持

（1）加强接触和沟通，鼓励患者表达自我感受。

（2）给予相关知识的讲解，提供资料并与其他病友交流，使其了解疾病的转归和治疗效果，使其有战胜疾病的信心。

（3）关注患者是否有自卑、焦虑、抑郁等心理问题，提供心理医师疏导。

2. 协助家庭给予支持

（1）了解家庭成员关系、知识结构，给予相关知识讲解。

（2）鼓励家属与患者多沟通、多交流，相互表达自身感受。

（3）把患者治疗情况告知家属，使其督促患者配合治疗。

（4）帮助家属和患者共同树立信心，消除患者心理疾病，防止自杀等行为发生。

3. 促进患者与社会交流

（1）鼓励患者参加社会团体或病友俱乐部等组织。

（2）帮助患者增加与他人沟通的技巧。

（3）教育周围人勿歧视患者，多给予患者心理安慰。

4. 协助患者装扮自己

指导患者选择适当饰物修饰自己，如突眼的患者可佩戴眼镜，毛发稀疏的患者可戴帽子，肥胖、侏儒和巨人症患者可指导其选择合适的衣服等。

二、性功能异常

（一）概述

性功能异常包括生殖器官发育迟缓或发育过早、性欲减退或丧失，女性月经紊乱、溢乳、闭经或不孕，男性勃起功能障碍（ED）、乳房发育迟缓等。

（二）评估程序

1. 病因评估

（1）下丘脑—垂体疾病：如垂体细胞瘤—催乳素瘤、成年人原发性腺垂体功能减退症等可引起女性溢乳、闭经、不孕，男性阳痿、性功能减退；儿童期起病的腺垂体生长激素缺乏或性激素分泌不足可导致患儿青春期器官不发育、第二性征缺如等。

（2）甲状腺疾病：如成年型甲状腺功能减退可引起男性阳痿、女性不孕症；幼年型甲状腺功能减退可引起生长发育迟缓等。

（3）肾上腺疾病：如 Cushing 综合征由于肾上腺激素产生过多，以及雄激素和皮质醇对垂体促性腺激素的抑制作用，女性可引起月经减少或停经，轻度多毛、痤疮，明显男性化，男性可引起性欲减退，阴茎缩小，睾丸变软；肾上腺皮质功能减退症由于肾上腺皮质激素分泌不足可引起女性阴毛、腋毛减少或脱落、稀疏，月经失调或闭经，男性可引起性功能减退。

（4）糖尿病：也可引起男性性功能减退。

2. 症状评估

患者有无皮肤干燥、粗糙，毛发脱落、稀疏或增多，女性闭经溢乳，男性乳房发育，外生殖器的发育是否正常，有无畸形。

3. 相关因素评估

性功能异常是否引起心理障碍，有无其他伴随症状，治疗及用药情况等。

（三）护理措施

1. 评估性功能障碍的分类

提供一个隐蔽舒适的环境和恰当的时间，鼓励患者描述目前的性功能、性活动与性生活类型，使患者以开放的态度讨论问题。

2. 提供专业指导

（1）护士应接受患者讨论性问题时所呈现的焦虑，对患者表示尊重、支持。询问患者使其烦恼的有关性知识或性功能方面的问题，给患者讲解其所患疾病及用药治疗对性功能的影响，使患者积极配合治疗。

（2）提供可能的信息咨询服务，如专业医师、心理咨询师、性咨询门诊等。

（3）鼓励患者与配偶交流彼此的感受，并一起参加性健康教育及阅读有关性教育的材料。

（4）女性患者若有性交疼痛，可建议使用润滑剂。

三、排泄功能异常

（一）概述

排泄是机体将新陈代谢所产生的废物排出体外的生理过程，是人体的基本生理需要之一，也是维持生命的必要条件之一。人体排泄废物的途径有皮肤、呼吸道、消化道及泌尿道。内分泌疾病常见排泄功能异常为多尿、腹泻及便秘。

（二）评估

1. 病因评估

（1）多尿

①垂体性尿崩症：因下丘脑—垂体病变使抗利尿激素分泌减少或缺乏，肾远曲小管重吸收水分下降，排出低比重尿，量可达 5000 mL/d 以上。

②糖尿病：尿内含糖多引起溶质性利尿，尿量增多。

③原发性醛固酮增多症：引起血中高浓度钠，刺激渗透压感受器，摄入水分增多，排尿增多。

（2）腹泻与便秘

①甲状腺功能亢进症可引起多汗、排便次数增多、排稀软便；便秘则可见于甲状腺功能减退的患者。

②糖尿病可引起患者胃肠功能紊乱，可与腹泻、便秘交替出现。

2. 症状评估

患者排便排尿次数、性质、尿量及尿比重是否正常，尿量与饮食的关系等。

3. 相关因素评估

多尿症状之外是否有其他的伴随症状，如有无多饮多尿，有无多食消瘦，有无高血压等。胃肠功能紊乱是否与用药有关、是否还伴随其他症状等。

（三）护理措施

（1）提供心理支持并安慰患者，消除焦虑和紧张的情绪。

（2）提供适当的排泄环境。为患者提供单独隐蔽的环境及充裕的时间。

（3）选取适宜的排泄姿势。床上使用便器时，采取患者舒适的体位及姿势。

（4）皮肤护理。多尿患者注意皮肤清洁干燥，温水清洗会阴部皮肤，勤换衣裤等；腹泻患者注意每次大便后用软纸轻擦肛门、温水清洗，并在肛门周围涂油膏以保护皮肤。

（5）给予药物。便秘患者给予缓泻剂、通便剂或灌肠，腹泻患者给予止泻药、口服补钾液，注意观察用药后的作用、效果。

（6）合理安排膳食。便秘患者多摄取富含纤维素的食物，如蔬菜、水果、粗粮等，并多饮水；腹泻患者鼓励多饮水，酌情给予清淡的饮食，避免油腻、辛辣、高纤维的食物。

（7）密切观察病情。准确记录排泄物的颜色、性质、量，正确留取标本送检。

四、骨痛

（一）概述

骨痛为代谢性骨病的常见症状，严重者常发生自发性骨折，或轻微外伤即引起骨折。

（二）评估程序

1. 病因评估

（1）由于维生素 D 代谢障碍所导致的骨质软化性骨关节病，如阳光照射不足、消化不良、维生素 D 缺乏和磷摄入不足等引起的老年性、失用性骨质疏松。

（2）脂质代谢障碍引起的高脂血症性关节病，骨膜和关节腔组织脂蛋白转运代谢障碍性关节炎。

（3）嘌呤代谢障碍引起的痛风。

（4）糖尿病引起的糖尿病性骨病。

（5）皮质醇增多引起的皮质醇增多症性骨病。

（6）甲状腺或甲状旁腺疾病引起的骨关节病。

2. 症状评估

骨痛出现的时间、诱因、部位、性质、缓急程度、加重缓解因素，以及相关伴随症状等。

（三）护理措施

1. 心理护理

患者由于疼痛影响进食和睡眠，可能导致关节畸形、骨折及其他功能脏器的损害，带给患者巨大的精神压力，可能出现情绪低落、焦虑、抑郁、悲观等情绪，应给患者及家属讲解相关疾病知识，适时告知预后，介绍成功病例，增强患者战胜疾病的信心；给予患者理解、同情和正确指引，防止患者发生意外；鼓励家属给予患者心理支持。

2. 休息与体位调整

急性期给予卧床休息，避免体力劳动，如痛风患者可抬高患肢，骨质疏松患者可卧硬板床等。

3. 饮食护理

进食避免复发及加重的食物或进食富含钙质和维生素 D 的食物，饮食宜清淡、易消化，避免辛辣和刺激性食物，戒烟酒，避免摄入过多的咖啡因。

4. 用药护理

指导患者正确用药，观察药物疗效、不良反应，及时处理不良反应。

（丁　丹）

第二节　嗜铬细胞瘤

一、概述

嗜铬细胞瘤起源于肾上腺髓质、交感神经节或其他部位的嗜铬组织，瘤组织持续或间断地释放大量儿茶酚胺（catecholamine，CA）入血，引起持续性或阵发性高血压和多个器官功能及代谢紊乱。

二、病因及流行病学调查

1. 病因

嗜铬细胞瘤产生的原因仍不明确。80%～90%的肿瘤位于肾上腺髓质，多为一侧性，少数为双侧性或一侧肾上腺瘤与另一侧肾上腺意外瘤并存，这种多发性嗜铬细胞瘤多见于儿童和有家族史的患者，肾上腺外嗜铬细胞瘤又称为副神经节瘤，主要位于腹部，腹外者较少见。嗜铬细胞瘤大多为良性，恶性嗜铬细胞瘤约占10%。

2. 流行病学

嗜铬细胞瘤是一种少见疾病，但随着近年来诊断技术的进展，本病的发现率逐渐提高，约占高血压患者的1%，在肾上腺意外瘤中占4%。男女发病率无明显差异，以20～50岁多见。嗜铬细胞瘤引起的继发性高血压可以纠正，其病因一般是肾血管狭窄或肾上腺占位导致的，可以通过阻滞剂或手术等手段进行治疗，经正确诊断和治疗，90%的患者可以治愈。

三、发病机制及病理

1. 发病机制

肾上腺髓质的嗜铬细胞瘤可产生去甲肾上腺素和肾上腺素，以前者为主，极少数只分泌肾上腺素。肾上腺外的嗜铬细胞瘤除主动脉旁嗜铬体所致者外，只产生去甲肾上腺素，不能合成肾上腺素。因为将去甲肾上腺素转变为肾上腺素的苯乙醇胺 N – 甲基转移酶需要高浓度的皮质醇才能激活，只有肾上腺髓质及主动脉旁嗜铬体才具备此条件。

嗜铬细胞瘤还可产生多种肽类激素，如舒血管肠肽、P 物质、生长抑素、血管活性肠肽、神经肽 Y 等，引起面色潮红、便秘、腹泻、面色苍白、血管收缩及低血压或休克等不典型症状。

2. 病理

嗜铬细胞瘤来源于交感神经系统的嗜铬组织，分为散发型和家族型两大类。散发型嗜铬细胞瘤常为单个，80%～85%的肿瘤位于肾上腺内，右侧略多于左侧，小部分肿瘤位于肾上腺以外的嗜铬组织。家族性嗜铬细胞瘤常为多发性，也多位于肾上腺内，可累及双侧肾上腺，肾上腺外少见，其恶性的发生率和复发率较散发型嗜铬细胞瘤高。肾上腺外嗜铬细胞瘤恶性的发生率较大，表现为肿瘤切除后的复发和远处转移，肾上腺外嗜铬细胞瘤有多发、多病灶特点。

四、诊断

1. 临床表现

（1）阵发性或持续性高血压的患者常伴头痛、心悸、多汗、面色苍白及胸、腹部疼痛、紧张、焦虑及高代谢症状。头痛、心悸、多汗三联征对诊断有重要意义。

（2）急进型或恶性高血压以青少年多见，患者血压急剧升高，常有剧烈头痛。

（3）原因不明的休克，高血压、低血压反复交替发作，阵发性心律失常，体位改变或排大、小便时诱发血压明显增高。

（4）在手术、麻醉、妊娠、分娩过程中出现血压骤升或休克，甚至心搏骤停者；按摩或挤压双侧肾区或腹部而导致血压骤升者。

（5）服用常规抗高血压药物治疗后对血压下降不满意，或仅用 β 肾上腺能阻滞剂治疗反而使病情加重者。

（6）有嗜铬细胞瘤、多发性内分泌腺瘤的家族史者；或伴有甲状腺髓样癌、神经纤维瘤、黏膜神经瘤或其他内分泌腺瘤的高血压患者。

2. 实验室及其他检查

（1）如有上述情况之一者，收集 24 小时尿液测定尿 CA 及代谢产物、抽血测血浆 CA，如尿 CA 及代谢产物和血浆 CA 超过正常上限 3 倍考虑为嗜铬细胞瘤。

（2）如有上述临床表现，尿 CA 及代谢产物、血浆 CA 处于临界水平时，可考虑做药理试验。

（3）如生化测定支持嗜铬细胞瘤的诊断，则进行定位诊断，首选 CT 扫描。

五、治疗

1. 手术治疗

确诊并定位后手术是首选的治疗方法。

2. 药物治疗

常用的口服制剂有 α 受体阻滞剂酚苄明（氧苯苄胺）和哌唑嗪（脉宁平）。不必常规应用 β 受体阻滞剂，可以在 α 受体阻滞剂应用后有心律失常和心动过速时采用。

六、护理

（一）护理问题

1. 组织灌注不足

其与去甲肾上腺素分泌过量致持续性高血压有关。

2. 舒适的改变：疼痛、头痛

其与 CA 分泌增多引起的血压升高有关。

3. 有跌倒和坠床的危险

其与血压升高引起的头痛、头昏有关。

4. 潜在并发症：高血压危象

其与大量 CA 持续或间断释放导致的血压急剧升高有关。

5. 排便形态紊乱

其与 CA 分泌增多引起肠蠕动减弱有关。

6. 焦虑

其与患者早期病因诊断不明有关。

（二）护理目标

（1）患者的血压控制在合适的范围内，头痛减轻。

（2）能描述高血压预防、保健方面的知识，坚持合理用药。

（3）患者在高血压发作时无跌倒和坠床事件发生。

（4）患者高血压发作时能及时观察血压变化并采取措施。

（5）患者能描述预防便秘的措施，排便通畅，无便秘发生。

（6）焦虑减轻或消失，情绪平稳，无意外发生。

（三）护理措施

1. 饮食护理

（1）给予高热量、高蛋白质、高维生素、易消化的低盐饮食。

（2）避免饮用含咖啡因的饮料。

2. 休息和运动

（1）急性发作时应绝对卧床休息，保持环境安静，避免刺激。

（2）室内光线宜偏暗，减少探视。

（3）护理操作应集中进行以免过多打扰患者。

（4）高血压发作间歇期患者可适当活动，但不能剧烈活动。

3. 病情观察

高血压是本病患者的特征性表现，可表现为阵发性高血压或持续性高血压伴阵发性加剧。护理中要注意以下几项：

（1）密切观察血压变化，注意阵发性或持续性高血压或高血压和低血压交替出现，或阵发性低血压、休克等病情变化，定时测量血压并做好记录，测量时应固定使用同一血压计，嘱患者采用同一体位，并尽可能做到同一人进行测量。

（2）观察有无头痛及头痛的程度、持续时间，是否有其他伴随症状。

（3）观察患者发病是否与诱发因素有关。

（4）记录出入量，监测患者水、电解质变化。

4. 用药护理

（1）α受体阻滞剂在降低血压的同时易引起直立性低血压，增加患者发生意外的危险性。护士要严密观察患者的血压变化及药物不良反应，指导患者服药后平卧30分钟，缓慢更换体位，防止跌伤等意外。另外患者还可能出现鼻黏膜充血、心动过速等，要及时发现和处理。

（2）头痛剧烈者按医嘱给予镇静剂。

5. 手术患者的护理

（1）术前遵医嘱用药控制血压。

（2）麻醉诱导期、手术过程中尤其在接触肿瘤时，可诱发高血压危象、心律失常和休克。在血压骤升时可采用酚妥拉明静脉注射，然后静脉滴注或以硝普钠静脉滴注控制血压。

（3）嗜铬细胞切除后，血压一般降至90/60 mmHg。若血压骤降，周围循环不良，应立即给予补充全血或血浆，必要时可用适量去甲肾上腺素静脉滴注，但不可用缩血管药物来代替补充血容量。

6. 心理护理

（1）因本病发作突然，症状严重，患者常有恐惧感，渴望早诊断、早治疗。

（2）护士要主动关心患者，向其介绍有关疾病知识、治疗方法及注意事项。

（3）患者发作时，护士要守护在患者身边，使其具有安全感，消除恐惧心理和紧张情绪。

7. 出院指导

（1）保持身心愉快：指导患者充分休息，生活有规律，避免劳累，保持情绪稳定、心情舒畅。

（2）术后的配合治疗：告知患者当双侧肾上腺切除后，需终身应用激素替代治疗，并说明药物的作用、服药时间、剂量、过量或不足的征象，常见的不良反应。指导患者定期复诊，以便及时调整药物剂量。

（3）携带疾病识别卡：嘱患者随身携带识别卡，以便发生紧急情况时能得到及时处理。

七、并发症的治疗和护理

（一）高血压危象的治疗及护理

高血压危象是在高血压基础上，某些诱因使周围小动脉发生暂时性强烈痉挛，引起血压进一步的急剧升高，而出现的一系列危象表现，是一种致命性的临床综合征。嗜铬细胞瘤可在短时间内分泌大量儿茶酚胺并释放入血，导致血压急剧升高，收缩压达到 200 ～ 300 mmHg，舒张压达到 130 ～ 180 mmHg，患者出现意识变化、剧烈头痛、恶心呕吐、心动过速、面色苍白、呼吸困难等。如不及时抢救，可导致死亡。

1. 诱因

情绪激动、体位改变、吸烟、饮酒、创伤、排便、屏气、灌肠、扪压肿瘤、腹膜后充气造影、麻醉诱导期、药物（如组胺、胍乙啶、胰高血糖素、甲氧氯普胺）等。有些患者无明显诱因。

2. 治疗

当患者发生高血压危象时，应立即抢救，主要措施如下：

（1）给予高流量面罩氧气吸入。

（2）立即应用酚妥拉明 1 ～ 5 mg 以 5% 葡萄糖液稀释后静脉注射，同时严密观察血压变化。当血压下降至 160/100 mmHg 左右即停止推注，然后以酚妥拉明 10 ～ 15 mg 溶于 5% 葡萄糖生理盐水 500 mL 中缓慢静脉滴注，也可舌下含服钙通道阻滞剂硝苯地平 10 mg 以降低血压，并继续监测血压变化。

（3）有心律失常、心力衰竭者做相应处理。

3. 护理

（1）病情监测：评估患者有无剧烈头痛、面色苍白、大汗淋漓、恶心、呕吐、视物模糊、复视等高血压危象表现，是否出现心力衰竭、肾衰竭和高血压脑病的症状和体征。

（2）急救配合与护理

①卧床休息，吸氧，抬高床头以减轻脑水肿，加用床挡以防患者因躁动而坠床。

②按医嘱给予快速降压药物。高血压危象主要用药包括酚苄明和哌唑嗪或疗效不好时可静脉输注硝普钠。使用降压药的过程中应严密监测血压，防止血压下降过快引起休克。

③持续心律（率）、血压监测，每15分钟记录1次测量结果。

④因情绪激动、焦虑不安可加剧血压的升高，应专人护理，及时安抚患者，告知头痛及其他不适症状可随药物的起效而得到控制，使患者安静。

⑤若有心律失常、心力衰竭、高血压脑病、脑卒中和肺部感染者，协助医师处理并给予相应的护理。

（二）心血管并发症的治疗及护理

主要的心血管并发症有儿茶酚胺性心脏病、心律失常、休克，其治疗及护理措施。

1. 心电监护

借助心电监护设备，密切关注患者心率、心律。一旦出现心率异常、期前收缩（又称早搏）、心房颤动（又称房颤）等情况，马上报告医师，同时记录异常出现时间、形态及持续时长，为诊断治疗提供依据。

2. 休克者

快速开启休克抢救流程。治疗上，静脉用多巴胺、去甲肾上腺素等血管活性药升血压，依血压波动调整剂量；先快速输生理盐水、林格液等晶体液，再依病情和检验结果决定是否补充胶体液。护理时，每15～30分钟监测1次血压、心率、呼吸、体温等生命体征；留意患者意识、皮肤状况、尿量；保证输液通路顺畅，防止药物外渗；做好保暖工作。

3. 儿茶酚胺性心脏病

治疗需先消除诱因，减少儿茶酚胺分泌。用β受体阻滞剂如美托洛尔控制心率、降低心肌耗氧，同时密切关注心率、血压，防止心动过缓、低血压；用ACEI或ARB

类药物改善心肌重构，如卡托普利、缬沙坦等。护理时，密切观察胸痛、心悸等症状，做好心理护理，引导患者休息，避免剧烈运动与情绪激动。

（三）其他

糖尿病糖代谢异常患者的治疗及护理。

八、预防

嗜铬细胞瘤的部分患者有家族史。若患者出现阵发性或持续性高血压症状，应尽早明确诊断。

九、拓展

儿茶酚胺包括肾上腺素、去甲肾上腺素和多巴胺。肾上腺素主要由肾上腺髓质产生。去甲肾上腺素分布广，主要分布于周围交感神经和中枢神经系统，在肾上腺髓质和肾上腺外嗜铬细胞也有少量去甲肾上腺素。去甲肾上腺素在组织的含量能反映该组织受交感神经支配的程度。多巴胺在脑组织特别是基底核和正中隆突的浓度高，多巴胺也存在于中枢神经系统以外的交感神经节、神经元、颈动脉体和一些肠嗜铬细胞中，多巴胺在周围神经含量少。

儿茶酚胺与靶细胞膜上的受体结合后发挥作用，其作用范围广，与甲状腺素和糖皮质激素类似。与其他激素相比，儿茶酚胺的特殊之处是不论从肾上腺髓质或从交感神经末梢分泌，均受中枢神经系统的直接控制。

尽管交感神经活性随机体的整体状况而不断变化，交感—肾上腺系统的儿茶酚胺浓度仍保持相对稳定。这种状态取决于儿茶酚胺的生物合成、储存、释放和再摄取各步骤间的精细调节。

1. 生物合成

儿茶酚胺的前身是酪氨酸。肾上腺素、去甲肾上腺素和多巴胺均由酪氨酸转化而来，酪氨酸来自食物或在肝脏内由苯丙氨酸转化而来。

2. 儿茶酚胺的储存和释放

交感神经末梢和肾上腺髓质的儿茶酚胺的储存和释放情况相似，其运作机制也与其他神经和内分泌细胞大同小异。

3. 儿茶酚胺的代谢和灭活

体内主要有 3 种途径使儿茶酚胺迅速灭活。

（1）被交感神经末梢再摄取。

（2）转化成无活性的代谢产物。

（3）由肾排泄。

4. 儿茶酚胺的作用

儿茶酚胺会影响体内所有组织的多种功能。在绝大多数情况下，儿茶酚胺与其他内分泌腺和神经系统一起共同调节机体的多种生理过程。儿茶酚胺的分泌量既能保证各组织、器官执行正常功能的不同需要，又能维持一定量的储备。在复杂的调节过程中，根据机体整体的需要，交感—肾上腺髓质作为一个系统而发挥调节作用。

（1）心血管作用：交感神经通过对周围血管阻力的调节，保证重要脏器的血液灌注，使机体适应内、外环境的变化。交感神经对心脏和血管的作用突出，而来源于肾上腺髓质的儿茶酚胺在交感神经被抑制或有缺陷时，可以发挥补偿作用。

（2）内脏效应

①平滑肌：儿茶酚胺通过兴奋 β 受体而使平滑肌松弛，兴奋 α 受体使平滑肌收缩。

②液体和电解质转运：儿茶酚胺影响多部位的水和电解质的穿膜移动，这些部位包括小肠、胆囊、气管、角膜和肾小管上皮细胞等。儿茶酚胺在肠道对水和电解质代谢的作用有利于维持细胞外液的平衡。

③外分泌腺分泌：儿茶酚胺能刺激肽类物质分泌，如眼泪、唾液、胰液和前列腺液，也能促进胃黏膜和支气管上皮分泌黏液。

④细胞生长和分化：儿茶酚胺能刺激一系列组织的细胞生长和分化，这些组织包括腮腺和一些增生迅速的细胞群。

⑤止血：肾上腺素增加血小板数量，并通过兴奋受体促进血小板聚集。

（3）代谢作用：儿茶酚胺使体内的储存燃料分解成可利用的底物，儿茶酚胺的重要代谢功能之一是从肝、脂肪组织和骨骼肌快速动员产生能量的底物。底物的动员取决于底物的浓度、激素的水平、神经分布、储备组织的血流，儿茶酚胺、胰高血糖素和皮质醇的作用与胰岛素相拮抗。

（丁　丹）

第三节　原发性醛固酮增多症

一、疾病概述

原发性醛固酮增多症（简称原醛症），属于原发性高血压的一种，主要由于肾上腺皮质腺瘤或增生使醛固酮分泌过多，导致钠、水潴留，体液容量扩张而抑制肾素—血管紧张素系统。临床表现有三组特征：继发性高血压、神经肌肉功能异常、血钾过低。

原发性醛固酮增多症可分为醛固酮瘤、特发性醛固酮增多症及糖皮质激素可抑制性醛固酮增多症等。

二、临床表现

糖尿病"三多"（多尿、口渴、多饮）症状加重，并出现厌食、恶心、呕吐，腹部不适，腹痛，气急，呼气含有烂苹果味，嗜睡，烦躁；后期出现脱水，少尿，脉细数，血压下降休克、昏迷症状，血糖 16.8 mmol/L 以上，尿糖及尿酮强阳性。

三、诊断标准

（1）有糖尿病病史。

（2）有诱因存在、应激因素。

（3）饮食不洁：胰岛素用量不足或中断；发生胰岛素抗药性。

（4）临床表现：血糖 16.8 ~ 28 mmol/L，尿糖及尿酮强阳性，pH < 7.25，水、电解质和酸碱平衡失调。

四、急救措施

（1）胰岛素治疗：小剂量速效胰岛素静脉注射。

（2）补液

①补液量估计：约为体重的 10%。

②补液种类：开始时用生理盐水，血糖降至 13.9 mmol/L，改为 5% 葡萄糖液。

③补液速度：先快后慢，最初 2 小时补 1000 ~ 2000 mL，之后每 4 ~ 6 小时给

500 ~ 1000 mL，24 小时补液总量 4000 ~ 5000 mL，严重失水者 6000 ~ 8000 mL，有条件者在中心静脉压或血流动力学监测下进行。

（3）纠正酸中毒、电解质紊乱。

五、护理评估

（1）护士在评估患者时应注意患者有无家族史、高血压、低血钾病史，如血压增高、乏力、肌肉麻木、视野缺损、尿崩症等。

（2）下丘脑病变：如肿瘤、炎症、浸润性病变（如淋巴瘤、白血病）、肉芽肿（如结节病）等，可直接破坏下丘脑神经分泌细胞，使释放激素分泌减少，从而减少腺垂体分泌各种促性腺激素、生长激素和催乳素等。

（3）垂体缺血性坏死：妊娠期垂体呈生理性肥大，血供丰富，若围生期因前置胎盘、胎盘早期剥离、胎盘滞留、子宫收缩无力等引起大出血、休克、血栓形成，使腺垂体大部缺血性坏死和纤维化，以致腺垂体功能低下，临床称为希恩综合征。

（4）蝶鞍区手术、放疗和创伤：垂体瘤切除、术后放疗，以及乳腺癌做垂体切除治疗等，均可导致垂体损伤。颅骨骨折可损毁垂体柄和垂体门静脉血液供应。鼻咽癌放疗也可损坏下丘脑和垂体，引起垂体功能减退。

（5）感染和炎症：各种感染，如病毒、细菌、真菌等引起的脑炎、脑膜炎、流行性出血热、结核等均可引起下丘脑—垂体损伤而导致功能减退。

（6）其他：长期使用糖皮质激素、垂体卒中，以及空泡蝶鞍、海绵窦处颈内动脉瘤等均可引起本病。

六、护理

（1）密切观察体温、呼吸、脉搏、血压、血糖、尿酮、瞳孔、意识、每小时尿量、末梢循环等变化。

（2）绝对卧床休息，注意保暖及皮肤护理。

（3）昏迷时专人护理。

（4）防止并发症：休克、严重感染、吸入性肺炎、心力衰竭、肾衰竭、肺水肿、急性胃扩张等。

（丁　丹）

第四节　生长激素缺乏症

一、疾病概述

生长激素缺乏症是指自儿童期起病的腺垂体生长激素（GH）部分或完全缺乏而导致的生长发育障碍性疾病。可为单一的生长激素缺乏，也可同时伴腺垂体其他激素特别是促性腺激素缺乏。其患病率约为 1/10 000，男性儿童较女性儿童更易患病。

二、护理评估

（一）健康评估

导致生长激素缺乏的病因可分为三类，即原发性垂体疾病、下丘脑疾病，以及外周组织对 GH 不敏感。护士在评估患者健康史时，应从以下几方面进行评估：

1. 原发性腺垂体功能低下

（1）先天性异常：包括先天性脑发育异常如全前脑综合征、腺垂体缺如、脑中线发育缺陷，以及家族性全腺垂体功能低下、家族性生长激素缺乏症等。

（2）颅内肿瘤：如垂体无功能性腺瘤、颅咽管瘤等鞍内或鞍上肿瘤的压迫致腺垂体萎缩。

（3）其他损伤：如颅脑外伤、颅内感染、颅内肿瘤的放射治疗等，组织细胞增多症对垂体的浸润，以及结节病等。

2. 下丘脑疾病的 GH 缺乏

（1）特发性：此系生长激素缺乏症的最常见病因，多因出生时损伤所致；生长激素缺乏症儿童中的 50% ～ 60% 有围产期损伤史，如难产、出生后窒息；也可伴有其他腺垂体激素缺乏。

（2）颅内感染、颅内放射治疗后、肉芽肿病（如组织细胞增生症）、下丘脑肿瘤（如颅咽管瘤）、精神社会因素（情感剥夺性侏儒症）等可致下丘脑功能异常，促生长激素释放激素（GHRH）产生不足。

3. GH 不敏感综合征

（1）遗传性生长激素抵抗症：是由于遗传性生长激素受体缺乏或不足，致生长激素（IGF-1）生成减少或缺如。血 GH 水平升高，而 IGF-1 水平降低。

（2）无活性 GH：患者表现为垂体性侏儒，但血 GH 正常或升高，GH 分子结构、GH 受体，以及受体后反应均正常。推测病因可能与 GH 无生物活性有关。

（二）临床症状观察与评估

1. 生长激素缺乏的表现

患者出生时或出生后身材矮小，生长节律变慢，身高较正常平均值低，但体态匀称，骨龄延迟，牙齿成熟亦较晚。皮肤较细腻，皮下脂肪组织丰富，成年期面容呈"小老头"。

2. 其他腺垂体激素缺乏的表现

可只表现为单一垂体生长激素缺乏或加上一两种或数种腺垂体激素缺乏，一般常见为促性腺激素，其次为促肾上腺皮质激素或促甲状腺激素，如促性腺激素缺乏可出现性腺不发育，促肾上腺激素和促甲状腺激素缺乏时，临床表现常不明显，或有低血糖等症状。

如继发于下丘脑—垂体疾病，以颅咽管瘤较为多见，可表现为相应疾病的症状和体征。

（三）辅助检查评估

1. 血生长激素

基础值测定生长激素分泌呈脉冲式，大部分分泌峰值在睡眠的第 3 ~ 4 期，而且不同年龄、性别，性激素水平的差异很大，清晨空腹测定生长激素值可作为筛查。

2. 兴奋试验

（1）胰岛素低血糖兴奋试验：空腹过夜，基础状态下，快速静脉注入普通胰岛素 0.1 ~ 0.15 U/kg 体重，分别于注射前及注射后 30、60、90、120 分钟取血测血糖及垂体生长激素水平，如血糖下降至 50 mg/dL（2.8 mmol/L）以下或降至空腹血糖的 50% 以下为有效的低血糖刺激，如注射胰岛素后垂体生长激素 > 5 μg/mL 为正常反应。

（2）左旋多巴兴奋试验：清晨空腹，口服左旋多巴，成人 0.5 g；儿童 15 kg 体重以下者口服 0.125 g，15 ~ 30 kg 者口服 0.25 g，30 kg 以上者口服 0.5 g。服药前及服药后 30、60、90、120 分钟取血测垂体生长激素水平，如垂体生长激素 > 5 μg/mL 为反应正常。

（3）精氨酸兴奋试验：空腹过夜基础条件下，半小时内静脉滴注精氨酸 0.5 g/kg

体重，最大量不超过 20 g，滴注前及滴注后 30、60、90、120 分钟取血测垂体生长激素水平，如垂体生长激素 > 5 mg/mL 为反应正常。

（4）生长激素释放激素（GHRH）兴奋试验：静脉注射 GHRH 1 ～ 2 μg/L，注射前及注射后 30、60、90、120 分钟取血检测垂体生长激素水平。如峰值 ≤ 5 μg/L，属无反应；6 ～ 10 μg/L 为轻度反应；11 ～ 50 μg/L 为有反应。如上述试验无反应，而 GHRH 试验有反应者提示为下丘脑疾病引起。

3. 定位检查

CT、磁共振检查有无下丘脑或垂体肿瘤。

（四）心理—社会评估

患者经常在幼年发病，在同龄人中发育较迟缓，因此，患者会产生自卑、性格孤僻、社交障碍等症状。护士在对患者进行评估时应态度和蔼，多与患者进行交流，了解患者心理状况。

三、护理

（一）护理问题

1. 自我形象紊乱

其与疾病所致个子矮小有关。

2. 知识缺乏

其与未接受过相关疾病教育有关。

3. 焦虑

其与个子矮小所致自卑情绪有关。

4. 受伤的危险

其与患者进行低血糖刺激试验时血糖过低有关。

（二）护理目标

（1）通过健康教育使患者能够复述有关疾病知识，并表示理解并接受。

（2）患者生活需求得到满足。

（3）患者能够配合完成功能试验。

（4）患者住院期间未发生低血糖等不良并发症。

（5）患者住院期间能够接受身体外形，能够进行正常社交。

（三）护理措施

1. 心理护理

因患者个子矮小，有一定思想压力及负担，应多与患者谈心，加强心理护理，增强患者治疗疾病的信心。

2. 饮食护理

鼓励患者进食高热量、高蛋白、高维生素饮食，鼓励患者多饮牛奶补充钙质，促进骨骼发育。

3. 活动与休息

鼓励患者加强体育锻炼，促进骨骼发育、身高生长。

4. 试验护理

（1）向患者及家属讲解兴奋试验的过程，以及如何配合，指导患者试验前禁食水8小时，试验过程中可少量进水，但仍需禁食，建立静脉通路，并遵医嘱给药，监测患者用药后有无恶心、低血糖等症状。如进行胰岛素低血糖生长激素刺激试验，需监测血糖，试验过程中应保留1条静脉通路，同时备好50%的葡萄糖注射液或升糖速度较快的饮料和食物，以防血糖过低出现危险。行左旋多巴生长激素兴奋试验时，因空腹服用左旋多巴可出现恶心、呕吐，因此应观察患者胃肠道反应，如将药物吐出，则护士应及时通知医师，遵医嘱进行补服药物，保证试验的准确性。

（2）正确留取血标本送实验室检查。

5. 生活护理

因此病患者年龄偏低，对年幼患儿应加强生活护理，注意安全，并按儿科护理常规护理。

6. 用药护理

（1）试验用药：做左旋多巴兴奋试验时需注意有无恶心、呕吐等胃肠道反应，并做好护理。做胰岛素低血糖兴奋试验时遵医嘱用药，同时应密切观察患儿心率、意识、血糖等，观察患者有无出汗等低血糖反应。

（2）如用生长激素治疗，则应让患者按时、准确用药，并注意观察用药后身高增长速度。指导患者出院后仍需遵医嘱用药，教会患者监测药效的方法，定期随诊，用药过程中如出现不良反应及时就医。

7. 健康教育

生长激素缺乏症患者一般年龄较小，在治疗期间应指导患儿及其家属按规律服药，监测身高及药物不良反应，出院后遵医嘱随诊，饮食方面适量食用含钙量高的食物，但是不可过量，如出现不良反应及时就诊。

（丁　丹）

第五节　胰岛 B 细胞瘤

一、概述

胰岛 B 细胞瘤又称胰岛素瘤，是由于胰岛 B 细胞形成的具有分泌功能的腺瘤或癌，是最常见的胰腺内分泌肿瘤，占胰岛细胞肿瘤的 70% ~ 80%。由于胰岛 B 细胞瘤可导致胰岛素的异常分泌，其临床特征为自发性的反复空腹低血糖，典型临床表现为惠普尔（Whipple）三联征。

二、病因及流行病学调查

胰岛素瘤的病因尚不明确，可能与基因突变、细胞凋亡、神经递质、生长因子、胃肠激素等因素有关。其临床发病率较低，在一般人群中发病率为 4/1 000 000，女性发病率略高于男性，发病年龄以 30 ~ 50 岁最为常见。

三、发病机制及病理

基因突变是胰岛素瘤发病的重要机制，原癌基因、细胞凋亡、生长因子等在胰岛素瘤的生长中发挥一定作用，神经递质和胃肠激素调节胰岛素的分泌，促进胰岛素瘤的发展。由于胰岛素瘤自主性地分泌胰岛素，不受血糖浓度的调节，当血糖明显下降时，仍继续分泌胰岛素，抑制肝糖原分解，减少葡萄糖异生，促进肝脏、肌肉和脂肪组织对葡萄糖的利用，而导致低血糖症。由于血糖下降的幅度、速度和持续的时间不同，个体反应也不同，其临床表现多种多样，但同一患者发作的每次临床表现基本相似。

胰岛素瘤一般为椭圆形或圆形，色淡红或灰白色，一般直径为 1 ~ 2 cm，瘤体有完整的包膜，较正常组织坚韧，血管丰富。胰岛素瘤约 90% 为单发，10% 为多腺瘤；90% 为良性，10% 为恶性并有转移，还有弥漫性增生者。好发部位依次为胰尾部、胰体部、胰头部，多发者可分布于胰头、胰尾、胰体各部位，偶见于异位胰腺。

四、诊断

1. 病史特点

低血糖症状反复发作，随病程的延长发作频率增加，持续时间延长，程度加重，甚至餐后也可诱发低血糖。长期低血糖发作可致不可逆的脑损害，引起记忆力减退、智力下降、反应力下降，严重者甚至生活不能自理。

2. 典型临床表现 Whipple 三联征

（1）自发性周期性发作低血糖症状、昏迷及其精神神经症状。低血糖发作的表现大体可分为两大综合征。

①交感神经兴奋的表现：患者感觉饥饿、心悸、多汗、疲乏无力、手足颤抖、血压升高，严重者可发生晕厥或昏倒。

②中枢神经系统的表现：由于脑组织主要靠葡萄糖供能，当发生血糖过低时，脑功能易发生障碍，主要表现为注意力不集中、反应迟钝、头晕、嗜睡、视物不清、定向障碍；有的患者还出现幻觉、躁动、易怒、行为怪异，经进食或经 1 ~ 2 小时后自行缓解；有的患者可表现为头昏、头痛、呕吐、抽搐及癫痫样发作，如低血糖发作频繁，脑组织受损严重，可出现幼稚动作。

（2）发作时的血糖 < 2.8 mmol/L。

（3）口服或静脉注射葡萄糖后，症状会迅速缓解。

3. 实验室及其他检查

（1）空腹血糖 < 2.8 mmol/L，胰岛素水平 > 10 μU/mL。

（2）饥饿试验：试验阳性有助于诊断。让患者禁食 48 小时，以诱发低血糖，试验过程中必须严密监测患者血糖、意识、饥饿感等，以免发生危险。

（3）口服葡萄糖耐量试验（OGTT）：典型者呈低平曲线，部分可呈糖耐量降低曲线，少数呈早期低血糖或正常糖耐量曲线。

（4）胰高血糖素试验：有助于诊断胰岛素瘤，但不常用。

（5）影像学检查：随着诊断技术的发展，胰岛素瘤的定位诊断方法也越来越多，包括螺旋 CT 和磁共振（MRI）扫描、超声内镜（EUS）、选择性腹腔动脉血管造影（SAG）、腹腔镜超声等。螺旋 CT 联合 EUS 或联合超声内镜引导下的细针穿刺被认为是胰岛素瘤最有效的检查手段，可作为胰岛素瘤的首选定位诊断方法。

本病诊断重点包括三部分：低血糖症是否存在、高胰岛素分泌的证据和定位诊断，诊断时应将三者结合起来综合考虑。

五、治疗

1. 手术治疗

手术切除肿瘤是本病的首选和根本治疗方法。胰岛素瘤的诊断一经明确均应及早手术，切除肿瘤，以获得治愈。

2. 非手术治疗

对术前、术后疗效不佳或少数不能手术的患者，口服美克洛嗪以抑制胰岛素的分泌，增加进餐次数和量，增加糖类的摄入，以预防低血糖的发生。

3. 低血糖发作的治疗

低血糖发作时尤其是伴有意识改变者应迅速处理，予以口服或静脉滴注葡萄糖，避免造成不可逆的脑损害。

六、护理

（一）护理问题

1. 应对能力低下

其与经常反复发作低血糖引起的脑细胞损害有关。

2. 舒适的改变

其与低血糖发作引起的症状有关。

3. 焦虑、抑郁

其与反复低血糖发作导致的心理负担过重有关。

4. 相关知识缺乏

其表现为患者缺乏低血糖发作时的自我护理知识。

5. 潜在并发症

潜在并发症为低血糖昏迷。

（二）护理目标

（1）恢复并保持足够的应对能力。

（2）患者能保持良好的心态。

（3）患者能够识别低血糖发生时的相关症状，并在出现低血糖时采取正确的处理措施。

（4）避免低血糖昏迷的发生，在发生低血糖昏迷时能得到及时救治。

（三）护理措施

1. 饮食护理

由于患者频发低血糖，应予以高热量、高蛋白、高维生素饮食。主食最好选择吸收缓慢的含糖食品，如玉米、荞麦、土豆等制作的食物。由于脑组织主要靠葡萄糖供能，当发生血糖过低时，脑功能易发生障碍，所以要按时提醒患者适当加餐，避免低血糖发作，尤其在夜间加餐尤为重要。

2. 休息与活动

指导患者适当增加休息时间，减少活动量及能量消耗，保证充足的休息和睡眠，防止低血糖的发生，避免病情加重。

3. 血糖的监测和护理

（1）空腹血糖的测定与护理

①空腹血糖 < 2.8 mmol/L 对胰岛素瘤患者具有重要的诊断价值，空腹状态下采取血标本是准确测定空腹血糖的基础。

②胰岛素瘤患者由于低血糖症状反复发作，在长期患病过程中已摸索出通过增加饮食次数来预防低血糖发作的规律，因此有些患者会在夜间预防性进食。如不了解此情况，仅常规清晨采血送检，则会导致血糖测定值的误差。因此，测定空腹血糖时，应告知患者在采血的前一天晚上 10:00 以后勿再进食。

③有时患者空腹血糖可在正常范围，需要反复多次测定空腹血糖才能发现低血糖。

（2）低血糖发作时血糖的测定与护理

①低血糖发作时血糖的测定更具有诊断价值，尤其对瘤体较小、临床症状轻微或不十分典型的患者更是如此。

②对可疑胰岛素瘤患者应做好低血糖发作时立即抽取血标本的准备。

③低血糖发作时切忌匆忙进食或静脉推注葡萄糖，应首先保护患者避免外伤、坠床，必要时放置口咽通气导管，避免误吸引起窒息和舌咬伤；立即取静脉血测定血糖

及胰岛素，并同时测定毛细血管末梢血糖值；根据患者情况，进食或静脉推注 50% 葡萄糖 20 ~ 60 mL；15 分钟后观察患者症状有无缓解并监测血糖是否达到正常，如症状未缓解、血糖未恢复正常，重复上一步骤直至症状缓解及血糖达到正常范围。

（3）饥饿试验时的血糖监测与护理

①饥饿试验结果可作为确诊的依据。

②饥饿试验时要求患者禁食 24 ~ 72 小时，多数患者在 24 小时内症状发作，期间每 1 ~ 2 小时测 1 次血糖，在血糖 < 2.8 mmol/L 时，抽血测定血糖及胰岛素。

③在试验前积极做好患者心理护理，说明血糖监测的意义，同时做好低血糖症状发作时的抢救工作。

④告知患者在持续禁食时，严禁外出散步，派专人守护，对有抽搐病史者床旁备床挡，预防坠床。

4. B 细胞瘤切除术后的护理

（1）术前准备

①向患者讲解手术的目的、必要性、方法，取得患者配合，消除患者的紧张和疑虑。

②遵医嘱纠正患者的水、电解质平衡失调。

③建立静脉通路，术前 12 小时遵医嘱静脉输注 5% ~ 10% 葡萄糖 1000 mL，以维持正常血糖。

④按手术要求备皮和做肠道准备，做好与手术室护士的交接工作。

（2）术中护理

①协助患者取仰卧位，做好术中配合。

②注意监测血糖，术中维持葡萄糖液的静脉输注。

③做好术中各项指标的监测。

（3）术后护理

①血糖监测：术后部分患者由于正常胰岛的分泌尚未及时恢复，加上手术创伤的刺激，可出现高血糖反应，也可因胰岛素瘤未完全切除而出现低血糖，故术后 1 周内应每日监测血糖，若血糖升高，则根据血糖水平调节胰岛素用量，直至胰岛功能恢复，血糖正常。若术后仍有低血糖，应查明原因进行对症处理。

②饮食指导：早期禁食禁水，予以静脉营养支持，待肠蠕动恢复后予以流质饮食，由于患者可因内分泌紊乱引起食欲减退，可鼓励患者进食易消化食物，逐渐过渡到普食。

③胰管引流管的护理：妥善固定胰管引流管并保持引流通畅，观察引流液的颜色、性质和量的变化，定期更换引流袋。保持伤口敷料清洁干燥，注意观察有无胰液漏出。

④并发症的预防：注意观察和预防胰瘘、假性胰腺囊肿、胰腺炎、膈下感染、伤口感染、出血和裂开、继发糖尿病等并发症的发生。

5. 心理护理

由于低血糖反复发作患者往往出现悲观、失望、恐惧等心理，此外，由于为预防低血糖而长期每日多次加餐，导致体形肥胖，外观的改变又引发患者自卑的心理，因此要向患者耐心细致地解释病情，提高患者对疾病的认知，并及时进行疏导、关心、体贴、尊重、支持患者，调动患者自身的积极因素。同时要调动家属的力量，指导家属进行积极的心理安慰，使患者恢复正常的心理状态，保持乐观情绪。

6. 出院指导

（1）知识宣教：指导患者及家属了解此病的发病机制及低血糖发作时的临床表现（轻者表现为心慌、出冷汗、头晕、面色苍白、软弱无力等，重者可出现意识不清、昏迷、抽搐）；指导患者了解低血糖发作时的应对措施，随身携带含糖食品，如糖果、饼干等。

（2）避免发生低血糖的诱因：指导患者注意避免劳累、激烈运动、进食量减少等各种可能导致低血糖发作或病情加重的因素。

（3）指导患者出院后继续监测血糖变化，有异常时及时复诊；指导患者注意休息，劳逸结合，合理饮食，戒烟酒；如果是手术后的患者，术后 1 ~ 3 个月复查腹部超声或 CT，了解胰腺周围有无积液或者肿瘤残留。

七、并发症的处理及护理

1. 低血糖和高血糖

加强血糖监测及夜间巡视，正确识别低血糖的各种不同表现，及时做出相应处理。血糖升高时遵医嘱应用胰岛素，维持血糖在正常范围。

2. 术后常见并发症

（1）胰瘘：表现为剧烈腹痛、腹胀、腹腔引流管或伤口流出清亮液体，引流液测得淀粉酶，术后应保持引流管固定、通畅，保证有效引流，观察引流液的颜色、量、性质，定期检测血、尿淀粉酶。如发生胰瘘遵医嘱予以抑胰酶剂，加强全身支持，加强引流和伤口换药等对症治疗。

（2）感染：保持环境清洁及适宜的温度和湿度，严格执行无菌操作技术，避免交叉感染，术后严密监测患者体温变化、腹部体征、伤口情况、引流液的性质和量，定期监测血常规，注意有无感染征象。同时加强基础护理，保持皮肤清洁干燥。若有异常及时通知医师并协助处理，包括采集血标本和合理应用抗菌药等。

（3）出血：加强生命体征监测、伤口渗血和引流液观察，准确记录出入液量。若患者脉搏增快、面色苍白、皮肤湿冷、血压进行性下降、伤口敷料有渗血、引流管引流出血性液体等提示有出血，立即通知医师，根据医嘱输液、补充血容量和应用止血药物，并协助查明出血原因，对症处理。

八、预防

（1）对于经常不明原因发作低血糖者，要提高警惕，及时进行相关检查，明确诊断，及时治疗。

（2）指导患者低血糖临床表现，身旁常备糖块，以备不时之需。

（3）注意预防：低血糖的发作、低血糖时发生意外、术后相关并发症。

（丁 丹）

第六节 血脂异常

一、概述

血脂异常是指血浆中脂质的量和质的异常。由于脂质不溶或微溶于水，在血浆中必须与蛋白质结合以脂蛋白的形式存在，因此，血脂异常实际上表现为脂蛋白异常。长期血脂异常可导致动脉粥样硬化，增加心脑血管疾病的发病率和死亡率。

（一）血脂和脂蛋白

1. 血脂、脂蛋白和载脂蛋白

血脂是血浆中的中性脂肪（甘油三酯和胆固醇）和类脂（磷脂、糖脂、固醇、甾体）的总称。血浆脂蛋白可分为高密度脂蛋白（high density lipoprotein，HDL）、中间密度脂蛋白（intermediate density lipoprotein，IDL）、低密度脂蛋白（low density lipoprotein，LDL）、极低密度脂蛋白（very low density lipoprotein，VLDL）和乳糜微粒（chylomicron，CM）。此外，还有一种脂蛋白是后来发现的，称作脂蛋白（a）〔Lp（a）〕，它不仅密度比 LDL 大，颗粒也较 LDL 大。Lp（a）的化学结构与 LDL 很相似，仅多含 1 个载脂蛋白（a）。

许多研究表明，Lp（a）升高是冠心病的独立危险因素。各类脂蛋白的组成及其比例不同，因而其理化性质、代谢途径和生理功能也各有差异。

2. 脂蛋白及其代谢

（1）乳糜微粒：CM 颗粒最大，密度最小，富含甘油三酯，但载脂蛋白（Apo）比例最小。其主要功能是把外源性甘油三酯运送到体内肝外组织。由于 CM 颗粒大，不能进入动脉壁内，一般不致引起动脉粥样硬化，但易诱发急性胰腺炎；但 CM 残粒可被巨噬细胞表面受体所识别而摄取，这可能与动脉粥样硬化有关。

（2）极低密度脂蛋白：VLDL 颗粒比 CM 小，也富含甘油三酯，但所含胆固醇、磷脂和 Apo 比例增大。它的主要功能是把内源性甘油三酯运送到体内肝外组织，也向外周组织间接或直接提供胆固醇。VLDL 水平升高是冠心病的危险因素。

（3）低密度脂蛋白：LDL 颗粒比 VLDL 小，密度比 VLDL 高，胆固醇所占比例特别大。其主要功能是将胆固醇转运到肝外组织，成为导致动脉粥样硬化的重要脂蛋白。

（4）高密度脂蛋白：HDL 颗粒最小，密度最高，蛋白质和脂肪含量约各占一半，载脂蛋白以 ApoA Ⅰ和 ApoA Ⅱ为主。它的生理功能是将外周组织包括动脉壁在内的胆固醇转运到肝脏进行代谢，这一过程称为胆固醇的逆转运，它的水平下降是动脉粥样硬化和早发脑血管疾病（CVD）风险的一个强烈、独立且呈负相关的预测因子。

3. 血脂及其代谢

（1）胆固醇：食物中的胆固醇主要为游离胆固醇，在小肠腔内与磷脂、胆酸结合成微粒，在肠黏膜吸收后与长链脂肪酸结合形成胆固醇酯。大部分胆固醇酯形成 CM，少量组成 VLDL，经过淋巴系统进入体循环。

（2）甘油三酯：外源性甘油三酯来自食物，消化、吸收后成为乳糜微粒的主要成分。内源性甘油三酯主要由小肠和肝合成，构成脂蛋白后进入血浆。

（二）血脂异常分型

1. 按异常血脂的成分分类

血脂异常按异常血脂的成分分为高胆固醇血症、高甘油三酯血症、混合型高脂血症和低高密度脂蛋白胆固醇血症。该种分类法临床最常用。

2. 按是否继发于全身系统性疾病分类

血脂异常按是否继发于全身系统性疾病分为原发性和继发性血脂异常两大类。继发性血脂异常既可由于全身系统性疾病所引起，也可由于应用某些药物所引起。在排除了继发性血脂异常后，就可以诊断为原发性血脂异常。原发性和继发性血脂异常可同时存在。

二、病因及流行病学调查

（一）病因分析

脂蛋白代谢过程极其复杂，不论何种病因，若引起脂质来源、脂蛋白合成、代谢过程关键酶异常或降解过程受体通路障碍等，均可能引起血脂异常。

1. 原发性血脂异常

大多数原发性血脂异常原因不明、呈散发性，被认为是由多个基因与环境因素综合作用的结果。临床上血脂异常常与肥胖症、高血压、冠心病、糖耐量异常或糖尿病等疾病同时发生，患者往往同时伴有高胰岛素血症，合称代谢综合征。相关的环境因素有不良的饮食习惯、体力活动不足、肥胖、吸烟、酗酒等。

2. 继发性血脂异常

（1）全身系统性疾病：糖尿病、甲状腺功能减退症、库欣综合征、肝肾疾病、系统性红斑狼疮、骨髓瘤等均可引起继发性血脂异常。

（2）药物：如噻嗪类利尿剂、β 受体阻滞剂等。长期大量使用糖皮质激素可促进脂肪分解、血浆甘油三酯（triglyceride，TG）和总胆固醇（total cholesterol，TC）水平增高。

（二）流行病学调查

在我国，随着人民生活水平提高和生活方式改变，人群平均 TC 水平逐步升高，与此相关的糖尿病、高血压、代谢综合征等发病率也逐步升高，血脂异常已经成为我国心脑血管疾病的双重危险因素。血脂异常发病呈现低龄化，城市显著高于农村，大城市又显著高于中小城市，富裕的农村又高于贫穷的农村。男性和女性发病率都随年龄的增长而增高，50 ~ 69 岁是峰值最高的一个时期，到 70 岁以后逐渐会有所下降。50 岁以前，男性高于女性，但由于女性雌性激素不断下降，50 岁以后女性就明显增高，反而有时还高于男性。

三、发病机制及病理

（1）血脂异常属于代谢性疾病，对健康的损害主要表现在心血管系统。脂质在血管内皮沉积会引起动脉粥样硬化，引起早发性和进展迅速的心脑血管和周围血管病变，是高血压、冠心病、脑卒中的重要危险因素。

（2）局部脂质沉积可引起黄色瘤、早发性角膜环和脂血症眼底改变，以黄色瘤较为常见。最常见的是眼睑周围扁平黄色瘤。早发性角膜环出现于40岁以下，多伴有血脂异常。严重的高甘油三酯血症可产生脂血症眼底改变。

（3）高甘油三酯还可引发胰腺炎，与脂肪肝、走路跛行、血液黏稠度增高有一定的关系。

四、治疗

1. 治疗原则

继发性血脂异常应以治疗原发病为主，治疗措施应是综合性的，采用防治目标水平治疗。

2. 治疗方法

（1）治疗性生活方式改变，包括营养治疗和规律的体力活动等。

（2）药物治疗。

（3）其他治疗措施，如血浆净化治疗、手术治疗、基因治疗等。

五、护理

（一）护理问题

1. 感知改变：头晕

其与脑动脉硬化及血液黏稠度增高导致脑缺血、缺氧有关。

2. 营养失调：高于机体需要量

其与体内脂肪组织、血液中脂质增加有关。

3. 自我形象紊乱：眼袋显著

其与脂肪代谢障碍有关。

4. 自我形象紊乱：黄色瘤

其与脂肪代谢紊乱有关。

5. 有受伤的危险

其与脂质异位沉积导致肌腱损害有关。

6. 潜在并发症：急性胰腺炎

其与高脂血症导致的肠系膜动脉硬化性胃肠缺血有关，或与高脂饮食有关。

（二）护理目标

（1）普及健康教育，提倡均衡饮食。

（2）增加体力活动及体育运动。

（3）预防肥胖，减轻体重，避免不良生活习惯。

（4）减少饱和脂肪摄入和胆固醇摄入。

（5）与肥胖症、糖尿病、心血管疾病等慢性病防治工作的宣教相结合，以降低血脂异常的发病率。

（三）护理措施

1. 饮食护理

为治疗血脂异常的基础疗法，需长期坚持。根据患者血脂异常的程度、分型，以及性别、年龄和劳动强度等制订食谱。

（1）合理的膳食结构：合理的膳食结构是维持脂质代谢平衡的重要措施。其一般原则是"四低一高"，即低热量、低脂肪、低胆固醇、低糖、高膳食纤维。

（2）控制总热量：肥胖者应逐渐降低体重，限制总热量的摄入是减肥的重要措施，以每周降低体重 0.5 ~ 1 kg 为宜。60 岁以上老年人、轻体力劳动者每天总热量应限制在 1600 ~ 2000 kcal 为宜。避免暴饮、暴食，不吃过多甜食，饮食有节。

（3）低脂膳食：脂肪占总热量 20％ 为宜，并且以含多不饱和脂肪酸的植物油（豆油、花生油、玉米油等）为主，动物脂肪不应超过总脂肪的 1/3。若甘油三酯超过 11.3 mmol/L（436 mg/dL），脂肪摄入应严格限制在每日不超过 30 g 或占总热量的 15％ 以下。胆固醇摄入量每日控制在 200 mg 以下为宜。避免食用高胆固醇食品。

（4）高纤维膳食：膳食中纤维可与胆汁酸结合，增加粪便中胆盐的排泄，有降低血清胆固醇浓度的作用。膳食纤维含量丰富的食物主要是粗杂粮、米糠、麦麸、干豆类、海带、蔬菜、水果等，每日摄入纤维量以 35 ~ 45 g 为宜。每日食用含纤维丰富的燕麦麸 50 g 即可起到良好的降脂作用。

（5）戒烟，限盐，限制饮酒，禁烈性酒，长期吸烟酗酒可干扰血脂代谢，使胆固醇、甘油三酯上升，高密度脂蛋白下降。

2. 运动指导

规律的体力活动可以控制体重，保持患者合适的体重指数（BMI）。指导患者每天坚持运动 1 小时，活动量达到最大耗氧量 60％ 为宜，活动时心率以不超过 170 减年龄即可，或以身体微汗、不感到疲劳、运动后自感身体轻松为准，每周坚持活动不少于 5 天，持之以恒。

3. 用药护理

（1）服用降脂药的同时需要低脂饮食，遵医嘱正确服用降脂药，复查血液（血脂、肝肾功能等）各项指标以观察疗效和为调整治疗方案提供依据。

（2）观察药物不良反应，及时报告医师进行干预。

①他汀类：不良反应较轻，少数患者出现胃肠道反应、转氨酶升高、肝功能受损，用药需监测肝功，还可出现血清肌酸激酶升高，极少严重者有横纹肌溶解，患者出现肌痛、乏力、发热等症状，可致急性肾衰竭。严重肝肾功能损害的禁忌用药。代表药物有阿托伐他汀、辛伐他汀、普伐他汀、氟伐他汀、瑞舒伐他汀。除瑞舒伐他汀可在任何时间服药外，其余制剂均为每晚顿服。

②贝特类：主要不良反应为胃肠道反应；少数出现一过性肝转氨酶和肌酸激酶升高，可见皮疹、血白细胞减少。代表药物有非诺贝特，服用方法为与餐同服。

③烟酸类：烟酸属 B 族维生素，其用量超过作为维生素作用的剂量时有调脂作用。用量为 0.2 g，每天 3 次，口服，渐增至 1 ~ 2 g/d。主要不良反应为胃肠道不适，面部潮红、瘙痒和胃肠道症状，偶见肝功能损害，有可能使消化性溃疡恶化。有胃部不适的，宜与牛奶或与餐同服。

④树脂类：在肠道内与胆酸不可逆结合，阻碍胆酸的肠肝循环，促进胆酸随粪便排出，阻断肠道胆固醇的重吸收，主要不良反应为恶心、呕吐、腹胀、腹痛、便秘。

⑤肠道胆固醇吸收抑制剂：依折麦布作为饮食控制的辅助治疗，或与他汀类联合应用，可作为其他降脂治疗的辅助治疗。不良反应为胃肠道反应，如腹痛、腹泻、胃肠胀气等，还可出现头痛和恶心，肌肉疼痛，有可能引起转氨酶升高。可一天之内任何时间服用。

⑥普罗布考：用量 0.5 g，早晚餐时服用。不良反应为恶心，Q-T 间期延长，严重的室性心律失常。禁忌用于血钾和血镁过低，新发心肌梗死，严重的室性心律失常，心动过缓，心源性晕厥等。

⑦ ω-3 脂肪酸制剂：ω-3 脂肪酸是海鱼油的主要成分。作用机制尚不明确。用量 0.5 ~ 1 g，每天 3 次，口服。不良反应为恶心及出血倾向。

（3）告知患者饮食治疗、加强运动、改善生活方式是药物治疗的基础，必须终身坚持，药物治疗要谨遵医嘱，不得中途停药，否则易复发或反跳。

（4）避免使用干扰脂代谢的药物：β 受体阻滞剂（如普萘洛尔）、利尿剂（如氢氯噻嗪、呋塞米）、利血平、避孕药、甾体激素等，它们均可使胆固醇、甘油三酯上升，高密度脂蛋白降低。

六、预防

普及健康教育，提倡均衡饮食，增加体力活动及体育运动，预防肥胖，并与肥胖症、糖尿病、心血管疾病等慢性病防治工作的宣教相结合，以降低血脂异常的发病率。重视积极的综合治疗。

（丁　丹）

第七节　单纯性肥胖症

一、概述

肥胖症是由遗传和环境等多种因素相互作用而引起的体内脂肪堆积过多、分布异常、体重增加的一种慢性代谢性疾病。通常认为体内贮积的脂肪量超过理想体重的20%，而不是指实际体重大于理想体重的20%。肥胖并非一种疾病，而是一种临床综合征。肥胖症根据病因可分为单纯性肥胖症与继发性肥胖症两大类。

单纯性肥胖症是指非病理性因素引起的肥胖症，患者无明显的内分泌紊乱和代谢性疾病，肥胖症发生与年龄、遗传、生活习惯及脂肪组织特征有关。大多数肥胖者属于该种肥胖症。

二、分类

（1）按照病理改变分为增生性肥胖症和肥大性肥胖症。

（2）按照发病年龄不同分为幼年起病型肥胖症和成年起病型肥胖症。

（3）按照脂肪的分布特点分为腹型（苹果型）肥胖症、臀型（梨型）肥胖症、均匀性肥胖症、向心性肥胖症、上身肥胖症或下身肥胖症等。该种分类方法对某些疾病的诊断和肥胖的预后判断有一定的帮助。如皮质醇增多症常为向心性肥胖；腹型肥胖者比均匀性肥胖者的预后差，容易引发许多疾病特别是心脑血管疾病及糖尿病。

三、发病机制及病理

1. 发病机制

肥胖症的发病机制可归纳为下列5组因素。

（1）遗传因素：流行病学研究调查显示单纯性肥胖有较明显的家族遗传倾向，但至今未能够确定其遗传方式和分子机制，不能排除共同饮食、生活习惯的影响。某些人类肥胖症以遗传因素在发病上占主要地位，如一些经典的遗传综合征，Laurence-Moon-Biedl 综合征和 Prader-Willi 综合征等。

（2）神经—精神因素：人类下丘脑中存在着与摄食行为有关的神经中枢——饱食中枢和饥饿中枢，两者在生理条件下处于动态平衡状态。血液中的葡萄糖、游离脂肪酸、去甲肾上腺素、多巴胺、5- 羟色胺、胰岛素、瘦素等多种生物活性因子易通过下丘脑处血—脑屏障向摄食中枢移行而影响摄食行为。摄食中枢的功能受制于精神状态。当精神过度紧张、交感神经兴奋或肾上腺素能神经受刺激时（尤其是 α 受体占优势），饱食中枢受抑制，摄食减少；当迷走神经兴奋、胰岛素分泌增多时，饥饿中枢兴奋，食欲亢进。神经、精神因素对肥胖症的发病机制目前尚未完全明确。

（3）内分泌代谢因素：体内胰岛素、糖皮质激素等多种激素可能参与单纯性肥胖症的发病。单纯性肥胖症患者可能存在内分泌代谢系统功能的紊乱。近年来，高胰岛素血症在肥胖发病中的作用引人注目。肥胖症常与高胰岛素血症并存，两者的因果关系有待进一步研究，但一般认为是高胰岛素血症引起肥胖。

（4）环境因素：社会发展的工业化、城市化，以及我国居民过度营养的现状与饮食结构的改变，不仅减少了人体热量消耗，而且导致热量摄取过剩，促进了单纯性肥胖症的发生。肥胖症又使人们活动日趋缓慢、慵懒，进一步降低热量的消耗，导致恶性循环，助长肥胖的发展。

（5）脂肪组织和脂肪细胞的作用：近年来研究表明，作为一种高度分化细胞，脂肪细胞不仅具有储存能量的功能，同时还是一个活跃的内分泌器官，能分泌数十种脂肪细胞因子、激素或其他调节物，在机体的代谢和内环境稳定中发挥重要的作用。男性型脂肪主要分布在内脏和腹上区皮下，称为腹型肥胖或向心性肥胖（又称中心性肥胖）。女性型脂肪主要分布在耻区、臀部和大腿，称为"外周型"肥胖。中心性肥胖发生代谢综合征的危险性大。

2. 病理

正常脂肪组织主要由脂肪细胞、少数成纤维细胞和少量细胞间胶原物质组成。脂肪组织平均脂肪含量约 80%，含水约 18%，含蛋白质约 2%。深部脂肪组织比皮下脂肪组织含水量略多，肥胖者脂肪组织含水量增多。当肥胖发生时，一般仅见脂肪细胞的明显肥大，但是当缓慢或长期持续肥胖时，脂肪细胞既肥大，数量也增多。

四、诊断

1. 病史

（1）可伴有低出生体重。

（2）可有家族性肥胖病史。

（3）可伴有 2 型糖尿病、高血压、血脂异常、冠心病等代谢综合征病史。

（4）排除多囊卵巢综合征、Cushing 综合征、胰岛素瘤、下丘脑性肥胖、糖原贮积症、甲状腺功能减退症、药物性肥胖等继发性肥胖。

2. 诊断标准

（1）临床表现：不耐热、活动能力减低、轻度气促、睡眠打鼾等。

（2）体重指数（BMI）：BMI 值 $\geqslant 24\,kg/m^2$ 为超重，$\geqslant 28\,kg/m^2$ 为肥胖。

（3）腰围（WC）：WHO 建议男性腰围 >94 cm、女性腰围 >80 cm 为肥胖。中国肥胖问题工作组建议我国成年男性 WC $\geqslant$ 85 cm，女性 WC $\geqslant$ 80 cm 为腹部脂肪蓄积的诊断界值。

（4）2010 年中华医学会糖尿病学分会建议代谢综合征中肥胖的标准定义为 $25\,kg/m^2$。

五、治疗

对于肥胖的管理和治疗不应局限于减轻体重，还需兼顾减少有关健康风险、促进健康状况。单纯性肥胖症防治的两个关键环节是减少热能摄取及增加热能消耗。治疗方法强调以行为治疗为主，包括饮食及运动的综合疗法，必要时辅以药物或手术治疗。

1. 行为治疗

通过健康教育使患者及其家属对肥胖症及危害性有正确的认识，避免暴饮暴食，采取健康的生活方式、饮食习惯及运动习惯并自觉坚持。

（1）饮食治疗：控制每日总热量的摄入，采用低热量、低脂肪饮食。制订患者能接受且长期能坚持下去的个体化饮食方案，使其体重逐渐减轻到适当水平，再继续维持。

（2）体力活动或运动：进行健康教育，并给予指导，制订适合患者的运动方式和运动量，循序渐进。有心血管并发症和肺功能不全的患者须慎重。在身体许可的状态下适当增加运动量。

2. 药物治疗

抑制食欲以减少能量的摄入和增加能量消耗而减肥等。

（1）儿茶酚胺刺激剂：如苯丁胺、组胺异吲哚、苯丙醇胺酯。

（2）肾上腺素受体阻滞药（如芬氟拉明等），抗抑郁药（如氟西汀、氟伏沙明、舍曲林等）。

（3）脂肪吸收抑制剂：奥利司他。

（4）增加胰岛素敏感性的药物：噻唑烷二酮类（如罗格列酮）、双胍类（如二甲双胍）。

3. 手术治疗

可选择使用吸脂术、切脂术和各种减少食物吸收的手术等。

六、护理

（一）护理问题

1. 营养失调：高于机体需要量

其与摄食增加和消耗减少有关。

2. 有感染的危险

其与机体抵抗力下降有关。

3. 焦虑

其与疾病预后和担心治疗效果有关。

4. 活动无耐力

其与身体活动能力减弱有关。

5. 自我形象紊乱

其与疾病引起的身体外形改变有关。

6. 气体交换受阻

其与肥胖所致呼吸道阻力增加有关。

（二）护理目标

（1）患者体重控制在理想水平。

（2）能复述出预防感染的方法，无感染发生。

（3）焦虑感减轻，能正常地进行工作和学习。

（4）患者能参加一般的日常活动，能适当地进行体育锻炼和体力劳动。

（三）护理措施

1. 饮食护理

（1）评估：单纯性肥胖症可发生于任何年龄，但女性发病多在分娩后和绝经期后，男性多在 35 岁以后。患者喜欢进食肥肉、甜食、油腻食物或啤酒等容易导致发胖的食物，有的患者还喜欢睡前进食和多吃少动。护士要评估患者发病的原因，仔细询问患者单位时间内体重增加的情况、饮食习惯、体力活动量、肥胖病程及肥胖家族史等，了解患者每日进餐量及次数、进餐后的感觉和消化吸收情况、排便习惯。观察是否存在影响摄食行为的精神心理因素。

（2）制订饮食计划和目标：与患者商讨，制订合适的饮食计划和减轻体重的具体目标。饮食计划应为患者能接受并长期坚持的个体化方案，使体重逐渐减轻（每周体重降低 0.5 ~ 1 kg）到理想水平并继续维持，护士要监督和检查计划执行情况。

①总热量的摄入：采用低热量、低脂肪饮食，控制每日总热量的摄入。

②饮食种类：减肥的饮食有两种，低热量饮食 800 ~ 1200 kcal〔每日 62 ~ 83 kJ/kg（理想体重）〕和极低热量饮食＜ 800 kcal〔每日＜ 62 kJ/kg（理想体重）〕，要交替选择极低热量饮食与低热量饮食。每日摄取 1200 kcal 以下饮食可能导致微量营养素的缺乏，一个较为简单的方法是在习惯饮食的基础上减少 15％ ~ 30％ 的能量摄入（这对于稳定的患者是合适的），或是每天减少能量摄入 600 kcal，这样有可能达到每周减轻体重 0.5 kg。

③采用混合的平衡饮食：合理分配营养比例，进食平衡饮食。饮食中糖类、蛋白质、脂肪所提供能量的比例，分别占总热量的 55％ ~ 65％、15％ ~ 20％ 和 20％ ~ 25％。

④合理搭配饮食：饮食包含适量优质蛋白质、复合糖类（例如谷类）、足够的新鲜蔬菜（400 ~ 500 g/d）、水果（100 ~ 200 g/d）、豆类、谷物及坚果的摄入，适量补充维生素及微量营养素，同时减少单糖类的摄入。

⑤禁饮高度酒。

⑥避免进食油炸食品、方便面、零食、快餐、巧克力、甜食等，可增加胡萝卜、芹菜、黄瓜、西红柿、苹果等低热量食物来满足"饱腹感"。

⑦提倡少食多餐：每日 4 ~ 5 餐，每餐 7 ~ 8 分饱，因为有资料表明若每日 2 餐，可增加皮脂厚度和血清胆固醇水平。

⑧鼓励患者多饮水。

（3）采用饮食日记：有助于对食物进行定量评估。

（4）饮食行为教育

①指导患者的食物选择（选购、贮存、烹饪）和摄食行为（应定时定量进餐）。

②指导患者建立良好的进食习惯：教导患者改变不良饮食行为的技巧，如增加咀嚼次数、减慢进食速度；进餐时集中注意力，避免边看电视、边听广播或边读书边吃饭。避免在社交场合因为非饥饿原因进食。

③对因焦虑、抑郁等不良情绪导致进食量增加的患者，应该针对其精神心理因素给予相应的辅导，使其克服疲乏、厌烦、抑郁期间的进食冲动。对于有严重情绪问题的患者建议转心理专科治疗。

2. 运动护理

运动促进物质的利用和消耗，有助于降低体重和强健身体。

（1）评估患者的运动能力和喜好。

（2）与患者一起制订个体化运动方案并鼓励患者在实施制订运动方案前，应做全面的身体检查，包括心血管系统检查和呼吸系统检查等，并随时根据患者的感受和运动效果调整方案。

①有氧运动。

②根据患者的年龄、性别、体力、病情及有无并发症等情况确定运动方式及运动量，同时要尊重患者的喜好和方便。运动方式包括散步、快走、慢跑、游泳、跳舞、做广播体操、打太极拳及各种球类活动等。每次运动30～60分钟中等强度体力活动，必要时为了控制体重需要增加运动强度。

（3）运动指导

①运动要循序渐进并持之以恒，避免运动过度或过猛，避免单独运动。

②患者运动期间，不要过于严格控制饮食。

③运动时要注意安全，运动时要有家属陪伴。

3. 用药护理

（1）口服药物治疗：不是肥胖症患者的首选或单独治疗方法，而是饮食、运动、生活方式干预的辅助或补充。但长期的生活方式干预对肥胖症患者来说感到难以坚持而疗效又缓慢，相比较而言，患者更愿意选择药物治疗。护士应耐心向患者讲解药物治疗的适应证、禁忌证和不良反应。

①适应证：在饮食控制过程中，有难以忍受的饥饿感或难以克制的食欲；合并有

高血糖、高胰岛素血症、高血压、血脂异常和脂肪肝；合并有严重的骨关节炎；合并有反流性食管炎；肥胖引起的呼吸困难或合并有睡眠呼吸暂停综合征；BMI ≥ 24 kg/m² 有上述情况，或 BMI ≥ 28 kg/m² 不论是否有以上并发症，经过 3 ~ 6 个月单独采用饮食控制和增加运动量治疗仍不能降低体重 5%，甚至体重仍有上升趋势者，可考虑应用药物辅助治疗。

②禁忌证：儿童；孕妇、哺乳期女性；对减肥药物有不良反应者；正在服用其他选择性血清素再摄取抑制剂者。

（2）不良反应：向患者讲解药物可能出现的不良反应，观察和及时处理药物的不良反应。

①服用西布曲明患者可出现头痛、畏食、口干、失眠、心率加快、血压轻度升高等症状，禁用于患有冠心病、充血性心力衰竭、心律失常和脑卒中的患者。

②奥利司他主要的不良反应是胃肠积气、大便次数增多和脂肪泻、恶臭、肛门周围常有脂滴溢出而容易污染内裤，应指导患者及时更换，并注意肛门周围皮肤护理。

4. 心理护理

单纯性肥胖症患者常因身体改变和体力减弱及内分泌紊乱而出现自卑、抑郁、自闭等心理问题，不愿与人交流、交往。护士应注意以下几点：

（1）鼓励患者表达自己的感受。

（2）与患者讨论疾病的治疗及愈后，增加患者战胜疾病的信心。

（3）鼓励患者进行自身修饰。

（4）加强自身修养，提高自身的内在气质。

（5）提供心理支持，建立良好的家庭互动关系，鼓励家属主动与患者沟通，互相表达内心的感受，促进家人之间的联系，改善互动关系，鼓励家属主动参与对患者的护理，以减轻患者内心的抑郁感，及时发现患者情绪问题，并进行心理专科治疗。

七、并发症的处理及护理

一般单纯性肥胖症患者无自觉症状，但严重肥胖者和中心性脂肪沉积者可发生高血压、心脏病、下肢静脉曲张、静脉血栓形成，严重肥胖者甚至可出现缺氧、发绀、高碳酸血症、肺动脉高压和心力衰竭，还可出现睡眠呼吸暂停综合征（sleep apnea syndrome，SAS）及睡眠窒息。同时并发高胰岛素血症、血脂异常症、高尿酸血症、糖尿病等代谢紊乱疾病。身体长期负重也容易引起腰背及关节疼痛。皮肤褶皱处容易发生擦烂、皮炎，并发化脓性或真菌感染。因此，护士要注意观察以下几项：

（1）患者的体重、生命体征、睡眠、皮肤状况、血气分析、血脂系列等变化。

（2）评估患者的营养状况，是否对日常生活产生影响或引起并发症。注意有无热量摄入过低及由此引起的衰弱、脱发、抑郁，甚至心律失常，如有异常及时按医嘱处理。

（3）对于焦虑的患者，应观察其焦虑感减轻的程度，有无焦虑的行为和语言表现。

（4）对于活动无耐力的患者，应观察活动耐力是否逐渐增加，能否耐受日常活动和一般性运动。

八、预防

1. 积极干预

要阻止单纯性肥胖的流行，应该从预防开始。对有肥胖家族史的儿童、女性产后、绝经期女性、男性中年以上或疾病后恢复期要特别注意。

2. 宣讲肥胖的危害

对患者及家属进行健康教育，讲解疾病知识，提供有关资料说明肥胖对健康的危害性，使其了解肥胖症与心血管疾病、高血压、糖尿病、血脂异常等患病率密切相关。宣讲基本的营养、饮食知识，帮助患者养成健康的饮食习惯。

3. 重建健康的生活方式

向患者宣讲饮食、运动对减轻体重及健康的重要性，指导患者坚持运动，告知患者只有坚持每天运动才能达到减轻体重的目的，短暂、间歇性的运动没有任何治疗效果。对因焦虑、抑郁等不良情绪导致进食量增加的患者，应针对其精神心理因素给予相应的辅导，使其克服疲乏、厌烦、抑郁期间的进食冲动。同时还要鼓励患者家属共同参与运动计划，这样可以给予患者无限的精神支持。

（丁　丹）

04

第四章　血液净化护理

第一节　肝素抗凝

肝素是一种抗凝剂，是由两种多糖交替连接而成的多聚体，在体内外都有抗凝血作用。

一、肝素抗凝主要作用机制

（1）抗凝血：①增强抗凝血酶Ⅲ与凝血酶的亲和力，加速凝血酶的失活。②抑制血小板的黏附聚集。③增强蛋白 C 的活性，刺激血管内皮细胞释放抗凝物质和纤溶物质。

（2）抑制血小板，增加血管壁的通透性，并可调控血管新生。

（3）具有调节血脂的作用。

（4）可作用于补体系统的多个环节，以抑制补体系统的过度激活。与此相关，肝素还具有抗感染、抗过敏的作用。

二、肝素在透析过程中的应用

（1）体内首剂肝素：于血液透析开始前 3 ~ 5 分钟，按 0.3 ~ 0.5 mg/kg 的剂量或遵医嘱从静脉端一次推注。

（2）追加肝素：肝素 4 ~ 8 mg/h 或遵医嘱从血液透析动脉管路上的肝素管路端由

肝素泵持续输注。

（3）必要时监测有关凝血试验，并酌情调整剂量，使凝血指标维持在相应的目标范围。

（4）血液透析结束前 30 ~ 60 分钟，停止使用肝素。

三、首次肝素剂量的调整

1. 增加肝素剂量

在肝素持续给药时，首剂 2000 U 肝素并不能使所有患者 WBPTT 或 ACT 延长至基础值的 180%。由于肝素的抗凝作用取决于机体对肝素的反应性、肝素的活性等，使全血部分凝血活酶时间（WBPTT）或活化凝血时间（ACT）延长至基础值的 180% 的肝素剂量范围为 500 ~ 4000 U。为确定血液透析时首次肝素剂量，可于注射首次肝素后 3 分钟监测 WBPTT 或 ACT，如追加使用肝素，其追加剂量的计算如下：由于 WBPTT 或 ACT 的延长时间与肝素剂量成正比，故如果首剂肝素使 WBPTT 延长了 40 秒，则如需使 WBPTT 再延长 20 秒，所需追加肝素剂量为首次剂量的 1/2。

2. 减少肝素剂量

下列情况应酌情减少肝素剂量：①基础凝血指标显著延长，血小板功能减退。②短时间血液透析，主要指间歇肝素给药法。

3. 体重的影响

机体对肝素的反应与体重的关系不大，故体重 50 ~ 90 kg 的成人，肝素剂量基本相同。但体重过轻或过重者，肝素剂量应酌情调整。

四、停止给药的时机

肝素的半衰期为 0.5 ~ 2 小时，平均 50 分钟。由于凝血时间的延长与肝素的血浓度成正比，故停药后只要知道某一时间点的 WBPTT，就可以计算出以后任一时间点的 WBPTT。假设肝素的半衰期为 1 小时，某一时间点的 WBPTT 为 135 秒（基础值为 85 秒），WBPTT 延长了 50 秒，1 小时后肝素血浓度下降 50%，此时 WBPTT 延长了 25 秒，也是 1 小时前的 1/2。同理，设肝素半衰期为 1 小时，血液透析期间及血液透析结束时 WBPTT 的目标值分别为比基础值延长 80% 和 40%，则应于血液透析结束前 1 小时停药。

五、肝素使用并发症及其防治

1. 常见并发症

（1）自发性出血：如硬脑膜下出血、出血性心包炎、消化道出血等。

（2）血小板减少症：可能与来自IgG中的肝素依赖血小板聚集因子有关，该因子促进血小板聚集，结果造成血液透析患者血栓栓塞性疾病，同时血小板减少。

（3）变态反应（发生率较低）：荨麻疹、皮疹、哮喘、心前区紧迫感。

（4）高脂血症：使用肝素后，血浆脂蛋白脂酶（LPL）升高，LPL分解血中的中性脂肪，使血中游离脂肪酸增加，中性脂肪下降，高密度脂蛋白（HDL）上升。

（5）其他：脱发、骨质疏松等。

2. 并发症防治

健康人肝素半衰期为 37 ± 8 分钟，尿毒症患者可延长到 $60 \sim 90$ 分钟。

血液透析患者对肝素的敏感性和代谢性有很大的个体差异，故对高危出血患者不宜使用肝素；对有潜在出血危险的患者，可选择低分子量肝素抗凝；对血液透析中突发出血的患者，应立即停用肝素，并给予肝素拮抗剂——鱼精蛋白。鱼精蛋白（mg）与肝素（ $1 \text{ mg}=125 \text{ U}$ ）的比例为 $1 ： 2$ 或 $1 ： 1$ 。使用前先用生理盐水将内瘘针内的肝素冲洗干净，再将稀释好的鱼精蛋白缓慢推入，并观察患者的反应，如有异常立即停用。血液透析患者应定期检测血小板、血红蛋白等，一旦发现异常应停用肝素，并根据医嘱给予其他抗凝方法。

六、肝素抗凝的护理评估

（1）使用肝素前要详细询问患者是否有出血现象，如皮肤黏膜出血、牙龈出血、眼底出血、痰中带血、女患者月经过多、痔疮出血，透析结束后穿刺部位的凝血不良等；了解和查看患者的病史，注意有无外伤、手术、内出血、最近的血常规报告等；查看前一次血液透析的记录单，了解患者最近使用抗凝的方法及剂量。如果患者最近有出血现象或手术、外伤史，应立即通知医师并遵医嘱使用其他抗凝方法及抗凝剂。

（2）首次行血液透析时，应根据患者的体重及血红蛋白指标给予肝素首次剂量和追加剂量（应考虑到首次透析为诱导透析，时间短，给予的肝素剂量相应要少）。

（3）肝素使用前必须两人核对。

七、血液透析中抗凝观察和护理

（1）血液透析过程中，应密切观察患者的血压、脉搏、心率，如发现患者生命体征改变或有新的出血倾向，应立即停用肝素，并遵医嘱加用鱼精蛋白中和肝素，肝素与鱼精蛋白的比例为 1 ∶ 1；也可改为无肝素透析。

（2）严密观察追加肝素是否由肝素泵持续输入，观察肝素管路的夹子是否处于开放状态。

（3）严密观察透析管路及透析器内血液的颜色，一旦发现血液色泽变深变暗、透析器中出现"黑线"或透析管路的动静脉滤网中血液呈现泡沫或小凝块，提示肝素用量不足。

（4）严密观察动脉压、静脉压、跨膜压（TMP）。透析器两端的压力变化可提示血凝块堵塞的部位，如动脉压高常提示堵塞出现在增加压力的前方（血泵前），如静脉压及跨膜压高则提示堵塞出现在增加压力的后方（血泵后），一旦突然出现动脉压、静脉压及跨膜压下降，而又非血流量等原因引起，通常提示血液管路及透析器严重凝血，需立即更换透析器或回血，并寻找原因。

（5）血液透析过程中，应维持患者的血流量，一旦患者的血流量不佳（管路有抽吸现象，动脉压力下降），应及时处理。

（6）血液透析结束前 30 ~ 60 分钟，关闭肝素泵及肝素管路上的夹子。

八、血液透析后抗凝效果评估

（1）血液透析后对透析器及管路应进行观察和记录，管路动、静脉滤网有无血凝块、血液净化护理器有无阻塞、阻塞部位在哪里（透析器动脉端、静脉端、膜束内）、阻塞面积多少等。

（2）观察患者皮肤表面、牙龈、黏膜、伤口等有无出血现象，观察患者大小便有无出血。

（3）观察患者穿刺部位有无血肿、渗血，注意凝血时间。

九、肝素抗凝后的宣教

由于肝素具有反跳作用，透析结束后仍然会有凝血障碍问题，应向患者做好以下宣教：

（1）避免碰撞、摔倒等外伤。如不慎引起外伤，可局部按压止血；出现皮下血肿，可用冰袋外敷；透析后回家路途中注意防止公交车扶栏等的碰撞、防止急刹车引起的冲击等。如出血量大，进行上述处理后，即刻到医院就诊，并及时出示血液透析病历。

（2）创伤性的检查和治疗（如肌内注射、拔牙等），应在血液透析后 4 ~ 6 小时进行。

（3）避免进食过烫、过硬食物，保持大便通畅，避免用力解大便，以防引起消化道出血。

（4）观察穿刺处有无出血现象，如果内瘘穿刺处出血不止，可局部压迫止血。

（李银银）

第二节　小剂量肝素抗凝

伴有轻、中度出血倾向的患者，血液透析时需用小剂量肝素抗凝。所谓轻、中度出血患者是指伴有心包炎和低出血危险的近期手术患者。

一、小剂量肝素的应用方法

介绍两种小剂量肝素应用方法。

方法一：目标是凝血指标，即全血部分凝血活酶时间（WBPTT）或凝血活化时间（ACT）维持在基础值的140%水平上。具体做法：①血液透析前按常规对透析器和循环管路进行预冲，密闭循环时加入肝素2500 U，密闭循环10～20分钟。②血液透析前先测定 WBPTT 或 ACT 的基础值，首次肝素剂量为750 U，3分钟后再测定 WBPTT 或 ACT，如 WBPTT 或 ACT 未延长至基础值的140%，则追加相应剂量肝素。③开始透析，肝素追加剂量为600 U/h，每30分钟检测 WBPTT 或 ACT，然后应用肝素泵持续注入肝素以保持 WBPTT 或 ACT 延长至基础值的14%。肝素可使用到透析结束。

方法二：临床上较常用且简便。具体做法：①透析前按常规预冲，密闭循环时加入肝素2500 U，密闭循环10～20分钟。②不给予首剂肝素，将预冲液弃去。③引血后，生理盐水500 mL＋肝素625～1250 U 在泵前以100～200 mL/h 的速度持续输注，即每小时输入肝素125～250 U。④透析结束前20～30分钟停止输入肝素。⑤一次血液透析所需肝素总量为625～1250 U。

二、抗凝前护理评估

（1）评估患者病史，了解患者出血状况及生命体征。

（2）评估患者血管通路，保证足够的血液流量。

（3）评估操作程序和设备、物品准备。

（4）评估患者出血、凝血风险，向患者及家属进行宣教。

三、抗凝中的护理观察

（1）血液透析过程中，应密切观察患者的血压、脉搏、心率，如发现患者生命体征改变或有新的出血倾向，应立即停用肝素，并加用鱼精蛋白中和肝素，肝素与鱼精蛋白的比例为 1∶1；或改为无肝素透析。

（2）血液透析过程中，密切观察透析器动、静脉压的变化并做记录，密切观察血路管和透析器是否有凝血现象。一旦发现透析器或管路颜色变深，或动脉压较前大幅度升高，提示抗凝不足，应行 WBPTT 或 ACT 检查，以调整肝素输注速度。

（3）血液透析过程中，保证足够的血流量（200 ~ 250 mL/min），一旦患者的血流量不佳（管路有抽吸现象），应及时处理。

（4）应用小剂量肝素法或无肝素法，透析器均为一次性，并规范预冲，可减少凝血机会。

（5）应用小剂量肝素法，血液透析过程中可用生理盐水定时冲洗管路及透析器，观察管路及透析器的凝血情况，透析过程中应将补充的生理盐水超滤。

（6）冲洗管路时，将泵前血路夹住，打开泵前生理盐水夹，生理盐水快速从血路管到达透析器、静脉滤网，此时可观察整个管路与透析器的颜色、是否存在血凝块。

（7）两种小剂量肝素法的相比较，前者比较复杂，肝素剂量不易掌握；后者肝素剂量较少，且简便易行。

（8）小剂量肝素应用时，一次透析时间不宜太长，一般 4 小时左右。

（黄海萍）

第三节　无抗凝剂透析

血液透析过程中使用抗凝剂的目的是预防循环管路的凝血，但在高危出血或禁忌使用抗凝剂的患者中，需采用无抗凝剂透析，也称无肝素透析。

一、应用指征

（1）活动性出血或有高危出血倾向的患者，如脑出血、消化道出血、严重肝功能损伤或有近期手术、大面积创伤、创伤性检查等。

（2）应用肝素有禁忌证的患者，如肝素过敏、肝素引起血小板减少症等。

二、透析前评估

（1）评估患者病情，了解患者出血状况，如出血量大，要做好配血和备血。

（2）评估患者生命体征，特别是血压。

（3）评估患者血管通路，保证足够流量，减少凝血机会。

（4）评估患者凝血、出血风险。

三、操作和护理

（1）物品准备：内瘘穿刺针、透析器和管路应选择一次性的，不宜使用复用透析器。选择生物相容性好的合成膜，如聚丙烯腈膜、EVAL 膜、血仿膜等。

（2）按常规预冲透析器、循环管路后，生理盐水 500 mL 加肝素 2500 U，进行密闭循环 5 ～ 10 分钟。

（3）评估血管通路，保证充足的血流量，防止因血流量不足引起凝血；评估病情，伴有大出血的患者应建立静脉通路、备血、准备抢救物品。

（4）建立通路后，按常规引血，用生理盐水再次冲洗。上机后在患者可耐受的情况下，尽可能设置高血流量，血流量应达到 250 ～ 300 mL/min。

（5）每 15 ～ 30 分钟用生理盐水 100 ～ 200 mL 冲洗管路和透析器，冲洗时将动脉端阻断，此时生理盐水随血泵快速将管路及透析器进行冲洗。同时观察透析器及管路是否有血凝块，是否有纤维素堵塞中空纤维或黏附在透析器膜的表面，中空纤维的堵塞及大量纤维素附着于透析膜会影响溶质清除效果。

（6）调整脱水量以维持血容量平衡。

（7）无抗凝剂法不能完全避免体外凝血，对严重贫血、血小板减少患者效果较好，无贫血、有高凝状态的患者凝血机会较大，故透析时间一般为 4 小时。无抗凝剂透析完全凝血的发生率约 5%。

（8）透析过程中严密观察动、静脉压力，如动、静脉压力发生变化，提示有凝血的可能，可加强冲洗；如动、静脉压力持续上升，应做好回血准备或更换透析器，以防进一步凝血。

（9）透析过程中应观察透析器颜色的变化，如透析器颜色变黑，说明有凝血可能；观察动、静脉壶的张力，张力上升有凝血可能。

（10）为便于观察，动、静脉滤网的液面在 2/3 处较为合理。若发现有血凝块附着于动、静脉管路壁上，不要敲拍透析器，防止血凝块堵塞透析器。

（11）无肝素血液透析时，不应在循环管路输血和输注脂肪乳剂，因两者均可增加透析器凝血的危险。

四、透析后评估

（1）观察透析器的残血、凝血程度，及时记录。

（2）详细记录患者透析过程中的病情变化及出血量，包括患者口腔黏膜、皮肤、伤口、大便、小便、各种引流管等，及时向所在科室交班。

五、无抗凝剂透析技术护理流程

具体无抗凝剂透析技术护理流程见图 2。

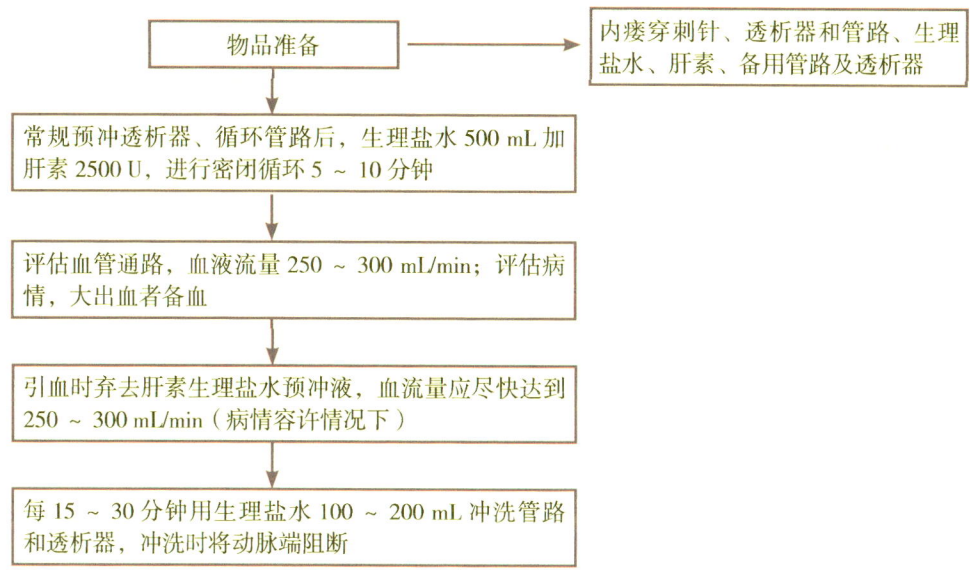

图 2　无抗凝剂透析技术护理流程

（李银银）

第四节　低分子量肝素抗凝

一、作用机制及特点

低分子量肝素（LMWH）由标准肝素经化学或酶学方法降解后分离所得。肝素对凝血因子 Ⅹ a 的灭活仅需与抗凝血酶Ⅲ（AT–Ⅲ）结合即能达到，而对凝血酶（因子Ⅱ a）的灭活则需与 AT–Ⅲ 及因子Ⅱ a 同时结合才能达到。随着肝素分子量的下降，分子中糖基数减少，与因子Ⅱ a 的结合力下降，而与 AT–Ⅲ 的结合力有所增加。肝素的抗栓作用主要与抑制因子 Ⅹ a 的活性有关，而抗凝作用（引起出血）则与抑制因子Ⅱ a 的活性有关。因此，低分子量肝素的抗栓作用保留而抗凝作用较弱，呈明显的抗栓/抗凝作用分离现象，这种现象可以用抗 Ⅹ a/ 抗 Ⅱ a 比值作为数量上的衡量，标准肝素该比值为 1：1，而低分子量肝素为（2～4）：1。低分子量肝素半衰期较长，约为标准肝素的 2 倍，主要经肾脏排泄，在肾衰竭时半衰期延长且不易被血液透析清除。低分子量肝素抗栓作用以抗 Ⅹ a 活性为指标。体外研究表明抗 Ⅹ a 活性需在 0.5 IU/mL 以上才能有效抗栓，体内实际抗栓作用强于体外测定值。血液透析时维持血浆活性在 0.4 ～ 1.2 IU/mL 较为合适。

二、应用指征

（1）血液净化治疗时防止体外循环系统中发生凝血。

（2）适用于中、高危出血倾向患者进行血液净化治疗时所需的抗凝药物。

（3）血液净化治疗伴有高血压、糖尿病及心血管系统、神经系统等并发症。

（4）预防深部静脉血栓形成，治疗血栓栓塞性疾病；预防普通外科手术或骨科手术的血栓栓塞性疾病。

三、抗凝药物及方法

由于不同低分子量肝素产生的分子量、组成的纯度及对 AT–Ⅲ 的亲和力等不同，药效学和药动学特性存在较大差异。目前临床上应用的低分子量肝素，分子量均在 4000 ～ 6000。不同的低分子量肝素不可互相替代使用，并严禁肌内注射。在用于预防、治疗血栓栓塞性疾病时可皮下注射。下面介绍几种低分子量肝素。

（一）那屈肝素钙注射液（速碧林）

速碧林是低分子量肝素，由普通肝素通过解聚而成，1 mL 注射液含低分子量肝素钙 9500 IU。它是一种糖胺聚糖，其平均分子量为 4300，速碧林具有较高的抗 X a 和抗 II a 活性，具有快速和持续的抗血栓形成作用，在血液透析时预防血凝块形成。应考虑患者情况和血液透析技术条件选用最佳剂量，每次血液透析开始时应从静脉端给予单一剂量的速碧林。

1. 建议剂量

伴有出血危险的患者血液透析时，速碧林用量可以是推荐剂量的一半。若血液透析时间超过 4 小时，可再追加小剂量速碧林，随后血液透析所用剂量应根据初次血液透析观察到的效果进行调整。个体化的低分子量肝素剂量是血液透析抗凝安全的保障。

2. 临床配制和使用

将速碧林 0.4 mL + 生理盐水 3.6 mL 配制成 4 mL 溶液（含速碧林 4100 IU）。配制好的溶液每毫升含速碧林 1025 IU。血液透析患者如需注射速碧林 3075 IU，则将配制好的速碧林溶液注射进患者体内 3 mL 即可，这样的剂量准确、安全。

3. 速碧林拮抗剂的使用方法

速碧林的拮抗剂为鱼精蛋白，鱼精蛋白主要中和速碧林的抗凝作用，仍保留一些抗凝血因子 X a 活性。0.6 mL 鱼精蛋白中和大约 0.1 mL 速碧林。使用鱼精蛋白时应考虑注射速碧林后经过的时间，并适当减少注射剂量。

（二）达肝素钠注射液（法安明）

法安明是一种含有达肝素钠（低分子量肝素钠）的抗血栓剂。每支单剂量注射器含有 2500 IU、5000 IU、7500 IU 抗因子 X a 活性单位，共 3 种规格。达肝素钠是从猪肠黏膜提取的低分子量肝素钠，其平均分子量为 5000。达肝素钠主要通过抗凝血酶（AT）而增加其对凝血因子 X a 和因子 II a 的抑制，从而发挥抗血栓形成的作用。达肝素钠抑制凝血因子 X a 的能力，相对高于其延长活化部分凝血酶原时间（APTT）的能力。达肝素钠对血小板功能和血小板黏附性的影响比肝素小，因而对初级阶段止血只有很小的影响。尽管如此，达肝素钠的某些抗血栓特性仍被认为是通过对血管壁或纤维蛋白溶解系统的影响而形成的。

1. 建议剂量

若维持性血液透析患者无已知出血危险、治疗时间不超过 4 小时，可静脉快速注射 4000 ~ 5000 IU。如超过 4 小时，可适当追加剂量。正常情况下，长期血液透析应用本品时，需要调整剂量的次数很少，因而检测抗 X a 浓度的次数也很少。给予的剂量通常使血浆浓度保持在 0.5 ～ 1.0 IU/mL 的范围内。对有高度出血危险的急性肾衰竭患者，静脉快速注射 5 ～ 10 IU/（kg·h），继以静脉输注 4 ～ 5 IU/（kg·h）。进行急性血液透析的患者治疗间歇较短，应对抗 X a 进行全面监测，使血浆抗 X a 活性保持在 0.2 ～ 0.4 IU/mL 的水平。

2. 临床配制和使用

法安明 0.2 mL + 生理盐水 4.8 mL 配制成 5 mL 溶液（含法安明 5000 IU），这样配制好的溶液每毫升含法安明 1000 IU。如需注射法安明 4000 IU，则将配制好的法安明溶液静脉注射 4 mL 即可。

3. 法安明拮抗剂的使用方法

法安明的拮抗剂为鱼精蛋白，鱼精蛋白可抑制达肝素钠引起的抗凝作用。法安明引起的凝血时间延长可被完全中和，但抗 X a 活性只能被中和 25% ～ 50%。1 mg 鱼精蛋白可抑制 100 AxaIU 达肝素钠的抗 X a 作用。鱼精蛋白本身对初级阶段止血有抑制作用，所以只能在紧急情况下应用。

（三）依诺肝素钠注射液（克赛）

克赛为具有高抗 X a（100 IU/mg）和较低抗 II a 或抗凝血酶（28 U/mg）活性的低分子量肝素。在不同适应证所需的剂量下，克赛并不延长出血时间。在预防剂量时，克赛对活化部分凝血酶原时间（APTT）没有明显影响，既不影响血小板聚集，也不影响纤维蛋白原与血小板的结合。

1. 建议剂量

在血液透析中，为防止体外循环中的血栓形成，克赛的推荐剂量为 1 mg/kg。应于血液透析开始时，在静脉通路给予。通常 4 小时透析期间给药 1 次即可，但当透析装置出现丝状纤维蛋白时，应再给予 0.5 ～ 1 mg/kg。

2. 临床配制和使用

临床所用剂量的配制方法是将克赛 0.4 mL+ 生理盐水 3.6 mL 配制成 4 mL 溶液，这样配制的溶液每毫升含克赛 10 mg。血液透析患者如需注射克赛 30 mg，则将配制好的克赛溶液注射 3 mL 即可。

3. 克赛拮抗剂的使用方法

大剂量皮下注射克赛可导致出血症状，缓慢静脉注射鱼精蛋白可中和以上症状。1 mg 鱼精蛋白可中和 1 mg 克赛产生的抗凝作用。

（四）低分子量肝素钠注射液（吉派林）

吉派林具有 AT–Ⅲ依赖性抗 Ⅹa 因子活性，药效学研究表明吉派林对体内外动、静脉血栓的形成有抑制作用。吉派林能刺激内皮细胞释放组织因子凝血途径抑制物和纤溶酶原活化物，分子量 > 6000 的制剂会影响凝血功能，使 APTT 略延长。吉派林不作为溶栓药，但对溶栓药有间接协同作用。产生抗栓作用时，出血可能性小。

1. 建议剂量

每支吉派林含抗 Ⅹa 活性 2500 IU 或 5000 IU，加注射用水至 0.5 mL，其平均分子量 < 8000。血液透析时该药能预防血凝块形成。每次透析开始时，从血管通道静脉端注入吉派林 5000 IU，透析中不再增加剂量或遵医嘱。

2. 临床配制和使用

将吉派林 0.5 mL + 生理盐水 4.5 mL 配制成 5 mL 溶液，则每毫升溶液含吉派林 1000 IU。血液透析患者如需注射吉派林 4000 IU，则将配制好的吉派林溶液注射 4 mL 即可。

3. 吉派林拮抗剂的使用方法

硫酸鱼精蛋白或盐酸鱼精蛋白可中和吉派林的作用，1 mg 盐酸鱼精蛋白可中和 1.6 IU 吉派林。鱼精蛋白不能完全中和吉派林的抗 Ⅹa 活性。

四、护理评估

（1）了解患者病史，评估患者抗凝方法和效果。

（2）血液净化前需对管路和滤器进行规范预冲，以防止凝血。

（3）正确配制低分子量肝素，严格执行两人核对制度，应用剂量正确，确保透析治疗安全进行。

五、护理措施

（1）透析治疗过程中，监测动脉压、静脉压、跨膜压，以及管路有无血凝块、透析器有无发黑等。

（2）对易出现糖尿病、高血压并发症的血液透析患者，应首选低分子量肝素。糖尿病易并发心、脑、肾、四肢血管病变，其动脉粥样硬化发生率高，主要引起冠心病、缺血性或出血性脑血管病。视网膜病变是糖尿病微血管病变的又一重要表现，可分为非增生型和增生型两大类，前者主要表现为视网膜出血、渗出和视网膜动、静脉病变；后者在视网膜上出现新生血管，极易破裂出血，血块机化后，纤维组织牵拉，造成视网膜脱离，是糖尿病失明的主要原因，而高血压患者最易出现脑血管意外。

（3）对原有出血可能的危重患者，应用低分子量肝素也可能引起出血。此类患者在应用低分子量肝素过程中要监测ACT，一旦发现出血可能，立即停止透析，并使用拮抗剂。针对这些患者，为安全考虑，可使用小剂量低分子量肝素或无肝素透析。

（4）加强宣教。透析患者的凝血时间较健康人延长，术后易造成出血，指导患者透析结束后正确按压穿刺点（根据每个患者的不同情况选择按压时间的长短）；血压偏高患者下机后应予观察和监测，待血压平稳后才可回家；如血压持续较高，应及时治疗，严防并发症发生。告知患者如出现任何出血现象或不适（如头痛、呕吐、视物模糊、肢体活动障碍、口眼歪斜等），应立即与医师取得联系并积极治疗。

（5）告知患者低分子量肝素的保存方法。大多数透析中心让患者自行保管药物，应告知患者肝素冷藏保存的方法。

综上所述，低分子量肝素与普通肝素相比，具有抗凝作用强、出血危险性小、生物利用度高、半衰期长、使用方便等优点。因此，低分子量肝素是一种安全、有效、更适宜长期使用的抗凝剂。

（李银银）

第五节　局部枸橼酸钠抗凝

枸橼酸钠作为一种局部抗凝剂，克服了肝素全身抗凝所致的出血并发症，无变态反应及肝素诱导的血小板减少症，并可降低氧化应激水平，延长透析膜寿命，故引起了透析界对该项技术的极大兴趣。近年局部枸橼酸钠抗凝（RCA）临床应用日渐增多，技术也日趋完善和自动化，不仅应用于血液透析，也应用于连续性肾脏替代治疗中。

一、抗凝原理

枸橼酸钠与血中游离钙螯合生成难以解离的可溶性复合枸橼酸钙，使血中钙离子减少，阻止凝血酶原转化为凝血酶，从而起到抗凝作用。局部枸橼酸钠体外循环抗凝效果确切，而无全身抗凝作用，尤其适用于高危出血患者。

二、抗凝指征

（1）由于局部枸橼酸钠仅有抗凝作用，故可应用于活动性出血或高危出血患者。

（2）因使用肝素引起血小板减少症、变态反应等严重不良反应者可使用此法。

（3）与无肝素比较，局部枸橼酸钠抗凝时，不需高血流量，因此血流动力学不稳定时也可应用此方法。

（4）局部枸橼酸钠抗凝广泛应用于连续性肾脏替代治疗（continuous renal replacement therapy，CRRT）和持续低效缓慢血液透析（sustained low efficiency dialysis，SLED），也可应用于间歇性血液透析。

（5）有文献认为，在滤器管路寿命、出血风险、改善氧化应激方面，局部枸橼酸钠抗凝优于传统的肝素 / 低分子量肝素抗凝。

三、使用方法

达到理想抗凝效果的枸橼酸钠浓度是 3 ~ 4 mmol/L，滤器后离子钙浓度一般维持在 0.25 ~ 0.35 mmol/L，而外周血离子钙浓度则需要维持在生理浓度 1.0 ~ 1.2 mmol/L。理想的枸橼酸钠抗凝方法旨在维持上述指标的预定范围。

1. 枸橼酸钠浓度

血液进入透析器时枸橼酸钠浓度维持在 2.5 ~ 5.0 mmol/L，即可获得满意的体外抗凝效果。

2. 输入方法

枸橼酸钠从血液透析管路的动脉端输入，使用时可用输液泵调整和控制输入速度。局部枸橼酸钠抗凝时透析液可采用无钙透析液或普通含钙透析液。采用无钙透析液时，可从患者的外周静脉补充钙剂；采用普通含钙透析液时，不需要补充钙剂。

《牛津临床透析手册》列举的典型方案：4% 的枸橼酸钠自动脉端每小时输注 190 mL，0.75% 的氯化钙自静脉端每小时输入约 60 mL。

3. 抗凝过程中的参数监测

注意患者的个体情况并及时监测是保证抗凝有效和减少并发症的必要步骤。RCA 过程中的监测参数至少应包括以下 3 点：

（1）滤器后离子钙浓度：应为 0.25 ~ 0.35 mmol/L。

（2）外周血离子钙浓度：应为 0.9 ~ 1.2 mmol/L。

（3）血气分析、电解质：监测酸碱平衡和钠平衡。

四、操作技术及护理

（1）透析前做好患者的宣教及心理护理。解释 RCA 透析中可能的并发症及有效的处理措施，取得患者的理解与配合。

（2）枸橼酸钠盐水（生理盐水 500 mL + 46.7% 枸橼酸钠 5 mL，浓度为 0.66 mmol/L）预冲使用血液净化护理透析器及透析管路，密闭循环 10 分钟。

（3）准备输液泵，透析前将枸橼酸钠连接在透析管路的动脉端泵前。

（4）内瘘穿刺针用生理盐水进行预处理，待穿刺成功后即刻连接血路管。

（5）管路连接后启动血泵，使血流量逐渐上升，并同时启动枸橼酸钠输注泵，根据枸橼酸钠浓度调整输入速度。透析过程中应依据透析器及透析管路凝血情况、静脉压、活化凝血时间及患者临床情况调整枸橼酸钠的输注速度。

（6）机器因自检处于透析液隔离状态时，不需调整枸橼酸钠输注速度。如机器因透析液浓度、断水或其他原因进入旁路状态超过 5 分钟，则要减慢或停止枸橼酸钠输注，排除原因后恢复枸橼酸钠的输注，若一时难以解决，则采取无肝素透析法。

（7）透析过程中，应密切观察患者的血压、脉搏、心率、动脉压、静脉压、跨膜压，密切观察血路管和透析器是否有凝血现象。一旦发现透析器或管路颜色变深，或静脉压较前大幅度升高，应立即采取防凝血措施，并行活化凝血时间检查，以调整枸橼酸钠输注速度。

（8）透析中，应密切观察、询问患者有无唇周、四肢发麻、肌肉痉挛等低钙症状。一旦发生低血钙症状，迅速降低输注速度或停止枸橼酸钠的输注。

（9）透析前，准备好患者周围静脉通路，防止低钙血症的发生。如发生低钙血症，不可在透析管路的动、静脉端推注钙剂，因为这样可导致枸橼酸与钙离子结合而引起凝血。

（10）枸橼酸钠浓度较低时，所用枸橼酸容量增大，应适当增加脱水量，防止容量负荷增加。

五、并发症及防治

1. 高钠血症

采用枸橼酸钠抗凝透析时，可适当调整钠浓度，防止高钠血症。

2. 代谢性碱中毒

枸橼酸钠进入体内后，参与三羧酸循环，最终生成 HCO_3^-。1 mmol 枸橼酸代谢生成 3 mmol HCO₃⁻，透析中可适当降低透析液中碳酸盐浓度，避免代谢性碱中毒的发生。

3. 低钙血症

发生率为 5%～10%，常见于患者本身有低钙血症而使用无钙透析液，或患者有严重代谢性酸中毒，透析中因纠正酸中毒而降低了血钙等。采用枸橼酸钠透析前应了解患者的血钙及酸中毒情况。同时，在透析期间应进行心电监护，随时测定血钙浓度并建立静脉通路，以防止低血钙的发生。

4. 凝血

枸橼酸钠透析时，应严密监测活化凝血时间（ACT）或观察体外凝血情况，防止凝血的发生。

六、局部枸橼酸钠抗凝的新进展

1. 枸橼酸的给药途径

对于连续性肾脏替代治疗中的 RCA，除传统的滤器前输入枸橼酸钠、静脉端输入钙剂外，某些医疗机构将枸橼酸钠预先配入置换液或透析液，获得了良好的临床效果。

2. 自动化趋势

有学者报告了可自动在线计算钙剂和透析液/置换液输入量的 SLED RCA 系统，此系统可极大地减轻人工操作的负担。

（李银银）

第六节　血液净化抗凝剂配制和使用流程

血液净化过程中，由于体外循环的建立，血液与透析器表面接触，引起血小板黏附、血栓形成，阻塞透析器和体外循环血液管路；治疗过程中血液流速缓慢、高超滤率、高血红蛋白、输血或补充含脂质的肠外营养均可促进凝血。这些因素降低了透析效能，甚至使血液净化无法继续。因此，合理、充分、个性化的抗凝治疗是保证血液净化得以顺利进行的必要条件。

不同的抗凝剂有不同的使用方法、使用剂量及不良反应，应引起血液透析科护士的高度重视。

一、抗凝剂的临床配置和使用

（一）肝素

肝素是血液净化过程中最常用的抗凝剂，它富含阴离子电荷的糖胺聚糖，可以结合抗凝血酶Ⅲ而灭活凝血因子Ⅱ、Ⅸ、Ⅹ、Ⅺ和Ⅻ，半衰期为 30 ～ 120 分钟。肝素在临床应用中，必须严格精确剂量和方法，防止应用不当而引起凝血或出血。

1. 配制注意点

（1）必须由两人核对后配制。

（2）配制后外包装必须标明日期、时间、剂量、配制者姓名及核对者姓名。

（3）应现配现用，冷藏于冰箱，应有明确标识。

（4）肝素应用前必须合理稀释，这样才能达到精确应用。

例 1：每支 2 mL 的肝素溶液中含肝素 12 500 U（100 mg），为便于计算和临床应用，建议将肝素的浓度稀释成每 1 mL 溶液中含肝素 250 U（2 mg）。将 500 mL 生理盐水抽弃 20 mL，加入肝素 12 500 U×10 支（1000 mg），这样所得到的肝素浓度即为每 1 mL 溶液中含肝素 250 U（2 mg）。如患者首剂应用肝素 2500 U（20 mg），抽取 10 mL 即可。

例 2：将 500 mL 生理盐水抽弃 40 mL，加入肝素 12 500 U×20 支（2000 mg），这样所得到的肝素浓度即为每 1 mL 溶液中含肝素 500 U（4 mg）。如患者首剂应用肝素 2500 U（20 mg），抽取 5 mL 即可。

肝素浓度配置可依据血液透析中心（室）的规模和使用量来配置。配置方法必须统一，切忌各人使用不同方法配制，以免导致剂量错误。

2. 使用流程及护理

（1）血液净化前由医师评估后决定患者抗凝方法和剂量。

（2）血液透析开始前 3 ～ 5 分钟，首剂从静脉端一次推注。

（3）追加肝素按 500 ～ 2000 U/h（或遵医嘱）从血液透析动脉端持续输注。

（4）必要时监测有关凝血试验，酌情调整剂量，使凝血指标维持在相应的目标范围内。

（5）血液透析结束前 30 ～ 60 分钟停止使用肝素。

（6）应用肝素后如出现出血现象，可终止肝素的应用或应用鱼精蛋白。

（7）注意和监测肝素的不良反应，如出血、脱发、过敏、血小板减少等。

（二）小剂量肝素

小剂量肝素总量控制的范围有不同的报道。根据临床经验，认为透析时间4小时，控制肝素总量1250～2500 U（10～20 mg），可称为小剂量肝素。

1. 配制方法

生理盐水500 mL＋肝素750～1250 U（5～10 mg），则每100 mL液体中含肝素125～250 U（1～2 mg）。配制小剂量肝素时，浓度应稀释，有利于剂量掌控，起到稀释血液的作用。如依照上述浓度，泵前每小时输注100 mL肝素盐水，内含肝素125～250 U（1～2 mg）。

2. 使用流程及护理

（1）血液净化前由医师评估患者后决定患者小剂量肝素抗凝方法和剂量。

（2）透析器与体外循环血液管路按常规预冲，建议用生理盐水500 mL＋肝素1250～2500 U（10～20 mg），密闭循环。

（3）不给予首剂肝素，将预充液弃去。

（4）按每小时所需浓度，泵前持续输注肝素。

（5）血液透析结束前20～30分钟停止输入肝素。

（6）总结肝素输注总量，治疗过程中清除补充的生理盐水。

（三）低分子量肝素

与普通肝素相比，低分子量肝素对凝血因子Ⅹa的抑制作用强，对血小板的功能影响较小，具有抗凝作用强、出血危险性小、生物利用度高、半衰期长、使用方便等优点。

低分子量肝素使用流程及护理如下：

（1）血液净化前由医师评估后决定患者低分子量肝素抗凝方法和剂量，必须由两人核对后配制。

（2）因溶液量少，建议稀释后静脉端术前3～5分钟一次性给药，确保临床剂量的准确性。

（3）应现配现用。

二、抗凝剂应用的护理

（1）应用抗凝剂前由医师对患者进行评估，明确抗凝剂的使用种类、剂量和方法。

（2）正确配制、剂量正确、双人核对，在引血前3～5分钟静脉端注入。

（3）在使用抗凝剂前，再次确认有无出血现象，并记录、签名。

（4）体外循环血液管路、透析器、血液滤过器等应按规范进行预冲，以减少凝血和残血。

（5）血液净化过程中根据应用抗凝剂的方法、剂量、种类进行严密监护，及时处理并发症。

（6）血液净化结束后，监测患者出血现象，观察透析器、体外循环血液管路或血液滤过器的凝血和残血，做好记录。

（黄海萍）

第七节　单纯超滤和序贯透析

一、单纯超滤

排除患者体内多余的水分是透析疗法的主要功能之一。排除水分有两种方法：一是在透析的同时将所要清除的水分利用机器的跨膜压进行超滤；二是超滤与透析分开进行，治疗过程仅仅进行水分清除，这种方法叫单纯超滤（IUF）。

（一）原理

单纯超滤是通过对流转运机制，采用容量控制或压力控制，经过透析器或血滤器的半透膜等渗地从全血中除去水分。血液引入透析器后，血液中的水经透析膜外的跨膜压而得以清除。单纯超滤因为没有电解质浓度和渗透压方面的变化，有利于组织水向血浆水转移，因此单纯超滤脱水效果好，见效快，患者耐受良好。单纯超滤时没有弥散的作用，仅极少量溶质随水分一起被清除，故与透析存在很大不同。

（二）临床应用

（1）肾功能不全者的水钠潴留。

（2）难治性心力衰竭。

（3）急、慢性肺水肿。

（4）药物治疗效果不佳的各种原因的严重水肿。

（三）操作方法

1. 用物准备

血液透析机、透析器、血液透析管路、穿刺针、穿刺包、抗凝剂、预冲液、止血带、碘伏等消毒物品。

2. 护理评估

（1）评估患者生命体征及意识状态。

（2）评估患者容量负荷状况，如体重增长情况、尿量、水肿程度、卧床体位（能否平卧），测定中心静脉压（CVP）或肺毛细血管楔压（PCWP）。

（3）观察患者皮肤完整性、内脏有无出血及各类引流管的渗血情况，查看相关凝血检验参数。

3. 操作程序

（1）目前应用的透析机器多为容量超滤型装置。打开设备开关，进行机器前冲洗及自检。

（2）选择操作程序，按顺序安装管路，连接透析器，注意将透析器滤出液口放置在上端，避免膜外产生气体。

（3）进行管路、透析器预冲，连接患者等。

（4）根据患者的病情特点，遵医嘱设置超滤量、超滤时间。通常超滤量设定为 < 2 L/h，可依据临床实际情况进行调整。

（5）完成目标超滤量后，将血流量调整至 80 ~ 100 mL/min，用生理盐水回血后下机，结束单纯超滤治疗。

（6）密切观察有无并发症发生（低血压、透析器破膜、透析器及管路凝血、出血、心律失常、猝死等），做到及时发现、及时通知医师、及时处理。

（四）护理干预

1. 低血压的护理干预

控制超滤的量和速度，防止因超滤量过大而诱发低血压。密切观察患者，早期表现为打哈欠、肌肉痉挛或出现便意等，进而可有恶心、呕吐、出汗、面色苍白、呼吸困难和血压下降。此时应降低超滤率，必要时补充生理盐水或白蛋白，经过上述处理后血压仍不能恢复正常的患者应停止单纯超滤，并给予积极救治。

2. 心力衰竭和肺水肿护理干预

吸氧，必要时乙醇湿化吸氧；半卧位，两腿下垂；心电监护，严密观察患者心率、心律变化，监测氧饱和度；观察脱水量与心力衰竭、肺水肿的改善状况；应用降低前负荷和后负荷药物时，注意观察患者血压和心率，注意药物的滴速，防止药物不良反应。

3. 严重水肿患者的护理干预

注意皮肤护理，严重水肿者翻身、按摩时防止皮肤破损，防压力性损伤；穿刺点注意压迫，防止皮下血肿；固定点使用胶布时，注意防止因撕开胶布而导致的皮肤破损、起疱。

4. 心律失常、猝死的护理干预

超滤前做好患者的护理评估，评估其心功能、电解质和酸碱平衡情况。对于心血管状态不稳定的患者，单纯超滤过程中有出现致命性心律失常，甚至猝死的可能。如出现上述情况，应立即停止单纯超滤，并给予积极抢救。对于这样的患者，原则上推荐采用缓慢连续性超滤（SCUF）模式进行治疗。

5. 其他

各种记录完整，特别是对治疗过程的补液量、脱水量应详尽记录并交班。

（五）缺点

1. 溶质清除不足

由于单纯超滤没有弥散功能，没有离子交换，故对溶质的清除率低，可出现高钾血症或氮质潴留。

2. 低血压

单纯超滤虽然对水分清除较快，但如果超滤速度过快，仍会出现低血压。为了防止低血压的发生，建议超滤率最好不超过 30 mL/（kg·h）。

二、序贯透析

序贯透析由单纯超滤和透析（含超滤和弥散）两个程序组成，对超滤和透析的顺序和时间比例没有固定模式。根据患者情况，在治疗中的不同时间段对应不同治疗模式的血液透析方案，称为序贯透析（SD）。如透析中因患者病情原因需快速清除水分，减轻患者症状，则先行超滤，待病情稳定后再行透析。

1. 方法

评估患者后，发现患者有水负荷增长过多等征象时，可考虑序贯透析。单纯超滤应放在血液透析之前，其优点在于能维持血流动力学的稳定性。若将单纯超滤放在透析后，由于透析的后续作用，弥散影响依然存在，致使机体不能用收缩血管的方法来代偿由于低血容量造成的低血压。

2. 临床应用指征

（1）体重增长过多、过快。

（2）透析过程中血压不稳定。

（3）心血管功能差的急性透析患者。

（4）老年急、慢性维持性血液透析患者。

3. 护理

在透析中如应用序贯透析，需补足患者总透析时间，防止溶质清除不足。

（黄海萍）

第八节　高通量透析

高通量透析是指水通过透析膜的速率高，溶质或溶剂高效率穿过半透膜在血液侧与透析液侧移动。高通量血液透析（high-flux hemodialysis，HFHD）是指用高通量透析器在容量控制的血液透析机上进行血液透析的一种技术。高通量透析器要求透析膜的通透性（超滤系数）≥ 20 mL/（h·mmHg），β_2 微球蛋白的清除率 > 20 mL/min。其清除溶质的机制包括弥散、对流和吸附，属于高效血液净化方法之一。

一、技术原理

高通量血液透析依赖高通量透析膜实现溶质的清除，透析膜多为高分子人工合成膜，能有效清除小分子溶质、生物相容性高、膜孔径大，具有很高的扩散性能和水力学通透性，减少了对流传递的阻力。由于透析膜具有不对称、疏水的特性，对 β_2 微球蛋白等中大分子物质的吸附能力增强，在透析中能有更多的且分子量更大的溶质从血液移到透析液中，对中大分子毒素有较高的清除率，从而提高透析效果。

高通量血液透析清除中大分子物质的理论基础在于其对流原理，而对流是模拟肾小球的滤过作用进行溶质清除，在滤过膜孔径范围内的所有溶质均以相同的速度跨过滤器。溶质滤过的量在一定的跨膜压范围内（400～500 mmHg）与跨膜压呈线性关系，而膜孔大小、超滤率、血流量、透析时间均可对溶质的清除率产生影响。

高通量透析治疗成功的标准是：在适当的时间内清除足够的溶质和水分，使血浆毒素水平接近正常，并达到干体重。高通量透析器由于膜孔径大，可能存在从透析液到血液的反超滤。

二、临床应用

1. 对 β_2 微球蛋白的影响

β_2 微球蛋白是相对分子质量为 11 800 的多肽，由于其降解和重吸收部位都在肾脏，所以尿毒症患者 β_2 微球蛋白浓度较高，这是造成尿毒症患者慢性并发症的主要物质，高通量透析膜可减少 β_2 微球蛋白释放并增加其清除率。高通量透析减少 β_2 微球蛋白释放的机制在于高通量透析对透析用水和透析液质量要求高，使用带细菌过滤器的透析机进行治疗，可阻止透析液内小分子片段的内毒素弥散入血液中，使炎性因子和氧自由基释放减少，单核细胞分泌 β_2 微球蛋白减少。

2. 对甲状旁腺激素的影响

甲状旁腺激素（PTH）是由 80 多个氨基酸组成的多肽，相对分子质量约 9500，是慢性肾衰竭患者心脏纤维化的重要因素之一，也是导致尿毒症皮肤瘙痒的主要物质，更为严重的是，还可导致肾性骨营养不良、软组织和血管钙化，并与心血管事件及病死率增加相关。高通量滤器可清除全段甲状旁腺激素（iPTH），使 iPTH 值有效降低。长期高通量透析治疗，可使透析患者血液中 PTH 浓度相对较低。

3. 对磷的影响

磷虽然分子量较小，但清除方式类似中分子物质，所以血磷增高在透析人群中的发生率可达到 50%。血磷增高不仅诱发继发性甲状旁腺功能亢进和肾性骨营养不良，也是透析患者死亡的独立危险因素。高通量透析治疗可增加这些分子量较大物质的清除率。

4. 其他

高通量血液透析可减少氧化应激，有效清除炎性因子和中大分子毒性物质。例如，高通量透析可使患者血液中肿瘤坏死因子 α（TNF-α）逐渐下降，使微炎症状态得到改善；高通量透析能使患者体内丙二醛（MDA）和超氧化物歧化酶（SOD）释放减少或清除增加，有利于维持体内氧化与抗氧化系统的动态平衡。

很多短期研究的结果认为，实施生物相容性好的高通量透析可达到以下目的：较好地保护残余肾功能、较少引起炎症反应、较高的血清白蛋白、较少的脂质代谢紊乱、较低的 β_2 微球蛋白水平和较少的透析淀粉样变。

三、操作技术

高通量透析护理操作重点如下：

1. 评估

（1）患者无顽固性低血压、心脏扩大等无法承受高通量透析时的高流量、高超滤的并发症。

（2）患者血管通路条件：血流量达到 250 mL/min 以上，避免再循环。

（3）设备评估：透析用水必须使用超纯无致热源的碳酸氢盐透析液，反渗透水的细菌菌落计数 < 0.1 cfu/mL，内毒素 < 0.03 EU/mL。

（4）透析液入口装有细菌滤过器，可调钠、可透析液流量的容量超滤型机器。

（5）高通量透析时，超滤系数 ≥ 20 mL/（h·mmHg）。

2. 护理干预

（1）规范预冲程序，确保透析器使用的安全有效，减少凝血和残血，去除透析器材中的微粒，预防首次使用综合征的发生。

（2）防止水电解质紊乱，提高透析液中钠浓度以增加毛细血管再充盈率，减少治疗中低血压的发生。宣教患者透析间期控制水分，体重增长不能 > 3 kg。

（3）严密观察患者生命体征的变化，重视患者的不适主诉。如肌肉酸痛、畏寒等内毒素反应。

（4）监测透析机的静脉压和跨膜压变化，观察有无反超滤。为防止反超滤的发生，可适当提高血液流量，增加超滤量。

（5）长期高通量透析患者，鼓励其增加优质蛋白质的摄入。

3. 监测尿素清除指数（Kt/V），及时调整治疗方案

（1）血红蛋白的增高会影响溶质的清除率。

（2）残余肾功能不同，治疗方案不同。

（3）溶质分布不同，治疗处方不同。

（黄海萍）

第九节 体外血脂净化

一、原理和方法

血脂主要是指存在于血浆中的胆固醇和甘油三酯，脂质代谢紊乱是引起动脉粥样硬化，继而导致心脑血管疾病的重要原因。尤其是近十多年来，许多研究表明积极的降脂治疗在心脑血管疾病的Ⅰ级、Ⅱ级预防中扮演了重要角色。绝大多数的脂质代谢紊乱患者经积极的饮食控制、适当的体育活动和恰当的调脂治疗均能得到很好地控制，然而极少部分家族遗传性脂质代谢紊乱患者，以及部分急性缺血性脑血管疾病患者合并严重的脂质代谢紊乱和微循环障碍等情况，需迅速纠正。20世纪80年代后期，随着生物医学工程及高分子材料科学的迅速发展，各类高度选择性的体外降脂技术得到了进一步的完善与提高。

（一）技术特点

1. 非选择性方法

非选择性方法指血浆置换（plasma exchange，PE），它最早用于治疗家族遗传异质性代谢紊乱。每次置换血浆 2.0 ~ 4.5 L，不仅去除了有害的低密度脂蛋白（LDL）、脂蛋白（a）〔Lp（a）〕、胆固醇等成分，也清除了高密度脂蛋白（HDL）、白蛋白和免疫球蛋白等有益成分，因此必须补充大量的新鲜血浆，由此可能带来变态反应及交叉感染等并发症，目前已很少用于体外降脂。

2. 半选择性方法

半选择性方法指二重滤过血浆置换疗法（double filtration plasmapheresis，DFPP），又称不同膜滤过（membrane different filtration，MDF）或级联滤过（cascade filtration，CF），利用不同孔径血浆成分分离器来控制血浆蛋白的去除范围，第一个滤器是普通的血浆分离器，用于分离红细胞等有形成分和血浆，其孔径约 0.2 μm，可供无细胞成分的血浆自由通过。第二个滤器中空纤维柱孔径约 0.03 μm，用于分离血浆中的大分子物质如低密度脂蛋白（LDL）、极低密度脂蛋白（VLDL）、中间密度脂蛋白（IDL）和纤维蛋白原等，但也有少量高密度脂蛋白（HDL）、免疫球蛋白、白蛋白和小分子激素等有益成分也同时被清除，因此称为半选择性。

近年来，又出现了一种改良的 DFPP，即 pulsed flow cascade filtration，其目的在于

最大限度地减少白蛋白等小分子蛋白质的丢失，使白蛋白的恢复率高达90%，因而不需补充白蛋白。此种改良的DFPP是将通过血浆成分分离器阻挡捕捉的LDL等溶液不再废弃，使其全量再次进入血浆成分分离器，并反复循环直至治疗结束，以提高白蛋白、HDL等有益成分的保留效率。目前推出的热循环式双重滤过血脂分离疗法在上述再循环回路中插入加温系统，使循环血浆温度升至42℃，提高了分离性能，进一步增加了白蛋白、HDL等成分的保留。另一种改良法是改变血浆成分分离器的连接方式，使其分子跨膜方向与传统方法正好相反，即反向滤过法，这样可使膜面积扩大至1.7倍，这种改良法同再循环法一样，也没有专门的废液出路，治疗结束后残留在血浆成分分离器及管路中的液体是含有大量脂蛋白等大分子颗粒的废液。白蛋白等小分子颗粒的丢失很少，也不需补充白蛋白。

3. 高选择性方法

（1）硫酸右旋糖酐纤维素吸附系统（dextran sulfate–cellulose adsorption，DSA）：硫酸右旋糖酐共价交联于多孔状纤维素，结构类似于LDL受体，其表面带负电荷，可与表面带正电荷的LDL特异性结合。硫酸右旋糖酐共价结合于多孔纤维素珠上，外用多聚复合物包裹成吸附柱。此疗法应用物理化学亲和吸附剂，方法简便，疗效稳定，在国外应用非常广泛。

（2）肝素介导体外低密度脂蛋白沉淀系统（heparin mediated extracorporeal LDL precipitation system，HELP）：根据等电点产生沉淀的原理，将分离出来的血浆与肝素和醋酸盐的混合液（pH = 4.85）以 1∶1 的比例混合，使pH达到5.12，即LDL等电点。在这样的环境中，表面带大量负电荷的肝素与LDL、Lp（a）、纤维蛋白原、VLDL最大限度地结合，在脂质沉淀器中沉积，而HDL、白蛋白等有益成分几乎不受影响，去除上述成分的"清洁"血浆经阴离子交换柱完全吸附肝素后，再经碳酸氢盐透析恢复生理状况的容量、pH和电解质，与分离的红细胞混合返回体内。一次处理血浆2500 ~ 3000 mL。由于在治疗过程中，肝素被阴离子交换柱吸附，故所需抗凝剂肝素剂量偏大，首剂4000 ~ 5000 U，维持5000 ~ 6000 U/h。

（3）全血灌注脂蛋白吸附法（direct adsorption of lipoprotein from whole blood，DALD）：常规的血脂分离首先需要将血细胞和血浆分离，而DALD作为一种改良的全血灌流，可直接从全血中清除LDL和Lp（a）。其灌流器由聚丙烯酸盐配体包裹的聚丙烯酰胺珠构成，带负电荷的聚丙烯酸盐配体与表面带正电荷的LDL和Lp（a）结合，选择性吸附这些脂质成分，而对血细胞和HDL几乎没有影响。DALD系统比较特殊的是其抗凝技术，它采用肝素枸橼酸盐（ACD–A）混合液，即每1mL血液用0.5 U肝素 + 0.375 mg

枸橼酸盐的混合液抗凝，既能达到最佳抗凝效果，又最大限度地避免补体激活和低钙血症的发生。每次处理 1.3 ～ 1.6 倍的全血量即能获得很好的疗效。

（二）化疗方法评价

HELP 系统和 DSA 系统是目前临床使用最广泛、治疗例数最多，且被美国 FDA 批准临床应用的体外血脂净化疗法。HELP 系统的技术特点是利用物理化学亲和性的原理，即肝素在低 pH 环境下表面带有大量负电荷，与表面带正电荷的 LDL、Lp（a）、纤维蛋白原紧密结合而沉淀。HELP 系统是净化效率最高的一种办法，处理 3 L 血浆即能降低 LDL、Lp（a）、纤维蛋白原 50％ 左右。另外，HELP 系统有着非常好的生物相容性，治疗前后未出现明显的补体激活和炎性因子的大量产生。与 DSA 和 DALD 系统相比，其最大的特点是不激活缓激肽系统，因此服用血管紧张素转换酶抑制剂（ACEI）的患者不需停药，在治疗中也不会出现明显的低血压、恶心、呕吐、面部潮红等反应。但不难看出 HELP 系统的最大缺点是操作烦琐、需大量的消耗品、价格昂贵。

DSA 系统则是利用硫酸右旋糖酐共价交联于多孔状纤维素，模拟 LDL 受体的空间结构来特异性吸附 LDL，其最大的优点是操作方便、选择性好，但需注意，其选用的吸附材料与 DALD 系统一样是多价负电性物质，和血液接触会产生 ABC（anion-blood contact reaction）现象，即在体外循环开始 15 分钟后少部分患者会出现头痛、胸闷、呕吐、腹痛、腹泻等症状，伴血压下降、声带水肿等，这主要是由于血液与负离子物质接触使缓激肽生成增加。因此，在治疗前 24 ～ 48 小时应停用 ACEI 制剂。

DALD 系统是采用全血灌注的血脂净化疗法，其简捷的操作、良好的生物相容性及相当不错的疗效越来越受到临床工作者的关注。它可能代表未来血脂净化发展的方向。目前存在的主要不足有两方面：一是有比较大的体外循环，二是治疗中少部分患者有 ABC 反应。另外，DALD 系统至今治疗的例数尚不够多，需进一步临床验证。

（三）临床效果

1. 调节血脂

各类体外降脂疗法均有不错的降脂效果，尤其在降低 LDL 方面。综合各类文献报道，严重脂质代谢紊乱的患者经各种血脂分离方法治疗后，LDL 均下降 50％ 以上，Lp（a）、甘油三酯也有不同程度的下降，而在保留 HDL 方面，以 DSA、HELP、DALD 为佳。

2. 改善血液流变学

由于体外降脂疗法迅速清除了胆固醇、甘油三酯、LDL、Lp（a）、纤维蛋白原等血浆大分子颗粒，而这些物质尤其是纤维蛋白原是引起血浆黏滞度增高的重要因素，所以在治疗后患者的血液流变学指标发生明显改善，尤其是 HELP 系统因其降低纤维蛋白原的效果最肯定，因此在改善微循环和提高组织供氧方面效果更佳。体外降脂疗法对凝血系统也有明显影响，部分凝血因子浓度下降，血小板聚集率下降，因此可改善高凝状态。

3. 氧化与抗氧化

氧化应激与炎症反应在动脉粥样硬化的病理生理过程中起了重要作用，而体外循环中的血膜反应往往会诱发氧化应激。然而经过膜材料的改进，以及采用合适的抗凝方式，HELP、DSA、IA、DALD 系统均显示了相当不错的生物相容性。

4. 改善内皮功能

研究证实，血脂分离后胆固醇、LDL、Lp（a）等脂质成分大幅度下降，改善了内皮功能及其所介导的血管活性。Mellwig 等研究发现，一次 HELP 治疗能明显改善心肌血流灌注，提高冠状动脉储备，降低冠状动脉阻力，学者认为这得益于血管内皮功能的改善。在 DSA 治疗后，由于缓激肽系统的激活，伴随一氧化氮和前列腺素血浆水平的提高，大大改善了血管内皮功能。

二、临床应用

目前，血脂分离的临床应用主要有两种方案：一是长期规律的治疗，二是短期治疗。前者主要用于治疗家族遗传性脂质代谢紊乱患者，后者主要用于急性缺血性血管疾病伴脂质代谢紊乱或微循环障碍患者。

（一）适应证

1. 美国食品药品监督管理局（FDA）规定的长期规则治疗的适应证

（1）家族遗传性高脂血症（纯合子），LDL > 5 g/L。

（2）家族遗传性高脂血症（杂合子），LDL ≥ 3 g/L。

（3）家族遗传性高脂血症（杂合子），LDL ≥ 2 g/L 并伴有心肌梗死、不稳定型心绞痛、冠状动脉搭桥术后等心血管疾病。

2. 急性缺血性血管疾病伴脂质代谢紊乱或微循环障碍

（1）急性缺血性脑卒中。

（2）急性闭塞性动脉硬化症。

（3）急性视网膜动脉缺血症。

（4）突发性耳聋。

3. 其他

急性胰腺炎伴严重脂质代谢紊乱。

（二）禁忌证

主要包括两个方面：一是有活动性出血或出血倾向者，二是无法耐受体外循环者。因此，急性出血性脑卒中、严重消化性溃疡等出血或高危出血性疾病，以及有低血压、急性心肌梗死等无法耐受体外循环的疾病均是血脂分离疗法的禁忌证。

（三）应用范围

1. 心血管疾病

自血浆置换疗法治疗家族遗传性高脂血症以来，各类体外血脂净化疗法得到不断改善，目前已成为家族遗传性高脂血症患者冠心病一级、二级预防的主要治疗手段。长期的血脂净化治疗能起到稳定粥样斑块的作用，从而减少冠状动脉粥样硬化的发生。

2. 急性缺血性脑卒中

目前对急性缺血性脑卒中除了在发病 6 小时内采用溶栓疗法外，主要采用血液稀释疗法及降纤抗凝等对症治疗，但效果不甚理想。德国学者采用 2 次 HELP 疗法治疗急性缺血性脑卒中，2 次疗法之间间隔 1 周，取得良好效果。

3. 急性闭塞性动脉硬化症

据调查，一般闭塞性动脉硬化症患者存在高脂血症，以下肢动脉为常发部位。用体外血脂净化疗法治疗闭塞性动脉硬化症的指征包括：①被诊断为 Fontaine Ⅱ度以上的闭塞性动脉硬化症。②正规服用降脂药物后，血脂仍有异常。③外科治疗困难或不能进行。④药物疗法无明显效果。来自国外的几项研究发现，血脂净化能明显改善患者四肢的血流灌注，减轻疼痛，促进溃疡愈合。

4. 激素耐受的肾病综合征

Stenvinkel 等对 6 名激素耐受肾病综合征患者进行 10 周的血脂分离治疗，不仅使患者胆固醇、Lp（a）、LDL 等明显下降，同时使尿蛋白减少，血白蛋白浓度升高。许多日本学者的临床研究也得到类似结果。同时研究发现，血脂分离治疗能降低血浆巨噬细胞分泌炎性因子和化学趋化因子（如 MCP-1）等，从而抑制炎性细胞对肾小球的浸润，减轻炎性反应，并恢复肾病综合征患者对激素的敏感性，减缓肾小球硬化和肾小管间质纤维化。

5. 其他

急性视网膜缺血、突发性耳聋、急性胰腺炎等疾病，经 3 ~ 6 次的血脂分离疗法，均有不错的疗效。血脂分离对突发性耳聋和急性视网膜缺血的治疗已经获得循证医学的证据支持，可以作为首选治疗。

三、血管通路

降血脂治疗要求建立体外循环，在血液循环的过程中高度选择地清除低密度脂蛋白、载脂蛋白和纤维蛋白原。因此，建立一个良好的血管通路是治疗的关键。

（一）血管通路的选择

血流量达到 60 ~ 90 mL/min 较为理想，可采用双侧上肢的静脉—静脉通路。一般选择肘正中静脉、贵要静脉和头静脉。肘正中静脉是全身浅表静脉中最粗且弹性最好的血管，它汇集了前臂 50% ~ 80% 的血流量，且进入深静脉，最适合作为出血端的首选。静脉穿刺的优点是简便易行、流量压力易于控制、治疗后止血容易、对机体损伤小。

对于外周静脉条件受限的患者，虽可考虑选择深静脉或动脉穿刺通路，但此类血管因管径粗、血流压力大，虽能提供充足血流量，却显著增加穿刺后止血难度及局部并发症（如血肿、假性动脉瘤）风险，故临床应严格评估，仅在必要情况下谨慎实施，并需加强压迫止血措施及穿刺部位监测。

（二）穿刺步骤及方法

在降血脂治疗中，建立良好的血管通路是关键技术之一。护士在操作中，位置的选择和消毒、进针的方法和角度、进针速度、针头的固定都是至关重要的。

1. 选择正确的穿刺点

穿刺部位上端扎弹力绷带，或嘱患者手掌做缓慢而有节律的握力器动作以增加静脉回流。触摸穿刺部位以评估血管的弹性、长度、走行和深度，通常选择距离血管下方 1.0 ~ 1.5 cm 处，正面向心穿刺。

2. 消毒方法

选用合适的消毒液，以穿刺点为中心正确消毒后待干，严格遵守无菌操作原则。

3. 进针角度及速度

使用 17 号一次性内瘘穿刺针，根据血管的性质及深度，因人而异选择进针角度。一般正常成年人进针的角度为 20° ~ 30°，进针速度不宜太快。

4. 针头的固定

进针见回血后妥善固定针翼，内瘘针尾端弧形固定于手臂，以免针头滑脱。

5. 压迫穿刺点

治疗结束，拔针后应压迫穿刺点 10 ~ 15 分钟。对于年龄较大的患者，必要时再延长 10 分钟。

四、抗凝技术

（一）肝素

在健康人和接受降血脂治疗的患者体内，肝素的半衰期为 30 ~ 120 分钟，故应在治疗结束前 30 ~ 60 分钟停用肝素。肝素使用不当可以导致：①抗凝过度引起出血。②抗凝不足引起体外循环血液回路发生凝血，损失血液。因此，要根据患者的个体差异及治疗的条件和过程，合理地调节和使用肝素。

1. 使用方法

目前临床最常用的抗凝方法为全身肝素化法，但由于在治疗过程中，肝素被阴离子交换柱吸附，故肝素剂量偏大。

（1）治疗前整个管路用含有 7500 U 肝素的 3000 mL 生理盐水预冲。

（2）首剂肝素 4000 ~ 5000 U，由静脉端注入后等待 5 ~ 10 分钟，以使全身充分肝素化，然后连接循环管路，维持量肝素 5000 ~ 6000 U/h，治疗结束前 30 分钟停用。

（3）治疗过程中密切观察肝素使用情况，必要时每小时检测凝血时间，调整追加肝素的输注速度，保证治疗过程中的抗凝效果，以达到最佳的治疗目的。

（4）脑梗死及多数的高脂血症患者本身处于一种高凝状态，如果肝素化不足易引起阻塞，可以适当增加首剂量，并在治疗过程中根据压力变化给予追加肝素量。

（5）对疑有出血倾向的患者，可以由体内抗凝改为管路抗凝。实践证明，采用管路抗凝后 APTT 延长 < 10%，PT 正常，INR 正常，且肝素吸附柱可以吸附管路中的肝素，所以是安全有效的抗凝方法。

总之，针对不同的患者采用不同的个体化抗凝方法，既要达到有效抗凝，又要尽可能地避免出血的危险。

2. 不良反应

肝素的不良反应有瘙痒、过敏、骨质疏松、高脂血症、血小板减少症及出血等。肝素敏感性在不同患者之间有明显差异。接受降血脂治疗的患者由于不长期使用肝素，引起不良反应的概率很低。

（二）低分子量肝素

目前临床应用较多。它使用方便，对患者影响小，经过临床反复验证，可确保安全。

五、术前患者评估

（1）身体基本状况：包括血压、血糖、血脂指标等，便于对治疗中压力异常及急性并发症的干预提供参考依据。

（2）药物服用情况：如降压药等，用于治疗中药物性低血压。

（3）治疗前的进食情况：避免治疗时间过长的患者发生低血糖。

（4）有无出凝血的异常状况：便于抗凝剂的调整。

（5）患者的心理状况：做好解释工作，及时疏导，消除顾虑，积极配合治疗。

六、监护及并发症的防治

（一）术中监护

1. 心理护理

血脂净化治疗（以 HELP 为例）是一种新型的血液净化技术，患者往往容易产生紧张、恐惧心理，担心是否会引起交叉感染、治疗过程中有无痛苦、有无不良反应等。因此，护士应做好心理护理，使患者消除紧张和顾虑，积极配合，共同完成治疗。

（1）护士应耐心地向患者做好解释工作，告诉患者所有的血液都在一次性的密闭管路滤器中循环运行，不与机器直接接触，非常安全，不会引起交叉感染。

（2）告知患者在体外循环的血液只有 130 mL，不会对机体产生不良反应，只是穿刺时稍有疼痛。

（3）告知患者整个过程均在严密的电脑监控系统下完成，安全性高。

2. 环境

（1）要求 HELP 治疗室有齐全的设备配置、柔和淡雅的色彩，给患者一种轻松温馨的家的感觉。室内的温度控制在 22 ~ 24℃，除湿剂的力度大小根据外界空气湿度进行调节，以保证机器的正常运行。

（2）治疗室每日开窗通风 2 次，每次 30 分钟，紫外线消毒空气，每日 1 次，每次 30 分钟。在工作时间内，送新风系统处于常开状态，保持室内空气清新。地面用含 500 mg/L 有效氯拖地，患者进入治疗室需更换拖鞋，治疗期间家属或无关人员谢绝进入。

3. 血液循环通路

（1）观察抗凝效果，注意有无凝血倾向。

（2）体外循环最主要的并发症是低血压，且接受治疗的患者多为心脑血管疾病患者和老年人，所以治疗过程中的血压监测显得尤为重要。同时，低血压的发生也会影响到血流的速度。

（3）血管通路的正常运行是治疗顺利进行的重要前提。通路应妥善固定，防止管路受压扭曲。注意观察穿刺部位有无肿胀、渗出，倾听患者主诉，协助患者进行体位的调整。注意动脉压和静脉压的变化，对于血流量不足的患者在穿刺部位上方扎弹力绷带，或者嘱患者手掌缓慢而有节律地握橡皮球增加静脉回流，保证足够的血流量；对于年龄较大或伴有心功能不全的患者，血流量不宜过快，以免心脏负荷过重，一般 50 ~ 70 mL/min，回血时不超过 40 mL/min。

4. 系统压力监测及护理

治疗中各项系统压力与治疗参数的设定、调整息息相关。

（1）血流量：通常初始设置为 80 ~ 120 mL/min（根据患者耐受性及血管通路条件调整）。

（2）血浆流速比：血流速度与血浆置换速度的比值（血流/血浆流速比）一般维持在 2 : 1 至 3 : 1（即血浆流速为血流速度的 30% ~ 50%）。

（3）置换血浆量：需根据患者体重及治疗目标计算（通常为 1.0 ~ 1.5 倍血浆容量），例如体重 60 kg 患者单次置换量为 2500 ~ 3500 mL。

（4）治疗时间计算：应由系统根据实时血流速度、血浆置换量及抗凝方案综合计算。

（5）血路部分的压力：主要有动脉压（PA）、静脉压（PV）、滤前压（PBE）和血浆分离器跨膜压（TMP）。①动脉压：临床常见低压报警，提示运行过程中患者出血不畅。可在患者穿刺点上方扎弹力绷带加压，或降低血泵速度。如处理无效，立即另建血管通路。②静脉压：临床常见低压或高压报警。低压报警提示血泵停转或出血不畅。高压报警提示回血管路折叠或扭曲、管路凝血、穿刺处肿胀或局部渗出等。处理方法是去除报警原因，必要时增加肝素用量或用生理盐水冲洗管路。如遇肿胀、渗出则另建回路。③滤前压和血浆分离器跨膜压：临床常见高压报警，提示分离的血浆量过大或动脉壶血浆分离器凝血。一旦发生，需及时调整肝素用量，调整血泵、血浆泵的转速，减少血浆分离量，必要时给予生理盐水冲洗管路。

（6）血浆部分的压力：主要包括血浆分离泵前压力（PPL）、沉淀过滤器前压力（PPF）、透析器前压力（PDF）和沉淀过滤器前后压力差（PDPA）。①血浆分离泵前压力：临床多见于负压报警，提示治疗后期滤器堵塞或分离血浆速度过快。处理方法是调整血浆泵速或血浆分离总量，若滤器堵塞，应增加肝素用量并用生理盐水冲洗。②沉淀过滤器前压力：主要反映血浆进入沉淀过滤器前的压力。③透析器前压力：反映沉淀过滤器及肝素吸附器前的压力。④沉淀过滤器前后压力差：指沉淀过滤器输入和肝素吸附器输出之间的压力差，如遇 PDPA 升高至压力上限，说明沉淀过滤器已饱和，需更换或结束治疗。

（7）透析液部分的压力：包括透析液经加热器加热后进入透析液回路直至废液袋这部分的压力。

各压力在治疗过程中呈动态变化，要求护理人员细心观察，及时发现异常，根据压力变化及患者情况调整治疗参数，对各项报警及时消除原因并正确处理。

（二）并发症及防治

1. 症状性低血压

发生率一般在 3% ~ 6%。可能与有效血容量减少、迷走神经功能紊乱、心功能差等因素有关，一般并不严重。治疗过程中要加强观察，注意患者有无出汗、头晕、恶心、面色苍白等反应，以及在血管通路正常的情况下有无动脉压下降，避免低血压的发生。如果出现低血压，可降低血流量，采用头低足高位，暂时阻断血流，给予生理盐水补充血容量，适当进食或口服糖水。对于反应特别严重并经处理无效者，应立即停止治疗。

2. 变态反应

发生率 0.5% ~ 3.6%，往往是由于在 IA 或 DSA 治疗时，异源抗体或硫酸葡聚糖分子脱落入血所致。随着装置的改进，流经吸附柱的血浆在进入静脉壶之前，需先经过一个特殊的吸附柱，使脱落的颗粒几乎完全被吸附。因此，这类变态反应发生率已大大下降。

另外，在 DSA 或 DALD 治疗前若服用血管紧张素转换酶抑制剂（ACEI）则可出现低血压、恶心、呕吐等反应，这可能与缓激肽的过多释放有关，故在 DSA 或 DALD 治疗前，建议停用 ACEI 药物。

3. 发热反应与败血症

发热反应往往与所使用的材料及血脂分离的方法有关，使用生物亲和性吸附剂时，发生的可能性稍大；败血症往往因操作不当引起外源性感染所致。

4. 非特异性反应

有些患者治疗后会出现疲劳、乏力等不适，可能与低血糖和内环境的改变等因素有关。

5. 溶血

随着血液净化技术及材料的改进，这类并发症几乎不会发生。

6. 穿刺部位血肿

穿刺部位血肿主要与患者的血管条件、穿刺技术及压迫不当有关。尤其是直接行动脉穿刺的患者，局部血肿的发生率往往比较高，在治疗后需较长时间压迫，一般 30 分钟以上，然后加压包扎。

7. 出血

出血主要与体外抗凝、凝血因子浓度下降等有关，有出血倾向患者为治疗禁忌。

七、术后饮食宣教和体能锻炼

（一）饮食宣教

严格饮食控制，建议食用米、面和粗粮，强调低糖、低盐、低脂，鱼类以清蒸为主，食用中等量的不饱和油，多食各种新鲜的水果蔬菜，避免食用动物内脏、全奶、蛋黄、家禽的皮、饱和油烹调的菜、加盐的干果或巧克力。

1. 减少脂肪摄入

减少动物性脂肪，如猪油、肥猪肉、黄油、肥羊、肥牛、肥鸭、肥鹅等。这类食物饱和脂肪酸过多，脂肪容易沉积在血管壁上，增加血液的黏稠度；饱和脂肪酸还能够促进胆固醇吸收和肝脏胆固醇的合成，使血清胆固醇水平升高；长期摄入过多饱和脂肪酸，可使甘油三酯升高，并有加速血液凝固的作用，促进血栓形成。

2. 限制胆固醇的摄入

膳食中的胆固醇每日不超过 300 mg，忌食含胆固醇高的食物，如动物内脏、蛋黄、鱼子、鱿鱼等。植物固醇存在于稻谷、小麦、玉米、菜籽等植物中，在植物油中呈现游离状态，确有降低胆固醇的作用。大豆中的豆固醇有明显降血脂的作用，提倡多吃豆制品。

3. 供给充足的蛋白质

蛋白质的来源非常重要，主要来自牛奶、鸡蛋、瘦肉类、去皮的禽类、鱼虾类、大豆及豆制品等食品，其中植物性蛋白质的摄入量要在 50% 以上。

4. 每餐吃七八分饱

每餐不宜吃得太饱，应多吃粗粮，如小米、燕麦、豆类等食品，这些食品中纤维素含量高，具有降血脂的作用。

5. 多吃富含维生素的食物

适当减少糖类的摄入量，不要过多吃甜食，因为糖可转变为甘油三酯。应多吃鲜果和蔬菜，它们含维生素 C、无机盐和纤维素较多，能够降低甘油三酯，促进胆固醇的排泄。

6. 选用降脂食物

可选用酸牛奶、大蒜、绿茶、山楂、绿豆、洋葱、香菇、蘑菇、平菇、金针菇、木耳、银耳等具有降脂作用的食物。近年发现菇类中含有丰富的"香菇素"，每 3 ~ 4 朵香菇中含香菇素 100 mg，具有降脂和保健作用。山楂、花生、淡菜、萝卜、玉米、海带、豆腐、牛奶、黄豆等食物也有降低血脂的作用。避免饮酒，因为酒能够抑制脂蛋白酶，可促进内源性胆固醇和甘油三酯的合成。

7. 坚持少盐饮食

每日食盐 6 g 以下。

(二) 体能锻炼

辅以因人而异的运动，调节生活作息，劳逸结合。3 ~ 6 个月测 1 次血脂，定期随访。

运动要达到防治高血脂的目的，还要掌握要领——坚持、有序、适度。

1. 坚持

运动贵在坚持，步行最为简单而且方便，不需要特殊的场地，一年四季都可以进行。

可将步行融入生活，轻松、快乐地进行锻炼，比如公园散步、爬楼梯、参加郊游等。

2. 有序

循序渐进，开始时不要走得过快，逐渐增加时间、加快速度。例如，最近几个月活动很少，或有心脏病，以及年龄超过 40 岁者，开始的时候可以以比平时稍快的速度走 10 分钟，也可根据情况一次走 3 分钟，多走几次。1 周后，身体逐渐适应，可以先延长运动时间，直至每日锻炼半小时，并逐渐加快步行速度。

3. 适度

做到三个三、一个五、一个七。三个三：每日应至少步行 3 千米、30 分钟，根据个人的情况，一日的运动量可以分成 3 次进行，每次步行 10 分钟、1 千米，效果是一样的。一个五：每周至少运动 5 天。一个七：步行不需要满负荷，只要达到 7 成负荷就可以防病健体。

（黄海萍）

第五章　结核护理

第一节　肺结核

一、概述

结核病被列为我国重大传染病之一，是严重危害人民群众健康的呼吸道传染病。根据世界卫生组织（WHO）的统计，我国是全球 22 个结核病流行严重的国家之一，同时也是全球 27 个耐多药结核病流行严重的国家之一。结核病是一种慢性传染病，其发病规律和流行特点决定了在今后相当长的时期内其危害将持续存在。当前，我国结核病疫情形势依然严峻，防治工作仍面临诸多挑战。耐多药结核病的危害日益凸显，结核病 / 艾滋病病毒双重感染的防治工作亟待拓展，流动人口结核病患者治疗管理难度加大，现行防治服务体系和防治能力还不能完全满足新形势下防治工作的需求。我国结核病防治工作仍然任重而道远，需要长期不懈的努力。

肺结核（pulmonary tuberculosis，TB）是由结核分枝杆菌引起的慢性传染性疾病，排菌肺结核患者为其重要的传染源，结核分枝杆菌主要通过呼吸道传播。结核菌属分枝杆菌，对人类致病主要是人型菌，其次为牛型菌，具有抗酸染色的特性。对外界环境抵抗力较强，在阴暗潮湿处可生存数月甚至数年。结核分枝杆菌可侵及全身各个脏器，但以肺结核最多见。健康人吸入带菌的飞沫后附着于肺泡上皮引起肺部感染。结核菌的致病性、病变范围及发病时间取决于人体的免疫状态、机体的变态反应和感染的菌量、毒力。

二、护理评估

（一）健康史评估

询问患者的健康史时，出现如下情况时应警惕结核病的存在。

（1）近期结核病接触史，尤其是与排菌肺结核患者密切接触者。

（2）近期反复感冒迁延不愈者，或咳嗽咳痰2周以上和（或）痰中带血者。

（3）有肺外结核、糖尿病、硅沉着病、麻疹、胃大部切除、感染艾滋病等病史。

（4）近期内有长期使用肾上腺皮质激素或免疫抑制剂等药物。

（5）近期内生活不规律、过度劳累、营养不良、妊娠、分娩等。

（6）儿童要询问卡介苗接种史、结核菌素试验结果。3岁以内结核菌素试验阳性、15岁以内强阳性，以及近期结核菌素试验阳转者，都应进一步检查。

（二）身体状况评估

1. 评估呼吸系统症状

（1）评估咳嗽咳痰：咳嗽咳痰是肺结核常见症状，患者多为干咳或只有少量黏痰。有空洞形成时，痰量增多；合并细菌感染时，痰呈脓性且量增多，合并厌氧菌感染时有大量脓臭痰；合并支气管结核表现为刺激性咳嗽。

（2）评估咯血的性质和量：咯血是指喉以下气管、支气管和肺出血，血液经咳嗽由口腔咯出。肺结核患者咯血开始时大多为鲜红色，病情稳定后可转为黏稠暗红色。

咯血按量分为3类，①小量咯血：一次或24小时内咯血量在100 mL以内者。②中等量咯血：一次咯血量在100~300 mL，或24小时内咯血量在500 mL以内者。③大咯血：来势凶猛，一次咯血300 mL以上，或24小时咯血500 mL以上者。

约1/3肺结核患者有不同程度咯血，这是由于结核病灶的炎症使毛细血管通透性增高，导致痰中带血。如病变损伤小血管则血量增加，若空洞壁的肺动脉瘤破裂则引起大咯血。有时硬结钙化的结核病灶可因机械损伤血管，或因为结核支气管扩张而咯血。

咯血易引起结核病灶散播，特别是中量或大量咯血时。咯血后会有持续高热，大咯血易造成失血性休克，血块阻塞大气道导致窒息。

（3）评估有无胸痛：当病变累及壁层胸膜时，相应的胸壁有固定的针刺样痛，随呼吸和咳嗽加重，患侧卧位症状减轻。

（4）评估呼吸困难：呼吸困难的类型（吸气性或呼气性）、持续时间、缓解方式（吸氧、更换体位、药物、停止活动），以及是否伴有喘鸣。慢性、重症肺结核，呼吸功能受损，可出现渐进性呼吸困难或肺结核合并感染，发生气胸、大量胸腔积液时，可出现呼吸困难。

2. 评估全身症状

典型肺结核的全身中毒症状表现为午后低热、乏力、食欲减退、体重减轻、盗汗等。有些女性患者还会伴有月经不调、易激怒、心悸、面颊潮红等表现。发热的特点多数为长期低热，于午后或傍晚开始，次晨降至正常。少数重症患者可有高热。

3. 体征

取决于病变性质、部位、范围、程度。早期多无明显体征，若病变范围较大，患侧肺部呼吸运动减弱，叩诊呈浊音，听诊时呼吸音降低。继发性肺结核好发于上叶尖后段，故肩胛间区闻及细湿啰音有很大提示诊断价值。慢性纤维空洞型肺结核的体征有患侧胸廓塌陷，气管和纵隔移位，叩诊浊音，听诊呼吸音降低或有湿啰音，对侧有肺气肿体征。

（三）辅助检查评估

1. 实验室检查

（1）痰结核分枝杆菌检查：是确诊肺结核、制订化学治疗方案和考核治疗效果的主要依据。有涂片法、分离培养法。应连续多次送检，痰菌阳性，说明病灶是开放性的。

（2）其他检查：血液检查、胸腔积液检查等。

2. 影像学检查

胸部 X 线、CT 检查是早期诊断肺结核的重要方法。结核灶在 X 线上的表现有浸润性病灶、干酪性病灶、空洞、纤维钙化的硬结灶、粟粒性病灶及胸膜腔积液等。

3. 结核菌素试验

结核菌素试验是判断机体是否感染过结核分枝杆菌的主要手段，结核菌素强阳性反应提示机体处于结核超敏感状态。

4. 纤维支气管镜检查

纤维支气管镜检查可直接观察气管、支气管等解剖结构，还可通过支气管镜吸取支气管的分泌物、毛刷刷检、活检钳活检等方法，进行病理学、细菌学、细胞学、免疫学、生化学检查等。

5. 超声检查

B超是现代医学影像的重要组成部分，现已广泛应用于胸、腹脏器疾病的诊断。

6. 免疫学诊断和基因诊断

这种诊断技术具有敏感性高、特异性强、快速、不依赖培养、便于检出低活力菌等优点。

7. 胸膜、肺的活体组织检查

胸膜腔穿刺活检术、肺穿刺活检术取胸膜、肺组织的活体组织进行检查。

（四）心理—社会评估

肺结核患者由于病程长、具有传染性，而与社会隔绝。患者感觉自卑、孤独无助，因而会产生悲观厌世情绪，不愿与医护人员合作，但同时又有强烈渴望与人进行交流，希望得到别人的支持与理解。护士应评估患者家庭、经济能力和社会支持状况，以及疾病带来的变化。

三、护理问题

1. 清理呼吸道无效

其与肺部炎症、痰液黏稠、无力咳嗽有关。

2. 气体交换受损

其与肺部炎症、痰液黏稠等引起呼吸面积减小有关。

3. 有窒息的危险

其与大咯血有关。

4. 体温过高

其与结核菌引起肺部感染有关。

5. 疼痛：胸痛

其与结核累及胸膜有关。

6. 营养失调：低于机体需要量

其与结核病消耗增加、摄入不足有关。

7. 焦虑、恐惧

其与结核病病程长及治疗预后不确定性有关。

8. 疲乏

其与结核病毒性症状有关。

9. 知识缺乏

患者缺乏疾病发生、发展、治疗等相关知识。

四、护理措施

化学药物治疗（简称化疗）是肺结核的主要治疗方法，主要作用是缩短肺结核的传染期，降低病死率、感染率和患病率。经过治疗和护理，患者能够遵从治疗方案，不再复发，采取有效的措施，避免结核菌的扩散，病情逐渐恢复。

（一）药物治疗与护理

1. 治疗原则

"早期、联合、适量、规律、全程"，是治疗成功的关键，否则非但不能完全治愈，还会出现继发性耐药，增加治疗的困难和经济负担。

（1）早期：活动性病灶内的结核分枝杆菌生长代谢旺盛，病灶局部血管丰富，如果此时用药局部药物浓度高，抗结核药物可以充分发挥其杀菌或抑菌作用，可使炎症成分吸收，空洞缩小或关闭，痰菌阴转。所以应早期治疗。

（2）联合：联合使用两种以上药物，以增强和确保疗效，同时通过交叉杀菌作用减少或防止耐药性的产生。

（3）适量：是指严格遵照适当的药物剂量用药。用药剂量过低不能达到有效血药浓度，影响疗效，易产生耐药性；剂量过大易发生药物不良反应。

（4）规律：即患者严格按照化疗方案规定的用药方法，按时服药，未经医师同意不可随意停药或自行更改方案，以免产生耐药性。

（5）全程：指患者必须按治疗方案，坚持完成规定疗程，是提高治愈率和减少复发率的重要措施。

2. 常用治疗药物

治疗结核通常要同时应用至少 2 种杀菌药物，以提高疗效，防止耐药菌的形成。异烟肼、利福平、吡嗪酰胺、乙胺丁醇和链霉素是首选的 5 种药物。

3. 观察抗结核药物的不良反应

抗结核药对机体均有不良反应，其不良反应主要分为两大类：一类为毒性反应，如链霉素、卡那霉素等对听力、前庭功能及肾脏有一定毒性，异烟肼、利福平、吡嗪酰胺、对氨基水杨酸等对肝脏有一定毒性；另一类为变态反应，如药物热、药疹等，严重者可出现过敏性休克。此外，异烟肼会引起周围神经和中枢神经兴奋，利福平会出现食欲缺乏、恶心等胃肠道症状，吡嗪酰胺会出现尿酸水平升高，乙胺丁醇会引起视神经炎；喹诺酮类会引起失眠、头痛等。

4. 定时复查

定期复查血常规、尿常规、肝功能、肾功能。

（二）保持呼吸道通畅

1. 痰液观察

观察痰液颜色、性状、气味和量。

2. 咳嗽、咳痰的护理

鼓励和协助患者有效咳嗽、咳痰，及时清除口腔和呼吸道内痰液、呕吐物。痰液黏稠不易咳出者，鼓励患者多饮水，每日 1 ~ 2 L，以湿化气道。病情允许时可扶患者坐起，给予拍背，协助咳痰，必要时吸痰，防止窒息。

3. 用药护理

遵医嘱应用镇咳药、祛痰药，可采用超声雾化吸入，稀释痰液，促进痰液的排出。

（三）促进有效气体交换

1. 环境与休息

（1）保持室内空气清新，温湿度适宜。病室环境安静、清洁、舒适。

（2）肺结核患者症状明显，如有高热、咯血等症状，或合并胸腔积液者，应卧床休息；恢复期患者可适当增加户外活动，如散步、打太极拳、做保健操等。

2. 体位指导

协助患者采取合适体位，对于意识障碍患者，如病情允许可将床头抬高，增加肺通气量，或侧卧位，以预防或减少分泌物吸入肺内。注意每 2 小时变换体位 1 次，以促进肺扩张，减少分泌物淤积在肺部而引起并发症。

3. 氧疗护理

呼吸困难伴低氧血症者，遵医嘱给予氧疗。一般采取鼻导管持续低流量吸氧，氧流量 2 ~ 3 L/min。若并发慢性阻塞性肺气肿（COPD）患者，采用鼻导管持续低流量吸氧，氧流量 1 ~ 2 L/min，避免吸入氧浓度过高而引起二氧化碳蓄积。注意观察患者呼吸频率、节律、深浅度的变化，观察皮肤色泽和意识状态有无改变，监测动脉血气分析值，如果病情恶化，准备气管插管和呼吸机辅助通气。

（四）维持机体正常体温

1. 体温监测

密切观察体温的变化，体温超过 37.5℃，应每 4 小时测体温 1 次，注意观察体温过高的早期症状和体征，体温突然升高或骤降时，应随时测量和记录，并及时报告医师。

2. 降温护理

体温 > 38.5℃时，应采取物理降温措施，如在额头上冷敷湿毛巾、温水擦浴、乙醇擦拭、冰水灌肠等。如应用药物降温，患者出汗后应及时更换衣服和被褥，保持皮肤的清洁和干燥，并注意保暖。

（五）咯血患者的护理

咯血是肺结核的常见症状，它不仅可使患者情绪紧张、恐惧，而且大量咯血还可能导致窒息或休克的发生，因此对咯血患者应严格护理。

1. 咯血特点

咯血常因患者诉说不清或出血急剧而不易鉴别。呕血是指上消化道疾病（食管、胃、十二指肠、胆道、胰腺等）或全身性疾病所致的急性上消化道出血，经口腔呕出，咯血是指喉部以下的呼吸器官出血经咳嗽从口腔排出。咯血是咯出来的，常混有痰，泡沫状，色鲜红，咯血前常有喉部瘙痒，并有"呼呼"响声，除非有较多血液咽下，否则大便潜血阴性，咯血后数天痰中带血。

2. 各类咯血的护理和大咯血的抢救

（1）小量咯血：患者应卧床安静休息，口服镇静、镇咳药物，对频繁咳嗽、痰黏稠不易咳出者，雾化吸入，以稀释血块和痰液，使痰便于咳出。每次咯血量较多或有继续咯血倾向者，可静注或静滴止血药。

（2）中等量咯血：患者需绝对卧床，可肌内注射地西泮 10 mg 或苯巴比妥 0.1 ~ 0.2 g，予以镇静。剧咳者可口服或皮下注射可待因 0.03 g，禁用吗啡。此阶段应积极治疗，防止发展为大咯血。

（3）大咯血：大咯血来势凶猛，随时危及生命，所以应就地紧急处理，不宜随意搬运。大咯血的抢救措施有：①绝对卧床，保持气道通畅，患侧卧位，以免血液在重力作用下进入健侧肺。②咯血时取俯卧头低位，防止血液吸入气道造成窒息。窒息是咯血致死的主要原因，一旦发现患者有胸闷、憋气、唇甲发绀、面色苍白、冷汗淋漓、烦躁不安等窒息征象，应立即取头低脚高位，轻叩背部，迅速排出在气道和口咽部的血块，必要时用吸痰管进行机械吸引，并做好气管插管或气管切开的准备与配合工作，以解除呼吸道阻塞。③药物止血，抗休克治疗止血药物首选垂体后叶素，其药理作用是能直接兴奋平滑肌，使小动脉收缩，减少肺循环血量使肺血管收缩而达到止血目的。必要时建立两条静脉通路，另一条补充血容量及抗感染治疗，必要时输入新鲜的同型全血，以补充凝血因子。④咯血严重时应禁食，咯血停止后饮食应有足够热量，富含维生素和易消化的温凉饮食（半流食或流食为宜），禁止进刺激性强的饮食。⑤保持排便通畅，防止排便用力，腹压增加，再次发生咯血。

（六）营养支持

1. 加强营养

肺结核是一种慢性消耗性疾病，需要加强营养来增强机体抵抗力，促进疾病的康复。向患者解释加强营养的重要性，每周测体重1次并做好记录，观察患者营养状况的改善及进食情况。

2. 制订全面的饮食营养计划

进食高热量、高蛋白、富含维生素的食物，结核患者由于长期发热、盗汗等增加了能量的消耗，对能量的需要较常人高，因此患者应进食高热量饮食，每日总热量在 1999 ~ 2998 kcal。结核分枝杆菌长期感染造成组织破坏、蛋白丢失，患者多消瘦体弱，需要进食高蛋白饮食，以 15 ~ 20 g/（kg·d）为宜，其中优质蛋白最好达到 1/2。可以选择瘦肉、家禽、鱼类、蛋类、豆类、乳类及制品。其中首选推荐的是牛乳，因其含有丰富而全面的营养，不仅含有 8 种人体必需氨基酸，还含有多种维生素及较多钙、磷、铁等矿物质。不宜食用过多脂肪，因为过多的脂肪可以增加消化系统的负担，尤其是肝脏，而且有些抗结核药物有肝损害，更应注意保护肝功能。

3. 调理饮食增进患者食欲

有些患者服用抗结核药物后，常会感到胃中不适、反酸、恶心、食欲减退、进食少，造成营养摄入不足。可嘱患者饭后服用对胃肠道有刺激的药物。营养师或家人尽量提供色香味美、细软易消化的食物，以增加患者食欲。患者进食时还应做到心情愉快、细嚼慢咽、少量多餐，以减轻胃肠负担。

（七）心理护理

患者对结核病往往缺乏正确认识，病后怕影响生活和工作。又因结核病是慢性传染病，由于住院隔离治疗，家人和朋友不能与患者密切接触，加上疾病带来的痛苦，常出现自卑、多虑、悲观等情绪。要做好耐心细致的解释工作，并告诉患者结核病是可以治愈的，向患者介绍有关病情的治疗、护理知识，使患者建立信心。选择适合患者的娱乐消遣方式，丰富患者的生活。疾病急性期则需多休息。同时做好患者及家属的工作，保证家属既能做到消毒隔离，又能关心爱护患者，给予患者精神和经济上的支持。

（八）健康指导

1. 生活指导

嘱患者戒烟、戒酒；告诉患者应加强营养，多吃蛋白质丰富的食物，多吃水果、蔬菜以补充维生素，以满足机体的营养需要。合理作息，养成规律的生活习惯，保证足够的睡眠。每日进行适量的户外活动，避免劳累；避免情绪波动及呼吸道感染；住处尽可能保持通风、干燥，利于机体的康复。

2. 宣传结核病的知识，预防传染

控制传染源，早期发现患者并登记管理监督用药。切断传播途径，提高人民群众对结核病发病病因、传播途径、治疗和预防的认识，养成不随地吐痰的习惯。

3. 宣传消毒隔离知识，预防医院内感染

（1）患者痰液用含有消毒液的容器盛装，或吐在卫生纸内放黄色塑料袋内收集后统一焚烧处理。

（2）不随地吐痰，咳嗽、打喷嚏时要用手帕遮住口鼻，减少结核菌的传播。

（3）排菌传染期患者不要互相串病房，与家人分居、分餐，不到公共场所，外出戴口罩。

（4）居室定时开窗通风换气，保持室内空气新鲜，减少室内空气中结核分枝杆菌的数量。

（5）被服、衣物阳光暴晒 2 小时以上，可杀灭结核菌。

（6）餐具煮沸消毒 15 分钟以上。

4. 用药指导

向患者及家属解释病情，坚持正确服药。介绍服药方法、药物的剂量和不良反应；详细说明坚持规律用药、全程用药的重要性，以取得患者及家属的主动配合。

5. 定期复查

检查血常规、肝功能、肾功能和X线胸片，便于了解治疗效果和病情变化。

五、护理评价

经过治疗和护理后，评价患者是否达到以下标准：

（1）患者按照治疗原则遵医嘱服药。

（2）能进行有效咳嗽，有效排出气道内分泌物，保持呼吸道通畅。

（3）患者体温在正常范围之内。

（4）患者能识别咯血先兆，并采取有效的预防措施。

（5）患者能积极配合治疗和护理，保证充足的营养摄入。

（6）有良好的心理状态，正确面对疾病。

（7）能正确采取预防肺结核传播的方法。

（张娇红）

第二节　重症肺结核

一、概述

结核病是一种慢性传染病，可侵及全身各系统、各脏器，其中肺结核为最常见的类型，约占结核病的85%。由于营养不良、抵抗力低下、反复发作等原因，病情进展为重症肺结核。重症肺结核是指各型血行播散型肺结核、3个肺野以上的浸润型肺结核及慢性纤维空洞型肺结核。患者排菌量大，病变活动，病损广泛，机体免疫力低下，随着干酪样坏死空洞的形成，肺纤维化、肺气肿和损毁肺等不可逆性病变的增多，即可合并肺感染、咯血、自发性气胸等，极易发生呼吸衰竭。随着医学科学的发展，加强监护病房（ICU）的建立，利用先进仪器和设备，对危重患者提供了有效的抢救、治疗和护理，提高了重症肺结核患者的抢救成功率。

重症肺结核患者，病情变化迅速，护士应熟练掌握相关的监测技术，包括其使用方法及指标的临床意义，并动态观察病情变化，从而根据监测结果对患者进行及时、完整、准确的评估，主动积极地采取纠正措施，使患者得到有效救治。下面介绍重症肺结核 ICU 监测技术及相关概念。

（一）呼吸频率和模式监测

1. 临床观察法

用肉眼观察患者呼吸频率、模式、动度等。

重症肺结核患者，常伴随肺部呼吸面积减损而出现程度不同的呼吸困难，望诊可见胸廓不对称，患侧呼吸运动减弱，胸廓塌陷，触诊气管向患侧移位。结核合并下列症状时可引起不同程度呼吸困难，如肺不张、胸腔积液、气胸、广泛的胸膜增厚、损毁肺等。重症肺结核患者常见的异常呼吸模式如下：

（1）潮式呼吸：呼吸由浅慢逐渐变为深快，然后再由深快逐渐变为浅慢，之后经过约 20 秒呼吸暂停，再开始重复如上过程，即呼吸呈周期性"暂停—浅慢呼吸—深快呼吸—浅慢呼吸—暂停"。呼吸过程中呼吸暂停时间可变，呼吸周期 30 秒至 2 分钟。见于结核性脑膜炎导致的中枢神经损害、结核病合并糖尿病发生昏迷、结核病并发充血性心力衰竭时。

（2）间断呼吸：不规则地间歇呼吸，一段时间加强呼吸，以后呼吸突然停止后又突然开始呈周期性"暂停—深呼吸—暂停"。见于结核性脑膜炎、结核病并发尿毒症时。

（3）深度呼吸：快速规律地深呼吸，呼吸频率超过 20 次 / 分。见于结核病合并糖尿病酮症酸中毒及出现呼吸性酸中毒时。

（4）长吸式呼吸：长时间喘息、吸气后紧跟短的、无效呼气。多见于结核患者发生大咯血时。

（5）奥汀氏综合征：属于中枢性睡眠呼吸暂停的一种，原因为呼吸的自主控制对正常呼吸刺激反应衰竭，不能产生自主呼吸，清醒时靠患者主观用力呼吸来维持生命，入睡则呼吸停止。见于脊椎结核患者出现延髓压迫症状时。

2. 多功能心电监护仪监测法

根据呼吸时胸廓大小的改变引起两电极间电阻抗的变化来监测呼吸频率和呼吸模式。

3. 测温法

通过置于鼻孔或口处的热敏组件，连续测量呼吸气流的温度来监测呼吸频率和模式。

（二）体温监测

发热是肺结核病常见症状之一，表示病灶处于活动或恶化进展阶段。加强体温监测不仅能及时了解病情变化，还可根据情况采取相应的治疗护理措施。

临床护理中常用玻璃管汞体温计和电子测温仪两种监测方法。

1. 玻璃管汞体温计测温

此方法操作方便、易于消毒，但具有无连续性、易碎，以及对极度消瘦者测皮肤温度不准确等缺点。

2. 电子测温仪

主要有热敏电阻测温器或热电偶测温器，带测温头的导线状温度传感器可以按需要置入不同的部位和深度，亦可根据特殊要求将测温头放置于某些导管内，常用于ICU不规则发热的患者。

（三）胸部X线检查

每日床旁X线检查，有利于观察病情变化，还可清楚地观察气管插管、气管切开套管、胃管、胸腔引流管、动脉或静脉插管等的准确位置，为诊断、治疗和护理提供可靠的依据。

（四）脉搏血氧饱和度（SpO2）监测

重症肺结核患者发生呼吸衰竭和急性呼吸窘迫综合征（ARDS）时，监测 SpO_2 不仅能精确调节最低吸入氧浓度，减少氧中毒，并且能确定患者行机械通气的时机，选择合适的通气方式，为呼吸机撤离和拔除气管导管提供参考。

1. 监测方法和原理

脉搏血氧饱和度检测是一种无创性连续监测 SpO_2 的方法，将传感器置于患者的手指、足趾、耳垂或前额处，传感器根据氧合血红蛋白和解氧合血红蛋白在红光和红外光场下有不同的吸收光谱的特性，获取血氧饱和度数值。

2. 指标判读

一般情况下，SpO_2 的数值与动脉血氧分压值相关，正常值 > 95%。SpO_2 监测可用于评估患者对呼吸机治疗、吸痰和撤呼吸机等的反应。

3. SpO_2 监测

SpO_2 监测具有无创、连续、方便、快捷等优点，但监测时应注意避免影响因素，尽可能获得准确的临床信息。

（五）动脉血气分析监测

动脉血气分析监测有着非常重要的临床意义，根据血气分析结果能帮助判断患者有无呼吸功能障碍和酸碱平衡紊乱，为及时采取有效治疗护理措施提供重要依据。

1. 动脉血氧分压（PaO$_2$）

动脉血氧分压指物理溶解于动脉血液中的氧产生的张力，正常值为 80 ~ 100 mmHg，随年龄增长而降低。动脉血氧分压 < 80 mmHg 称为低氧血症， < 60 mmHg 为呼吸衰竭的诊断依据， < 40 mmHg 提示细胞代谢缺氧，严重威胁生命。

2. 动脉血二氧化碳分压（PaCO$_2$）

动脉血二氧化碳分压指物理溶解于动脉血液中的二氧化碳产生的张力，正常值为 35 ~ 45 mmHg。动脉血二氧化碳分压由肺调节，通气不足时，动脉血二氧化碳分压升高，出现呼吸性酸中毒；通气过度时，动脉血二氧化碳分压降低，出现呼吸性碱中毒。

3. 酸碱值（pH）

pH 为血液中氢离子浓度的负对数，正常值为 7.35 ~ 7.45。

4. 动脉血氧含量（CaO$_2$）

动脉血氧含量指 100 mL 动脉血氧中所含氧的毫升数，正常值为 19 ~ 21 mL/dL。

5. 动脉血氧饱和度（SaO$_2$）

动脉血氧饱和度指单位血红蛋白含氧百分数或与氧结合的血红蛋白百分数，正常值为 93% ~ 99%。

6. 碳酸氢根（HCO$_3^-$）

碳酸氢根反映血液中的重碳酸氢盐浓度，代表碱性，由肾调节，正常值为 22 ~ 28 mmol/L。

7. 剩余碱（BE）

BE 反映缓冲碱的变化情况，正常值为 ±3 mmol/L。BE 为正值提示代谢性碱中毒，BE 为负值提示代谢性酸中毒。

二、护理评估

（一）健康史

既往有无慢性肺疾病或与肺疾病相关的住院史。询问以往有无呼吸困难发作，每次发作与体力劳动、体位、季节、气候的关系；有无心脏病、糖尿病及肾脏疾病等；近期是否接触过放射治疗及胸腹腔镜手术；有无吸入刺激性气味和粉尘，有无过敏史。

（二）身体状况

1. 评估患者发病缓急，患者的临床表现

如呼吸困难程度，是否发绀，有无精神神经症状，是否有心动过速、心律失常，是否有消化道出血等。

2. 评估有无呼吸异常

观察呼吸的频率、节律和深度，有无呼吸形态的改变，有无胸廓畸形及异常运动、鼻翼扇动、"三凹征"等。

3. 伴随身心状况及症状

轻度呼吸困难患者常有疲乏、情绪紧张、失眠等现象；重症患者由于缺氧、二氧化碳蓄积，出现烦躁不安、意识模糊、嗜睡，甚至昏迷。同时了解有无发热、胸痛、咳嗽、咳痰、咳粉红色泡沫样痰、心悸、发绀、面色苍白、四肢厥冷等伴随症状。

（三）辅助检查评估

1. 实验室检查

检查血常规、动脉血血气分析、血清电解质以了解有无贫血、电解质和酸碱平衡紊乱；还可根据病情选做其他检查，如血糖及酮体、血尿素氮和肌酐等。

2. 影像学检查

行 X 线检查，因心肺疾病引起的呼吸困难多有明显的 X 线征象，不同疾病可有其相应的变化。

3. 支气管镜检查

可直接观察支气管的病变，并可采取细胞或组织进行生化、免疫、细菌等检查。

4. 肺功能检查

了解慢性呼吸困难患者肺功能损害的性质与程度。

5. 心脏检查

怀疑由心脏疾病引起的呼吸困难患者应做心电图、超声心动图、心向量图等检查。

（四）心理—社会状况

评估患者的心理—社会状况，呼吸衰竭患者常因呼吸困难而产生焦虑或恐惧。由于治疗的需要，患者可能需要接受气管插管或气管切开，进行机械通气治疗，因此加重了焦虑情绪。各种监测及治疗仪器也可能加重患者的心理负担。因此应了解患者及其家属对治疗的信心和对疾病的认知程度。

三、护理问题

1. 清理呼吸道无效

（1）主要特征：咳嗽无效或没有咳嗽，不能排除呼吸道分泌物。

（2）次要特征：呼吸音异常，呼吸速率、节律、深度异常。

2. 焦虑

（1）患者在无呼吸机支持时不能有效地进行呼吸。

（2）患者不能维持正常的气体交换。

（3）患者对预后充满恐惧感。

3. 语言沟通障碍

（1）与紊乱思维有关。

（2）与脑缺血有关。

（3）与说话的能力出现障碍有关，继发于气管内插管，气管切开术，脑组织缺氧和二氧化碳蓄积致语言表达障碍、意识障碍有关。

（4）与听力受损有关。

4. 有感染的危险

（1）病理生理因素：与宿主防卫功能受损有关，继发于慢性疾病、癌症、肾衰竭、糖尿病、免疫抑制、免疫缺陷、白细胞改变或不足、呼吸系统紊乱、肝脏疾病。

（2）治疗因素：与微生物局部侵入有关，继发于手术、气管切开、肠内喂养。

（3）情境因素：①与宿主防卫功能受损有关，继发于长期不活动、长时间住院、营养不良、感染史。②与病原体接触（从医院获得）有关。

5. 有皮肤完整性受损的危险

（1）病理生理因素：与降低组织的血液供应和营养有关，继发于糖尿病、贫血、心肺功能失调、体温过高、营养失调、肥胖、脱水、水肿、瘦弱、营养不良。

（2）治疗因素：①与降低组织的血液供应和营养有关，继发于禁食状态。②与机械刺激或压力的影响有关，继发于约束带、鼻胃插管、气管插管。

（3）情境因素：①与化学性创伤有关，继发于排泄、分泌或有毒、有害物质。②与继发的活动障碍有关。③与体格消瘦有关。

6. 自理能力缺陷综合征

病理生理因素，与继发的缺乏合作有关。

7. 睡眠形态紊乱

（1）入睡或保持睡眠状态困难。

（2）次要特征：烦躁，情绪异常。

8. 便秘

（1）病理生理因素：与因缺氧造成的肠蠕动功能降低有关，与梗阻有关。

（2）治疗因素：与麻醉和外科手术对肠蠕动的影响有关。

（3）情境因素：与肠蠕动减少有关，继发于不能活动、缺乏锻炼；与缺乏排便时的独处环境有关。

9. 腹泻

（1）病理生理因素：①与吸收不好或炎症有关。②与感染过程有关。

（2）情境因素：与个人对一些细菌、病毒或寄生虫没有免疫力有关。

10. 不舒适

（1）与不活动、姿势不当有关。

（2）与留置各种管道有关。

11. 气体交换受损

（1）主要特征：用力时感到呼吸困难。

（2）次要特征：意识模糊、紧张不安，嗜睡及疲劳，肺血管阻力增加。氧含量降低、氧饱和度降低，经血气检查测定二氧化碳增加；发绀。

12. 营养失调

（1）主要特征：饮食摄入低于推荐的每日供应量，体重下降。

（2）次要特征：体重低于标准体重和身高的 10% ~ 20%。

13. 口腔黏膜改变

（1）与感染有关：糖尿病感染。

（2）与机械刺激有关，继发于气管内插管或鼻胃管。

（3）与营养不良有关。

（4）与唾液分泌减少有关。

14. 有误吸的危险

（1）与意识水平下降有关，继发于麻醉、昏迷。

（2）与咳嗽和呕吐反射抑制有关。

（3）与咽喉反射抑制有关，继发于气管切开或气管内插管、镇静。

（4）一次喂入量过多。

四、护理措施

（一）病情观察

注意患者意识状态、呼吸、血压、脉搏、尿量、胸部体征、体温、皮肤、血气、痰等的变化。

1. 意识状态

观察患者是处于清醒、浅昏迷或深昏迷状态。

2. 呼吸

机械通气过程中要密切监测患者自主呼吸的频率、节律与呼吸机是否同步。

3. 胸部体征

机械通气时，注意观察两侧胸廓动度、呼吸音是否对称，否则提示气管插管进入一侧气管或有肺不张、气胸等情况。

4. 脉搏

机械通气时气道内压力增高、回心血量减少，可引起血压下降、心率反射性增快。

5. 体温

体温升高是感染的一种表现，也意味着氧耗量及二氧化碳产量的增多；体温下降伴皮肤苍白湿冷，则是休克的表现，应找出原因，采取相应措施。

6. 尿量

由于心排血量减少和血压下降，可引起肾血流灌注减低，血中抗利尿激素、肾素和醛固酮水平升高，使尿液的生成与排出减少。

7. 皮肤

皮肤潮红、多汗和表浅静脉充盈，提示有二氧化碳蓄积；肤色苍白、四肢末梢湿冷，提示有低血压、休克或酸中毒的表现。在机械通气过程中，如出现表浅静脉充盈怒张，提示周围静脉压增高，循环阻力增加，应及时通知医师，对呼吸机参数进行调整。

8. 痰液的观察

根据痰液量、颜色及性状的改变，正确判断病情变化并采取相应的治疗措施。

（二）维持安全及有效的通气治疗

（1）机械通气时最重要的是维持连续性及紧密性，以确保患者获得足够的供氧和通气。

（2）为确保体弱患者在发生意外时，能及早得到抢救，呼吸机报警系统要保持启动。

（3）护士要在床旁监测，以防发生意外；观察患者是否因病情恶化或机械障碍引起呼吸窘迫和呼吸衰竭。

（4）床旁要有简易呼吸器、吸痰装置及其他急救用品，以便急救使用。

（5）躁动的患者，必要时要给予约束，以防患者在无意中拔除气管插管而发生生命危险。

（三）维持足够的供氧

（1）按医嘱设定呼吸机参数，随时检查保证呼吸机参数未被意外改动。

（2）留置胃管，及时引流胃内过多的空气和液体，以减轻胃胀，增进肺部扩张。

（3）使用加湿器，以防因气道分泌物过多而产生气道阻塞，配合胸部物理治疗促进患者气道内分泌物排出。

（4）机械通气期间，遵医嘱使用镇静剂和镇痛剂，以减少不适及焦虑。必要时，应在患者口中放入牙垫或防咬器。

（5）根据病情定时为患者变换体位，它不仅可以防止压力性损伤的发生，还可以促进肺内气体的分布，减少肺内痰液的潴留。

（四）提供人工气道有关的护理

1. 环境管理

（1）在医院未设置 ICU 的情况下，将患者安置于单人房间，便于管理和抢救治疗。

（2）室内给予通风，每日用含氯消毒液擦拭房间地面 4 次。

（3）保持室内温度 22.5 ～ 25.5℃，湿度 30% ～ 60%。

（4）严格执行消毒隔离制度，定期做空气培养。

（5）正确运送和管理患者的检验标本。

2. 人员

（1）严格限制探视及陪护人员，进入室内者应戴好帽子、口罩，进出病房时严格执行洗手制度。

（2）谢绝上呼吸道感染者入内。

3. 套管的固定

（1）插管后应拍胸片，调节插管位置使之位于左、右主支气管分叉，即隆突上2～3 cm。

（2）记录插管外露长度：经口插管者应从门齿测量，经鼻插管者应从外鼻孔测量。

（3）固定好插管位置后，每班测量1～2次并记录。

（4）用通透性良好的水胶型皮肤贴膜将导管固定于口腔周围。

（5）气管切开切口不宜过大，否则易脱出。

（6）对意识不清、躁动不安的患者应给予适当的肢体约束，必要时应用镇静剂，尽量减少患者头部的活动或强调头颈部一致转动。

（7）寸带的松紧以容纳一个手指为宜。

4. 气囊的管理

气囊充气后，压迫在气管壁上，达到密闭固定的目的，保证潮气量的供给，预防口腔和胃内容物的误吸。但充气量过大，压迫气管黏膜过久，会影响该处的血液循环，导致气管黏膜损伤甚至坏死。气管的毛细血管压力在20～30 mmHg，达22 mmHg时可见对气管血流具有损伤作用，在37 mmHg时可完全阻断气管血流。最理想的气囊压力应小于毛细血管渗透压25 cmH$_2$O可以采用最小闭合容量技术及最小漏气技术两种方法，掌握气囊充气量。

5. 人工气道的湿化

建立人工气道后，使患者失去鼻腔等上呼吸道对吸入气体的加湿加热作用，气体直接进入气道，并且机械通气时被送入流速、容量较大的气体，使呼吸道失水，痰液变黏稠，损伤黏膜纤毛运动系统的功能，使痰液不易排出，甚至阻塞人工气道。吸入气温一般为32～34℃；若在32℃以下，气温不足，达不到湿化的目的；若在40℃以上，会造成气道损伤。

6. 吸痰

建立人工气道后的患者，因会厌失去作用，咳嗽反射减低，使咳痰能力丧失，因此吸痰至关重要。

（1）吸痰前必须预充氧，使用连接氧源的简易呼吸器进行手动充气 2 ~ 3 分钟。机械通气患者，给予纯氧吸入 3 ~ 5 分钟。

（2）吸痰管插入过程中不能带负压，以避免过度抽吸导致肺萎陷。在吸痰管逐渐退出的过程中打开负压，抽吸时旋转吸痰管，并间断使用负压，不仅能增强吸引效果，还能减少黏膜的损伤。

（3）吸痰动作要轻快，每次吸痰时间不宜超过 15 秒，每次吸引间期应吸入纯氧。

（4）吸痰过程中密切监测心电、血压和脉搏氧饱和度。一旦发生异常，立即停止抽吸，并吸入纯氧。

（5）在整个吸痰过程中应严格遵守无菌操作。

（6）气道分泌物的抽吸应掌握指征，患者有分泌物潴留的表现时再进行吸引。过多吸痰会刺激气管黏膜，反而使分泌物增加。

（7）吸痰管的外径以能顺利插入的最大外径为妥，一般应略小于人工气道内径的 1/2。

（8）吸引时负压不得 > 50.7 mmHg，以免损伤气道黏膜。尤其对支气管哮喘患者，应避免吸引时的刺激，以免诱发支气管痉挛。

7. 人工气道常见并发症

（1）气道黏膜溃疡、感染、出血及气道狭窄。

（2）气管食管瘘。

（3）人工气道堵塞。

（4）气管导管脱出。

（5）感染。

（五）维持足够的心脏输出及组织灌注

（1）间歇正压通气能够令胸腔内的压力增大，导致心脏受压，心脏的回流、输出受阻，进而减少组织灌流。

（2）观察患者的血压、脉搏、心电活动、尿量及外围组织灌流，及早发现病情变化。

（六）维持正常的胃肠道功能及提供足够的营养

（1）尽早留置鼻胃管。

（2）应用胃黏膜保护剂。

（3）护士应确保患者能够摄取足够的营养，协助患者肢体锻炼，轻度活动促进胃肠蠕动。

（4）如不能采用鼻胃管鼻饲者，尽早全肠外营养。

（七）预防感染

（1）严格执行手卫生制度，减少院内感染。

（2）严格执行无菌操作技术。

（3）减少不必要的呼吸机管道拆卸，以防管路内的细菌播散到病房中。

（4）监测感染。

（八）维持基本的生理照护

1. 眼部护理

定时为患者滴眼药水，帮助患者闭眼，以防止眼睛受损。

2. 口腔护理

可减少口腔溃疡及口腔定植菌的误吸。

3. 皮肤护理

保持患者的皮肤清洁干燥，经常变换体位，按摩皮肤受压部位，以防发生压力性损伤。

4. 排泄护理

观察患者排泄功能是否正常，找出原因，对症处理。尿失禁患者，及早留置尿管，晨晚间护理时给予会阴冲洗，大便失禁患者及时给予肛周护理。

5. 肢体护理

长期卧床患者，应定时给患者进行肢体活动，帮患者穿上抗栓塞长袜以免发生下肢静脉栓塞。

（九）心理支持

（1）提供舒适的环境，比如室内安装柔和的灯光，保持安静，控制病室的湿度和温度。

（2）钟表放在患者视线所及范围内，帮助患者建立准确的时间定向力。

（3）与患者保持沟通，不能说话患者，可通过给纸和笔或利用眼神及肢体语言进行交流。

（4）患者焦虑时，护士应给予适当的心理安慰和支持。

五、护理评价

通过治疗与护理，患者是否达到以下标准：

（1）未发生误吸，患者痰液稀释为Ⅰ度，易于吸出。

（2）表现出有效咳嗽及肺部气体交换增加，呼吸道通畅。

（3）患者生命体征、血氧饱和度及各项检查结果等有所改善。

（4）营养状况得到改善。

（5）未发生压力性损伤。

（6）能保持稳定的情绪、良好的心态。

（7）患者气管插管期间能与医护人员进行有效的沟通。

（8）患者在使用呼吸机辅助呼吸期间肢体功能得到了锻炼。

（张娇红）

第三节　门诊肺结核患者的健康教育

医院的门诊是医院面向社会的重要窗口，不仅承担对患者疾病的诊治任务，同时也承担对患者健康教育的责任，尤其是对肺结核患者。由于肺结核是一种慢性传染病，肺结核的治疗不仅疗程长，且多数肺结核患者的治疗是在门诊进行，因此，对肺结核患者进行健康教育，更体现了其重要性和必要性。通过健康教育，让患者得到肺结核的治疗和防控知识，养成良好的卫生习惯，避免传染病在社会，以及在家庭的传播和交叉感染，促进患者康复，促进医患关系和谐。

一、评估门诊肺结核患者健康教育需求及能力

（1）评估患者年龄、知识层次、文化背景及获取结核病防治知识的需求。

（2）评估患者的健康状况（包括营养状况）。

（3）了解患者个人工作、生活和卫生习惯。

（4）评估患者对疾病的认识和心理状态。

（5）评估患者目前疾病和身体整体状况，如症状、体征和相关的检查结果情况。

（6）评估患者对肺结核的消毒隔离知识了解和掌握程度。

二、制订门诊肺结核患者健康教育计划

1. 肺结核相关发病和治疗知识的讲解

让患者了解肺结核的发病原因、症状体征、诊断治疗，以及肺结核治疗为什么是早期、联合、适量、规律、全程的原则，提高患者治疗的依从性。

2. 介绍抗结核药物的作用及不良反应

由于漫长的治疗、用药的不适，患者难以坚持全程治疗。所以，让患者知道哪些表现是药物的不良反应，以便及时发现和调整，保证用药过程的安全和顺利。同时，克服身体不适，积极配合，坚持完成规范治疗。

3. 对患者容易出现心理反应的问题进行介绍

对患者容易出现心理反应的问题进行介绍，如传染病报告卡的填写是否给患者造成在社会上和工作上的不良影响；肺结核一旦让别人知道，是否会遭到歧视；患上肺结核会引发心情不悦，不愿再融入社会等各种心理问题。通过健康教育，调整患者心理状态，坚定战胜疾病的信心。

4. 介绍消毒隔离知识

具体讲解在家庭生活、社会活动中应怎样做消毒隔离，让患者掌握消毒知识的原理和实际操作方法。

5. 休养知识介绍和指导

讲解日常饮食起居和锻炼方法，让患者根据自己的病情做到劳逸结合、合理膳食。

三、门诊肺结核患者健康教育计划实施

门诊的工作特点，决定了门诊健康教育工作存在一定的难度，如门诊患者的流动性大、在院停留的时间较短、患者急切的就诊心态、综合情况和求知欲的差异等。因此，门诊健康教育计划的实施应采取多种形式，因人、因病、因需、因时，伴随医疗活动的全过程，主动地、不失时机地，以通俗易懂、易接受的健康教育语言，做好门

诊肺结核患者的健康教育。

（一）健康教育形式

1. 讲课

以大讲堂和小讲课的形式向就诊患者做肺结核的相关知识讲座，同时，回答患者提出的各种问题。

2. 宣传板

以挂板形式向患者宣传肺结核相关知识内容，让患者利用候诊等待时间学习日常防治知识。

3. 视频

以电视滚动播放的形式向就诊患者传递肺结核相关知识的影像，让患者形象地了解相关信息及防治的方法。

4. 图文资料

以健康教育处方的形式向就诊患者介绍肺结核相关病症知识，让患者根据自己的病症索取相关有针对性的健康教育处方。

5. 个体教育

对特殊肺结核患者，如耐多药和广泛耐药肺结核患者，尤其在心理、治疗、家庭生活、消毒隔离等方面，针对个体情况进行教育。

（二）健康教育

1. 肺结核知识

首先以多种形式，通俗易懂、生动形象地给患者讲解肺结核是一种慢性传染病，多数患者的病史较长，往往与许多疾病相关，与生活环境、生理因素也有一定关系。结核菌传播是空气传播，即排菌的肺结核患者通过咳嗽、打喷嚏、大声叫喊、谈话等，将含有结核菌的微滴核传播到空气中而传染给他人；讲解肺结核的临床症状、所需要做的相关检查等。讲解各项检查的相关事宜，让患者能够接受和配合。对初诊患者，需重点讲解有关检查的重要性和留取标本的正确方法，如为什么要做这些检查，在各项检查的前后应注意的事项，怎样配合才能正确、顺利、安全地完成各项检查。对复诊患者，需重点讲解再次做各项检查的必要性，让患者明白和理解，同时能够很好地配合。

2. 治疗用药知识

肺结核是具有传染性的慢性疾病，需要较长的治疗用药时间，有些患者症状好转或症状消失，便认为疾病已经痊愈，开始不重视按时服药，或忘记服药，或自行停药。同时，抗结核药物有较大的不良反应，有些患者不知道有哪些不良反应和表现。所以，详细介绍抗结核药物的治疗原则，遵医嘱坚持用药，在家中可采用闹铃提醒方式避免遗忘服药；讲解用药的基本常识，以及药物的作用和不良反应，让患者知道抗结核药物的服用时间、如何观察药物的不良反应及表现、为什么定期进行肝肾功能和血常规的检查，尤其对初治的肺结核患者更要细致地讲解，以此提高患者治疗的依从性，获得满意的治疗效果。

3. 心理疏导知识

由于肺结核所具有的特点和治疗的特殊性，患者在心理上会产生不同程度的烦躁、自卑、焦虑和悲观，情绪会因心理变化而低落。对于门诊患者，心理疏导不仅需要医护人员，也需要患者家属，告诉家属心理疏导的必要性和方法，如果能教会患者自我疏导，将会产生不同寻常的效果。通过有关疾病各方面知识的讲解，以及有关实例的介绍和分析，帮助患者能够正确对待疾病；同时让患者了解疾病治疗的过程，解除各种疑虑；通过与家属的沟通，帮助患者正视疾病带来的经济、生活、人际等方面的困扰，使其减轻心理压力，因长期心理压力，将会引起机体神经体液调节紊乱、免疫力下降，导致病情恶化、复发或迁延不愈。有一个良好的心态是建立信心和促进康复的基础，所以，心理疏导知识的宣教是非常必要的。

4. 消毒隔离知识

指导患者和家属做好预防传染和消毒隔离。

（1）口罩的使用：现在越来越多的人健康意识逐渐增强，知道戴口罩可以防止呼吸道传染病。但在医院等公共场所戴口罩更多的是健康人，实际上最需要戴口罩的应该是肺结核患者，尤其是排菌的肺结核患者，因为此类患者是传染源。向患者和家属讲解肺结核的传播途径，患者在公共场所、在与人交谈时都应戴口罩，减少飞沫核的传播；家属与患者密切接触时也要戴口罩，减少被传染的机会。

（2）痰液的处理：肺结核的传染源主要是排菌的肺结核患者的痰，特别强调禁止随意吐痰。患者应将咳出的痰液吐在纸里，如果在医院，将痰纸扔到黄色垃圾桶内；如果在家中，将痰纸放入固定耐热的容器（如带盖的铁痰盂）中焚烧处理；如果在外面，将痰纸放入垃圾袋中，带回家处理。这是直接杀灭结核菌，减少传播的最简单、最经济、最有效的方法。

（3）习惯的养成：宣传养成良好习惯的重要性，讲解肺结核病患者如果在排菌期，1次咳嗽可使具有传染性的微滴核增加到3500个，1次喷嚏可排放高达100万个飞沫核。同时，患者排出的结核菌落到衣物、被褥、地面，干燥后随飞尘被人们吸入而造成感染。因此，传染性肺结核患者在咳嗽、喷嚏、大笑、大声谈话时一定要以纸巾遮住口鼻，以减少含有结核菌的飞沫排到空气中，使用后的纸巾不要随手丢弃，应集中焚烧处理。

（4）空气的清洁：开窗通风，使空气流通，是减少室内空气中菌量的有效方法，每天不少于 2 次，每次不少于半小时，通风不好的房间可安装换气扇或空气消毒机。天冷时通风要注意为患者保暖，或暂时避开通风的房间，以免发生受凉感冒。

（5）接触的防护：有条件的家庭，如果患者的病情不需家属长时间陪伴，一定要做到分室居住；但如果没有条件做到分室居住，要做到分床或分床头；餐具要单独使用，并定期（每周）煮沸消毒；衣物和被褥定期晾晒，通过阳光紫外线消毒；物品和地面每天清洁。

5. 生活休养知识

让患者知晓结核病是慢性消耗性疾病，养成良好的日常作息和饮食卫生习惯非常重要。患者可根据身体情况适当运动，劳逸结合；饮食要营养搭配均衡，不仅要高热量、高蛋白和富含维生素，还要增加含钙食物的摄入，糖尿病患者注意糖类的摄入量和含糖食物的摄入。讲解的同时，可列举一些运动方式和具体食物供患者参考。对于吸烟饮酒的患者，应告诉患者戒烟限酒的必要性。

四、评价门诊肺结核患者健康教育效果

利用患者候诊和为患者治疗的机会，采取问候与交流的方式，评价患者对所做宣教知识的理解和了解的程度；通过接受结核病防治知识的宣教，评价患者与家属实际掌握和做到了多少，还存在哪些误区；通过健康教育，评价患者身心状况和恢复情况。针对具体患者和具体问题，设定具体健康教育目标，通过多种方式，克服门诊健康教育的不便因素，达到肺结核门诊健康教育的效果。

（张娇红）

第四节　结核病患者纤维支气管镜检查

一、目的

（1）用于多种难以确诊的气管、支气管、肺部疾病的直视检查或取样活检，以协助诊断。

（2）用于清除气道内分泌物、支气管内止血、取出异物、激光治疗等。

（3）留取高质量痰标本、组织标本，提高痰集菌阴性结核病患者诊断率。

（4）镜下给药，治疗支气管内膜结核。

（5）支气管扩张术，治疗肺不张。

二、用物准备

1. 气管镜室准备

纤维支气管镜、吸引器、冷光源、活检钳、细胞刷、喉头喷雾器、麻醉药、镇静药、治疗用药、抢救药和物品、心电监护仪、吸氧装置。

2. 病房准备

漱口水、止血药物、吸引器、吸氧装置、急救设备；病历、胸片或 CT 片、纤维支气管镜检查签字同意书。

3. 患者准备

患者应术前 6 小时禁食、禁饮，取下活动义齿，同时备卫生纸及黄色垃圾袋。

三、护理评估

（1）评估结核患者有无麻醉药过敏史；有无高血压、心脏病病史；有无出血倾向；有无鼻息肉、鼻中隔偏曲；有无青光眼病史；有无精神异常病史。

（2）评估患者术前 6 小时有无禁食、禁饮，有无义齿，术前排空大小便。

（3）评估患者及家属有无紧张、焦虑，给予心理疏导。

四、操作流程

（1）严格对内镜及附件进行规范化清洗消毒，杜绝交叉感染。乙肝、艾滋病等传染性疾病应使用专用内镜。

（2）医护人员操作时应严格按照防护措施执行，戴医用防护口罩、护目镜、一次性圆帽，穿隔离衣，戴手套。

（3）操作前核对患者床号、姓名等一般资料。

（4）表面麻醉前嘱患者咳出气管内分泌物，清理鼻腔和咽部后予以表面麻醉。

（5）协助患者取去枕仰卧位，头部后仰，肩部垫一软枕，下颌略抬高，不能平卧者，可取坐位或半坐卧位。

（6）配合医师经纤维支气管镜滴入麻醉药。

（7）操作中密切观察患者的面色、生命体征、血氧饱和度、气道压力、气道阻力等。

（8）做好标本的采集及送检工作。

（9）协助医师在气管内给药。

（10）意外发生时，协助医师紧急处理。

（11）操作完毕，安抚患者，仔细消毒内镜。

五、健康教育

（1）术前做好检查前的健康教育，告知检查目的，术前6小时禁食禁水，避免检查中呕吐物的误吸。

（2）术中告知患者检查的安全性；检查过程中配合医师的重要性，教会患者全身放松，自由呼吸，有分泌物勿乱吐，不能耐受时，可举手示意，不可咬镜、抓镜管。

（3）术后患者回病房途中应将痰液吐于卫生纸上，并放入黄色垃圾袋内。禁食、禁饮2小时，2小时后饮少量温开水无呛咳后可进温凉流质或半流质饮食，以免食物误入气道造成吸入性肺炎。

（4）术后鼓励患者咳出痰液及血液，若咯血量增加，及时通知医师。正确留取化验标本，术后半小时内减少说话，使声带得以充分休息，如有声嘶或咽部疼痛，可给予雾化吸入。

六、注意事项

1. 纤维支气管镜检查的禁忌证

严重心肺功能不全，呼吸衰竭，心绞痛，严重高血压及心律失常者；严重肝、肾功能不全、全身状态极度衰竭者；出、凝血机制障碍者；哮喘发作或大咯血者；主动脉瘤有破裂危险者。

2. 术后观察

术后密切观察患者呼吸道出血情况，注意观察有无发热、声音嘶哑或咽喉部肿痛，胸痛等不适症状。

3. 检查

检查床旁除配置必要的抢救药物及设施外，还要提前配制 1% 麻黄碱，另外应备有垂体后叶素、巴曲酶、酚磺乙胺等止血药物，以便及时抢救大咯血。

（张娇红）

第五节　气管、支气管内膜结核

一、概述

气管、支气管结核是发生在气管、支气管黏膜或黏膜下层的结核病，亦称气管、支气管内膜结核（endobronchial tuberculosis，EBTB）。活动性肺结核中 10% ~ 40% 伴有 EBTB。

支气管结核发病率的高低与检查方法、病理改变、肺结核的病情严重程度有密切关系。支气管结核女性多于男性，男女比例为 1 : 4.2，各年龄组均可发生。多数支气管结核常继发于肺结核，以 20 ~ 29 岁年龄组占多数。儿童 EBTB 多因邻近纵隔淋巴结核侵蚀支气管，引起结核性支气管炎。原发性支气管结核极少见。近年由于肺结核病趋向老龄化，老年支气管结核有增加的趋势。

二、病因分析

支气管内膜结核均为继发性，多继发于肺结核，少数继发于支气管淋巴结核，经淋巴和血行播散引起支气管内膜结核者极少见。

三、发病机制

1. 结核菌接触感染

为支气管结核最常见的感染途径。气管、支气管是呼吸通道，结核患者含有大量结核菌的痰液通过气管，或空洞、病灶内的含结核菌的干酪样物质通过引流支气管时，直接侵及支气管黏膜，或经黏液腺管口侵及支气管壁。

2. 邻近脏器结核病波及支气管

肺实质结核进展播散时波及支气管、肺门及纵隔淋巴结发生干酪样坏死时，可浸润穿破邻近支气管壁，形成支气管结核或支气管淋巴瘘，个别脊柱结核患者的椎旁脓肿可波及气管、支气管，形成脓肿支气管瘘。

3. 结核菌沿支气管周围的淋巴管、血管侵及支气管

病变首先在黏膜下层，然后累及黏膜层，这种机会发生非常少。

四、病理生理

支气管结核的纤维支气管镜表现有五种类型。

1. 浸润型

浸润型表现为局限性或弥漫性黏膜下浸润。急性期黏膜高度充血水肿，易出血，慢性期黏膜苍白、粗糙，呈颗粒状增厚，软骨环模糊，可产生不同程度的狭窄，黏膜下结核结节或斑块常呈黄白色乳头状隆起突入管腔，可破溃坏死，也可痊愈而遗留瘢痕。

2. 溃疡型

溃疡型可继发于浸润型，或由支气管淋巴结结核溃破引起，黏膜表面有散在或孤立的溃疡，溃疡底部有肉芽组织，有时溃疡被一层黄白色干酪样坏死物覆盖。如坏死物质阻塞管腔或溃疡底部肉芽组织增生，可引起管腔狭窄。

3. 增生型

增生型主要是增生的肉芽组织，呈颗粒状或菜花状向管腔凸出，易出血，可发生支气管阻塞或愈合成瘢痕。

4. 纤维狭窄型

纤维狭窄型为支气管结核病变的愈合阶段，支气管黏膜纤维性变，常造成管腔狭窄，严重者管壁完全闭塞。由于此种支气管狭窄和闭塞属瘢痕性狭窄或闭塞，故支气

管表面黏膜通常会出现纤维化或增厚，不会保持正常状态。

5. 淋巴结支气管瘘

（1）穿孔前期：支气管镜下可见局部支气管因淋巴结管外压迫而管壁膨隆、管腔狭窄，局部黏膜充血水肿或肥厚。

（2）穿孔期：淋巴结溃破入支气管管腔形成瘘孔，支气管管腔除有管外压迫症状外，局部黏膜可见小米粒大小的白色干酪物质不断冒出，犹如挤牙膏状，用吸引器吸除干酪物后，随着咳嗽又不断有干酪物从此冒出，瘘孔周围黏膜可有严重的充血水肿。

（3）穿孔后期：原瘘孔处已无干酪物冒出，呈光滑的凹陷，周围黏膜大致正常，有时瘘孔及周围黏膜有黑灰色炭末样物沉着，呈现为"炭末样"瘘孔。此种陈旧性瘘孔可持续数年不变。

五、护理评估

（一）健康史

了解患者既往有无结核病史、是否接受过正规治疗；近期周围环境中有无结核患者及是否有密切接触史。

（二）身体状况

支气管内膜结核具有与肺结核同样的全身症状，如乏力、盗汗、午后低热、食欲差、体重下降等。病变早期无明显症状，当病变较广泛时出现局部症状，与病变范围、支气管狭窄、溃疡程度有关。局部症状为刺激性咳嗽、咳痰、支气管喘鸣、呼吸困难及胸痛。支气管阻塞后产生的肺内阻塞性感染可伴有发热。

（三）辅助检查

1. 实验室检查

血液指标化验，反复查痰约50%的患者可呈痰菌阳性。

2. 纤维支气管镜检查

可提高痰菌的阳性率，也可行病理检查。

3. 影像学检查

支气管内膜结核早期病变局限，无明显 X 线改变，但痰菌可阳性；气管有狭窄或阻塞时，断层可见支气管狭窄或阻塞征象，同时伴有肺不张、阻塞性肺炎或肺气肿表现；CT 检查、支气管造影均可显示狭窄、阻塞、中断或变形。

（四）心理—社会状况

结核病是一种慢性传染病，给患者及家属造成很大的心理负担，疾病的转归也直接影响患者的家庭和社会生活能力。应了解患者对所患疾病的认识、顾虑及所造成的心理反应。多数患者患病期间十分关注亲友、同事对其的态度，对人际交往感到紧张、恐惧，常采取回避态度。了解患者对住院及隔离的认识。询问疾病对工作、学习、事业、经济、恋爱、婚姻、家庭等造成的影响及其程度。一般患者都会为病后的家庭、社会、工作和学习能力等问题而担忧。观察其是否有不良的心理反应，如恐惧、焦虑、食欲缺乏、睡眠障碍等。了解其家庭、同事、亲友、单位领导等对该病的认识，患者患病后能否得到关心、支持与帮助。了解社区的结核病防治机构情况，患者出院后能否提供继续治疗。

六、护理措施

1. 一般护理

（1）保持环境整洁、舒适，减少不良刺激，病室温湿度适宜，通风良好。注意保暖，避免受凉。

（2）取舒适体位，如患者平卧加重呼吸困难则可取半卧位，保证舒适安全，必要时设置跨床小桌，以便患者伏桌休息，减轻呼吸困难。

（3）合理安排作息时间，劳逸结合。病情严重者应卧床休息，保证充足的睡眠，加强营养。

（4）协助患者完成日常的生活护理，满足患者的需要。

（5）饮食护理。

2. 症状护理

（1）教会患者有效的排痰方法，以及有效的呼吸技巧。气道分泌物较多者应设置翻身卡，定时协助患者翻身拍背，充分排出痰液，以增加肺泡通气量，必要时应采取机械吸痰，以保持呼吸道通畅，防止窒息。指导患者做慢而深的呼吸，严重呼吸困难的患者应尽量减少活动和不必要的谈话，以减少耗氧量，减轻呼吸困难。

（2）遵医嘱给予合适的氧疗，以纠正缺氧症状，缓解呼吸困难。根据病情及血气分析结果采取不同的给氧方法和给氧浓度。

（3）遵医嘱给予相应药物进行雾化吸入，指导患者正确的吸入方法及讲解正确吸入的重要性。

（4）需行支气管镜下治疗时，应提前向患者讲解支气管镜操作的流程及注意事项，给患者发放漱口水，嘱患者行支气管镜后 2 小时内禁食、禁水。2 小时后用专用漱口水漱口后可少量进食，如无呛咳或吞咽困难症状则可正常用餐。

3. 用药护理

（1）严格遵医嘱给予抗结核治疗，遵守抗结核的治疗原则，鼓励患者按时、按量服用抗结核药物，禁止自行减量、停药等。

（2）雾化吸入患者要严格按医嘱配制药物，遵循现用现配原则，设专人负责，严格做好三查七对。

（3）常规行支气管镜下治疗的患者应提前备好药物及漱口水，核对好药物后送至气管镜室，漱口水交给患者并教会患者正确用法。

七、护理评价

通过治疗与护理，评价患者是否达到以下标准：

（1）患者情绪平稳，能安静地休息和睡眠，焦虑状态减轻。

（2）患者呼吸困难得到缓解，缺氧改善。

（3）术后保持呼吸道通畅。

（4）术后无出血、窒息发生。

（5）术后疼痛得到有效缓解。

（6）术后舒适度增加。

（7）知道各种治疗方法的重要性、配合方法。

（8）生活自理能力逐渐增强。

（张娇红）

第六章　消化内镜护理

第一节　内镜下食管支架置入术

内镜下食管支架置入术是通过内镜在食管狭窄部位放置内支撑管来治疗食管下段狭窄的一种介入技术。常用的内支撑管材料为乳胶、橡胶、硅胶、塑料及记忆合金。

一、目的

内镜下食管支架置入术用于治疗良性或恶性食管狭窄。

二、适应证

（1）晚期食管癌狭窄无法手术者。

（2）多次扩张后效果差的良性食管狭窄。

（3）食管癌术后瘢痕狭窄或食管癌术后复发。

三、禁忌证

（1）患严重心肺疾病不能承受治疗或不能合作者。

（2）高位食管狭窄不能安装支架者。

（3）狭窄段过长且程度严重，导丝无法通过狭窄段为相对禁忌证。

四、评估

（1）评估患者病情、意识、心理、对疾病的认知程度。

（2）评估内镜治疗室环境，如光线、温度、通风情况等。

五、操作准备

（1）物品准备：胃镜、扩张器械、内镜微波治疗仪、内支撑管（多用记忆合金支架）、解痉药及止血药、对比剂。

（2）环境准备：内镜治疗室保持安静、整洁、温度适宜。

（3）护士准备：着装整齐，洗净双手，戴口罩、手套。

（4）患者准备：禁食禁水 12 小时以上。主动配合医护测量血压、脉搏。

六、操作程序

（1）根据支架释放的方式选择合适钳道内径的胃镜。检查支架包装、消毒日期。

（2）检查扩张：协助术者进行胃镜检查，明确治疗指征。在狭窄部位进行多次逐级扩张至胃镜后才能顺利通过。

（3）定位：内镜通过狭窄部位后，在狭窄段下段食管黏膜注入泛影葡胺对比剂，于相应部位在 X 射线透视下在体表做一标记，用相同的方法定位狭窄上端位置。

（4）内支撑架置入：扩张及定位后经内镜活检孔插入引导导丝通过狭窄部位，退出内镜后在导丝引导下插入推送器及支架，到达预定位置后逐渐将支架释放至食管狭窄部，随即退出推送器及导丝。

（5）整理用物，清洁胃镜及导丝，洗手。

（6）记录操作过程及术后患者有无不适。

（7）嘱患者卧床休息，进行健康指导。

七、护理

（1）患者需禁食禁水 12 小时以上，防止术中呕吐、误吸，确保手术顺利。

（2）密切观察生命体征（血压、脉搏等），及时发现异常并报告医师。重点关注有严重心肺疾病等基础疾病患者的病情变化，评估手术适应性。

（3）术后 2 小时可进冷流质，2 周后进流质软食；忌食大块、高纤维食物，避免冰冻及高温食物，防止支架堵塞、变形或移位。饮食过程中观察有无吞咽困难、呛咳等情况。

（4）密切观察患者有无胸痛、呼吸困难、呕血、黑便等不适。若胸痛持续加重或出现其他异常情况，立即报告医师并协助处理。

（彭　菱）

第二节　内镜下微波／激光止血治疗术

内镜下微波／激光止血治疗术是利用激光及微波的热凝固作用，照射到消化道出血部位转化为热能，使局部组织温度升高，蛋白凝固，血管收缩闭塞，血栓形成，从而止血的一种治疗方法。

一、适应证

非静脉曲张性消化道出血患者的紧急止血。

二、禁忌证

（1）有严重心肺疾病，不能接受检查者。
（2）休克，生命体征尚未恢复正常者。
（3）疑有急性消化道穿孔与弥漫性腹膜炎的患者。

三、评估

（1）评估患者病情、意识、心理及对疾病的认知程度。
（2）评估内镜治疗室环境，如光线、温度、通风情况等。

四、操作准备

（1）物品准备：内镜（胃镜或肠镜）、内镜激光治疗仪、内镜微波治疗仪。
（2）环境准备：内镜治疗室安静、整洁、温度适宜。
（3）护士准备：着装整齐，洗净双手，戴口罩、手套。
（4）患者准备：禁食禁水6小时以上。主动配合测量血压和脉搏。

五、操作程序

（1）一般情况差的患者给氧，进行心电监护。

（2）协助术者完成胃镜检查，明确治疗指征。

（3）激光：调整激光输出功率，氩离子激光输出端功率为 4 ~ 6 W，距病灶 1 ~ 3 cm，每次照射 5 ~ 15 秒；Nd：YAG 激光器输出端功率为 45 ~ 90 W，脉冲时间 15 秒。将光导纤维交给术者插入活检孔，头端不伸出内镜前端，将内镜与光导纤维插入后，送出光导纤维头端，对准病灶进行重复照射，直至直视下出血完全停止，并继续观察 5 分钟，无再出血即可拔镜。

（4）微波：调整输出端功率为 30 W，其他同激光治疗。每次照射时间 15 秒，可重复 3 ~ 5 次，直至直视下出血完全停止，并继续观察 5 分钟，无再出血即可拔镜。

（5）治疗完毕协助医师退镜，清洗内镜及光导纤维，清洁激光仪及微波仪。

（6）洗手，整理用物。

（7）记录。

（8）嘱患者卧床休息，进行健康指导。

六、护理

（1）严格要求患者禁食、禁水 6 小时以上，防止术中因胃内食物残留导致呕吐、误吸等情况，确保手术顺利进行。

（2）密切观察患者生命体征（血压、脉搏等）。休克患者需待生命体征平稳后手术，有严重心肺疾病者需重点评估手术适应性。

（3）术后禁食 1 天，静脉补液，给予制酸药及止血药。禁食期间，要密切观察患者的反应，确保其营养和水分的供给。在恢复饮食后，要指导患者进食清淡、易消化的食物，避免进食刺激性食物。

（4）按医嘱给予制酸药及止血药，观察疗效及不良反应。

（王新霞）

第三节 内镜下消化道支架置入术

对于良性狭窄可行内镜下球囊扩张术及切开术等治疗，但是对于恶性狭窄，扩张术及切开术疗效是短暂的。内镜下支架置入术，即在内镜的引导下置入支架，撑开阻塞的部位，依靠置入支架的刚性可以相对持久地解除梗阻症状。

一、食管、贲门支架置入术的护理配合

内镜下食管、贲门支架置入术是通过口腔—咽—食管这一自然腔道，送入支架置入器，并在 X 线透视下定位病变的位置，通过胃镜置入支架的一种无创手术。该技术在临床上治疗食管、贲门狭窄中运用广泛，能够迅速有效缓解梗阻症状、改善吞咽困难、延长生存期及提高患者的生活质量。护士应掌握其适应证及禁忌证，做好术前、术中及术后护理。

（一）适应证

1. 食管、贲门急性梗阻

恶性病变所致梗阻，如食管癌、贲门癌。

2. 食管、贲门慢性梗阻

（1）各种原因引起的食管气管瘘、食管纵隔瘘、食管癌术后吻合口瘘和食管破裂。

（2）各种良性病变所致梗阻：食管平滑肌瘤，腐蚀性食管炎、反流性食管炎、感染性食管炎、食管术后吻合口炎等炎性狭窄，食管溃疡瘢痕、食管烧伤后瘢痕、食管或贲门术后吻合口瘢痕、硬化剂注射治疗后瘢痕等瘢痕狭窄。

（3）恶性病变所致梗阻：食管癌、贲门癌等恶性肿瘤无法进行手术治疗者。

（二）禁忌证

（1）严重心肺功能不全者。

（2）严重衰竭无法耐受手术者。

（3）局部炎症、水肿严重者。

（4）食管肿瘤侵蚀或压迫气管，致气管中、重度狭窄者应慎重放置食管支架，有引起窒息的可能。

（5）估计生存时间在数周到 1 个月内者。

（6）狭窄部位过高或狭窄程度严重，引导钢丝无法通过，治疗困难者，视为相对禁忌证。

（三）术前准备

1. 器械准备

（1）胃镜：检查胃镜外观、光源、成像系统，确保无损坏、图像清晰。测试操作按键、旋钮及活检通道，确保功能正常。确认胃镜已严格消毒，符合无菌要求。

（2）扩张器：同内镜下扩张术的准备。

（3）支架：检查支架的包装有无破损、消毒日期是否过期。支架选择极为重要，食管癌患者选择覆膜防滑式支架能延缓肿瘤长入支架腔内的时间。治疗食管气管瘘或食管纵隔瘘必须用覆膜支架。良性狭窄置入支架后易移位，故以防滑、可回收支架为宜。目前临床常用支架直径为 17 ~ 20 mm，支架两端均应超出病灶 1 ~ 2 cm，治疗食管瘘时适当增加支架长度。

（4）支架植入器：检查支架植入器性能是否良好。

（5）复位器：检查复位器的球囊是否完好，有无漏气。

（6）X 线机：型号为 AXIOM Iconos R200。

2. 患者准备

（1）向患者及家属解释手术的意义及可能出现的并发症，取得患者及家属的配合，并签署手术同意书。

（2）行必要的上消化道钡餐造影、胃镜检查及组织检查，以明确狭窄的部位、长度、特点及病因等。根据患者情况选择合适型号的支架。

（3）调整抗凝血药物治疗，做血常规、血型、凝血功能和肝、肾功能等化验检查。必要时行心肺功能检查，心肺功能较差者术前予以纠正。

（4）询问患者有无青光眼、高血压、心律失常、前列腺增生，是否装有心脏起搏器等，如有以上情况，应及时与术者取得联系。

（5）手术当天至少禁食 12 小时，保证食管无食物残留，防止术中误吸。如果食管腔内有残留食物则需延长禁食时间，也可通过持续胃肠减压或胃镜吸引、冲洗使食管清洁。

（6）术前 10 分钟口服利多卡因胶浆 1 支进行咽部麻醉，以减少操作时唾液分泌。如装有活动性义齿，嘱患者于术前取出，以免术中误吸或误咽。

（7）精神过度紧张者，术前可肌内注射或静脉缓慢推注地西泮 5 ~ 10 mg 或山莨莨碱 10 mg，以利于患者镇静，减少恶心等不适感，配合检查。不能配合操作的患者，可在全身麻醉下进行手术，以防发生意外。

（四）术中护理配合

1. 患者护理

（1）协助患者松开腰带、领带，取左侧卧位，头稍后仰，双腿屈膝。在其背部垫一靠垫，起支撑作用，使患者更舒适。嘱其放松身体，颈部保持自然放松状态。

（2）告知患者手术过程中不能说话，如有不适，可用手示意，恶心较重时做深呼吸，口腔分泌物尽可能吐出。

（3）嘱患者张开嘴咬住牙垫，头下放一治疗巾，防止口水污染诊床及患者衣物。

（4）检查过程中，注意观察患者意识、面色、生命体征变化，如有异常，立即停止检查，并做对症处理。

2. 治疗过程中的配合

（1）插入胃镜：进镜观察狭窄部位，估计狭窄段的长度、直径。进镜时，护士固定患者头部使其保持不动，勿向后仰，告知患者在操作过程中有恶心反应时用鼻子缓慢深呼吸，尽量放松，将牙垫咬紧，切不可吐出牙垫。

（2）扩张：多用探条扩张术，扩张到探条可通过。注意在通过引导钢丝时，一定要在 X 线监视下进行，确认引导钢丝走向是沿食管到胃方可导入探条进行扩张，如引导钢丝方向向左、右偏离，则提示引导钢丝可能进入支气管或纵隔，应重新插入引导钢丝。

（3）定位：采用内镜下定位或 X 线透视下定位方法，确认狭窄长度，选择合适的支架。

①X 线透视下定位（体表定位法）：准备两条长约 10 cm 的铅丝或钢丝，贴在稍长的胶布上。指导患者取左侧卧位，保持姿势相对固定。X 线透视下内镜从胃内向口侧退至病变下缘时，护士将一条铅丝与食管纵轴垂直固定在背部中央，内镜退至病变上缘时，护士将另一条铅丝以同样方法固定在背部中央，两条铅丝之间的范围即病变范围。

②内镜下定位（体内定位法）：护士用注射器抽吸 10 mL 对比剂。术者退镜至病变下缘时，护士将注射针交给术者，配合术者进行食管黏膜下注射，在 X 线下可见一个团状黑影，同时在病变上缘进行黏膜下注射，做一个标记，透视下两个标记之间就是病变所在。

③留置引导钢丝：将引导钢丝头端交给术者，经钳道管送出，配合术者边送引导

钢丝边退内镜，直到把内镜全部退出。

④植入支架：配合术者将引导钢丝穿入支架头端的孔中，向前推进支架植入器，进入口腔时，将患者下颌稍向上抬，顺势将植入器送入食管内，在X线透视下见支架到达病变部位，调整支架位置使支架中点基本与病变中点吻合。护士撕开保险帽，缓缓退出植入器的外套管，释放支架，待支架完全张开后，将植入器连同引导钢丝一起退出，支架植入完成。

⑤复查胃镜：配合术者再次进镜复查，观察支架位置是否准确，如完全覆盖病变即可，如还有病变露在支架上缘，则需进行调整。胃镜离开患者口腔后，护士帮助患者取下牙垫，并将口腔周围的黏液擦净。

（五）术后护理

1. 患者护理

（1）术后因咽喉部麻醉作用尚未消失，嘱患者不要吞唾液，以免引起呛咳。待30～60分钟麻醉作用消失，无麻木感后可饮水。

（2）术后早期指导患者进温凉流质或半流质饮食，以减少粗糙食物对黏膜创面的摩擦而造成出血。选择食物时不宜过热、过冷，严禁服冰冷食物及液体，防止支架回缩、移位、脱落。

（3）术后患者可有咽喉部疼痛，同时咽后壁因局部麻醉关系可有异物感，这些症状会自行消失，嘱患者不要反复用力咳痰，以免损伤咽喉部黏膜。

（4）患者如有呕吐、腹痛、腹胀等不适情形，报告医师并及时处理。

（5）术后严密观察生命体征变化，注意有无呛咳、呕血、黑便、胸痛等症状及程度如何。常规给予抗菌药物预防性治疗，遵医嘱应用止血、抑酸、保护食管及胃黏膜等的药物；观察有无并发症发生。

（6）告知患者术后3个月复查X线胸片，了解支架位置，有无移位、脱落等，一旦出现移位、脱落、再次梗阻等异常情况及时来院就诊。

2. 器械及附件处理

检查结束后，胃镜及其附件按消毒规范进行处理。

（六）并发症及防治

1. 疼痛

患者均出现不同程度的疼痛，一般术后1周左右可消失，不必特殊处理；疼痛剧烈者可适当应用镇痛剂，同时给予心理护理，告知患者可能是支架置入术后的一个适应过程，消除患者的恐惧心理。

2. 出血

常规应用止血药，静脉加强抑酸治疗，必要时使用生长抑素，指导患者暂禁食，观察患者出血的程度及量，及时告知医师处理。

3. 穿孔

怀疑有穿孔的患者，立即行X线胸片或腹部平片检查。对较小的穿孔可通过金属止血夹夹闭裂口进行修补。对于无法修补的穿孔，应及早进行外科手术。

4. 吸入性肺炎

避免平卧位，穿着宽松衣裤，应用抑酸剂及抗菌药物。

5. 反流症状

嘱患者取坐位进食，饭后不宜立即躺下，应用抑酸、胃动力药辅以半卧位等措施。

6. 支架移位及脱落

支架移位及脱落是术后较为严重的并发症。护士指导患者术后饮食应忌过冷、过热，因支架为钛镍记忆合金制成，遇冷、遇热易变形。进食不能过急，少量多餐，忌暴饮暴食。一旦发生移位或脱落应重新置入。

7. 食物嵌塞

嘱患者禁食粗纤维食物及难以嚼烂的食物，如芹菜、牛肉等，进食时应细嚼慢咽。每次进食后可饮用40℃温水200 mL冲洗食管以减少食物滞留管腔。

（七）注意事项

（1）术前根据患者病变情况选择合适的支架。

（2）支架置入成功的关键是位置必须准确。护士在术前应充分了解患者病情，配合术者准确定位。

（3）术中随时观察患者的面色、呼吸、脉搏等变化，术后注意有无腹痛、黑便、呕血等，术后一周内应密切观察有无消化道出血、穿孔、感染等并发症，发现异常及时报告医师处理。

（4）护士应控制对比剂推注的速度，注意推注力不宜太大，速度不宜太快，应以透视下观察部位显影满意并且患者无痛苦为准。

（5）做好健康教育，指导患者正确饮食，定期随访。

二、下消化道支架置入术的护理配合

近年来，随着人口老龄化及食品安全等问题，大肠癌发病率较前增多。8%～29%的大肠癌患者以急性肠梗阻为首发表现。部分晚期大肠癌患者可行姑息性肿瘤切除术，保持排便通畅。绝大部分晚期大肠癌患者发生梗阻时，已无法行外科手术解决排便问题。随着内镜技术的不断发展，肠道支架置入术已成为解除不能手术的大肠癌所致的梗阻、减少或避免急诊结肠造瘘术的新技术。护士在临床配合中应掌握其适应证及禁忌证，熟悉操作步骤，为患者做好解释工作。

（一）适应证

（1）恶性肿瘤直接浸润肠腔致管腔狭窄，肿瘤转移压迫肠腔致管腔狭窄者。

（2）急慢性肠梗阻，需放置支架解除梗阻，择期手术者。

（3）放射性肠炎引起的肠腔狭窄、肿瘤复发者。

（4）病变在横结肠至距肛门齿状线 3 cm 以上者。

（二）禁忌证

（1）恶性狭窄伴消化道急性穿孔，狭窄部位有活动期溃疡者。

（2）良性疾病引起的大肠狭窄梗阻，先天性巨结肠引起的大肠梗阻者。

（3）狭窄部位有严重炎症、出血者。

（4）疑有小肠广泛粘连、梗阻者。

（5）严重心肺衰竭、凝血功能障碍、急性心肌缺血、严重心律失常者。

（6）不能配合者。

（三）术前准备

1. 器械准备

（1）电子肠镜。

（2）主机和光源：根据内镜型号选用相匹配的类型及配置。

（3）X线透视机。

（4）支架释放器。

（5）肠道支架：根据肿瘤狭窄的长度和程度选择合适的规格。

（6）超长超滑导丝、超强软头硬导丝。

（7）长交换导管、双腔造影导管、球囊导管等。

（8）泛影葡胺。

（9）注射器、生理盐水等同常规结肠镜检查。

2．患者准备

（1）向患者介绍手术目的、必要性、相关风险及注意事项，消除患者的顾虑。术前签署知情同意书。

（2）术前行结肠镜检查，了解肠道梗阻程度和梗阻部位，判断狭窄的部位、程度。

（3）评估患者身体状况，包括出／凝血时间、血常规、肝肾功能等检查。

（4）了解患者用药情况，如正在服用 NSAIDs 类等抗血小板凝集药物，应至少停药 3 天后再进行手术。

（5）肠道准备：尽量使肠道清洁。无明显肠梗阻患者可按常规结肠镜检查准备。有肠梗阻者，术前用生理盐水清洁灌肠。禁用甘露醇。

（6）术前空腹 6 ～ 8 小时甚至以上，穿着要符合摄片要求，不能穿得太厚，去除金属及影响拍片的物品。

（7）术前 30 分钟肌内注射地西泮 10 mg、哌替啶 50 mg、654–2 10 mg。

（四）术中护理配合

1．患者护理

（1）协助患者取常规肠镜检查体位，去除衣物，置屏风遮挡，保护患者隐私，加强安全防护。

（2）嘱患者身体放松，进镜时，护士应在术者指导下按压患者腹部，协助术者插镜，告知患者操作过程中有腹痛、腹胀等情况时缓慢深呼吸，尽量放松，也可指导患者根据情况按压腹部。

（3）操作过程中，注意观察患者意识、面色、生命体征变化，如有异常，立即停止检查，并做对症处理。

（4）麻醉的患者需每 5 分钟测量一次心电图、血压、呼吸频率、血氧饱和度。

2．治疗过程中的配合

（1）插入导丝：协助患者取左侧卧位，抬高臀部。配合术者插入结肠镜至狭窄、梗阻部位，在 X 线监视下，从活检孔中插入超长超滑导丝通过狭窄段至远端。

（2）插入交换导管：沿导丝插入交换导管，通过导丝、导管相互交替插入，进一步深入，超过狭窄上端一定长度，甚至进入升结肠。接着边退结肠镜边继续插送导管、导丝，在 X 线监视下固定导管、导丝，保留原位置，避免随结肠镜一起退出。继续完全退出结肠镜。

（3）置入特硬导丝：保留交换导管，退出超滑导丝。经交换导管将软头特硬导丝插送过狭窄段以上合适位置，退出交换导管。边退交换导管边继续插送特硬导丝，保持特硬导丝在原位置，避免特硬导丝随交换导管退出。低位肠梗阻可不需替换特硬导丝。

（4）扩张：护士拉直持稳特硬导丝，术者沿特硬导丝依次送扩张导管、球囊导管，有阻力感时，在 X 线监视下将导管或球囊扩张部分送至狭窄段进行逐步扩张，直至扩张到合适直径。如狭窄不严重，则无须扩张，可直接放置支架。

（5）定位：扩张后如有粪便流出，可用生理盐水冲洗，清洁病变部位。注入泛影葡胺，观察狭窄部位，测量狭窄长度。将结肠镜插入已扩张狭窄部位上端，观察有无其他病变及组织损伤等扩张导致的并发症，在狭窄段两端用钛夹进行定位标记。选择适宜尺寸的支架。

（6）置入支架：由特硬导丝引入支架释放器，将支架送至狭窄段，在 X 线下确认支架中点在狭窄上、下端标志物中间，或使支架前端超过狭窄段 1 ~ 2 cm，固定推送器内管及推送管，将外套管缓慢后撤，使支架逐步释放，同时调整推送器位置使支架置入狭窄段合适位置（图 3）。

（7）置入支架后：退出释放器保留导丝，插入双腔导管注入对比剂，观察支架扩张后肠腔通畅情况，也可插入结肠镜观察支架位置、扩张是否充分、有无出血穿孔等并发症。必要时可再用球囊导管调整支架位置或用温水注入球囊帮助支架扩张成形。

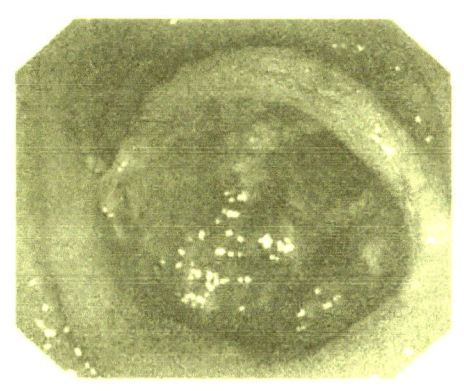

图 3　结肠癌支架置入术后

（五）术后护理

1. 患者护理

（1）术后卧床休息 12 ～ 24 小时，禁食 24 小时。

（2）密切观察有无出血、穿孔、感染，发现异常及时报告医师处理。常规应用抗菌药物治疗。

（3）术后 24 小时拍腹部 X 线平片，了解支架位置、恢复形态及减压效果，观察有无膈下游离气体。

（4）术后指导患者长期避免进食粗纤维食物，保持每天 1 ～ 2 次软便，避免大便干结阻塞支架。便秘者可服用缓泻剂。

（5）做好健康教育，指导患者定期随访。

2. 器械及附件处理

检查结束后，销毁一次性物品，内镜及其附件按消毒规范进行处理。

（六）并发症及防治

1. 穿孔

怀疑有穿孔的患者，立即行腹部平片检查。对较小的穿孔可通过金属止血夹夹闭裂口进行修补。对于无法修补的穿孔，应及早进行外科手术。

2. 出血

密切监测生命体征，出血量较少者，不需特殊处理。出血量较多者，可静脉滴注止血剂或经结肠镜在出血点表面喷洒凝血酶等止血剂。

3. 疼痛及刺激症状

结肠支架置入后，因直肠下段感觉神经丰富、刺激敏感，少数患者可出现疼痛、便意、肛门下坠感等刺激症状。术前、术后应耐心向患者做好解释工作，必要时给予镇痛药，若再不能耐受者则需取出支架。

4. 支架移位、脱落

结肠支架以下滑移位多见，发现后可取出重置。若未及时发现可造成支架脱落。

5. 发生再狭窄或机械性肠梗阻

常由于支架端口黏膜过度增生，以及肿瘤向端口浸润或突入支架网眼向腔内生长使管腔再度狭窄。再狭窄发生后可经原有支架再套入支架。

（王新霞）

第四节 内镜下消化道息肉切除术

息肉主要是指黏膜隆起、局限性增生而形成的肿物。消化道息肉是临床常见疾病，以结肠息肉最为常见，胃息肉次之，食管、十二指肠及小肠息肉相对少见。以往，由于检测手段不够，往往不能早期发现，以致许多病例在出现癌变、出血等并发症后才得以发现。既往的治疗主要是行胃或结肠切除术，此法对患者创伤大，并发症多，花费高。随着内镜检查及治疗技术的不断提高，消化道息肉得以早期发现、早期诊断、早期治疗，从而避免了癌变、出血等恶果。目前，可通过内镜对息肉进行高频电切、氩气、射频、微波等治疗，与手术相比，内镜下治疗损伤小、并发症少，花费低。本节主要介绍高频电切除息肉法。护士应熟练掌握电切息肉的过程、各种器械的使用方法，术中与术者密切配合。

一、适应证

（1）各种大小的有蒂息肉和腺瘤。

（2）直径＜2 cm 的无蒂息肉和腺瘤。

（3）多发性腺瘤和息肉，分布散在，数目较少。

（4）消化道早期癌（局限于黏膜及黏膜下层）。

二、禁忌证

（1）有内镜检查禁忌证者。

（2）有直径＞2 cm 的无蒂息肉和腺瘤者。

（3）多发性腺瘤和息肉，局限于某部位密集分布，数目较多者。

（4）家族性腺瘤者。

（5）内镜下形态已有明显恶性变者。

（6）安装心脏起搏器者。

（7）有出血倾向者。

三、术前准备

1. 器械准备

（1）内镜：安装及检查方法同常规内镜检查。

（2）高频电发生器：注意检查仪器性能是否良好。

（3）圈套器、热活检钳、尼龙绳圈套、金属止血夹、塑料透明帽。

（4）回收息肉器：三爪钳、网篮等。

（5）止血附件：注射针、止血钛夹等。

（6）药物：肾上腺素、去甲肾上腺素、生理盐水、浓氯化钠溶液等。

（7）其他：同常规内镜检查所需物品。

2. 患者准备

（1）询问患者病史，了解息肉的部位、大小及形态，选择合适的内镜及圈套器。

（2）了解患者用药情况，如正在服用 NSAIDs 类等抗血小板凝集药物，应停用 7 ~ 10 天后才可行手术。

（3）术前检查血常规、血型、凝血功能、肝肾功能、心电图等。如有凝血功能障碍，需要纠正后才能实施手术。

（4）术前向患者及家属介绍手术的目的、方法和并发症，交代手术注意事项，及时了解患者的心理动态，耐心解释患者提出的问题，消除其顾虑，取得患者的信任和配合。签署手术知情同意书。

（5）上消化道息肉者，术前禁食 12 小时，禁水 6 ~ 8 小时，其他同一般胃镜检查前准备。结肠息肉者，术前一定要行严格的肠道清洁准备，保持肠道内无粪便及残留液体，有液体一定要及时吸除。禁用甘露醇或山梨糖醇之类的泻药，因其在肠道内经细菌分解或发酵会产生氢气及甲烷等易燃性气体，遇电火花时可能发生爆炸意外而致命。

（6）协助患者取掉所有金属物品，如项链、戒指、手表等，以免因导电造成损伤。电极板敷以湿纱布，捆绑于患者右侧大腿或小腿部位，两者间必须有足够的接触面积。

（7）术前用药

①镇静剂：苯二氮䓬类有镇静、抗焦虑、消除痛苦记忆的效果，且有轻微抗肠痉挛的作用。常用剂量为 5 ~ 10 mg，肌内注射或静脉给药。

②镇痛剂：哌替啶 25 ~ 75 mg，用于精神紧张和对疼痛耐受性差的患者。观察患者意识状态和言谈，老年人、有其他疾病者应降低剂量，效果不佳时再增加剂量。

③解痉剂：东莨菪碱 10 mg 或 654–2 10 mg 肌内注射。

（8）小儿或不能合作者应行全身麻醉。

四、术中护理配合

（一）患者护理

（1）注意安全，电极板必须按规定固定在患者腿上，防止电灼伤。

（2）操作时间长者，注意观察患者意识、生命体征及腹痛、腹胀变化，发现异常及时报告术者处理。

（3）其他同常规胃肠镜检查护理。

（二）治疗过程中的配合

1. 内镜检查（图4）

插入内镜，行常规内镜检查，观察息肉部位大小、形态和数目。

2. 套持息肉（图5）

通过调节镜端的弯角，旋转镜身，改变患者体位方向等，使息肉置于视野中央，充分暴露。息肉与镜端的距离，依据息肉大小而定，一般以 2 cm 为宜，若体积巨大，可适当远些。插入圈套器，护士打开圈套袢，套袢面最好与息肉相垂直，套持息肉。有蒂息肉套在蒂的息肉侧，无蒂息肉套在基底稍上方，护士应轻轻地、缓慢地关闭和收紧圈套袢，切忌用暴力，切忌没有选择好位置就关闭套袢，因为一旦圈套袢勒紧后很难再松开，而且圈套钢丝已嵌入息肉，机械性的部分切割可引起渗血，干扰视野，再选择位置就相当困难。

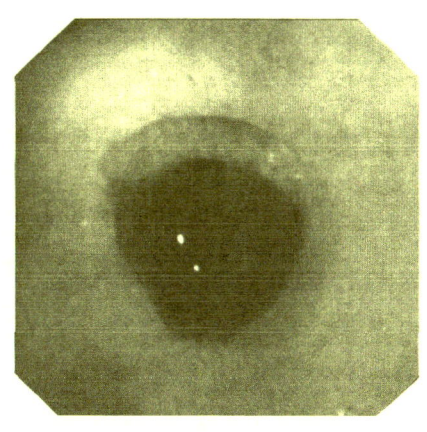
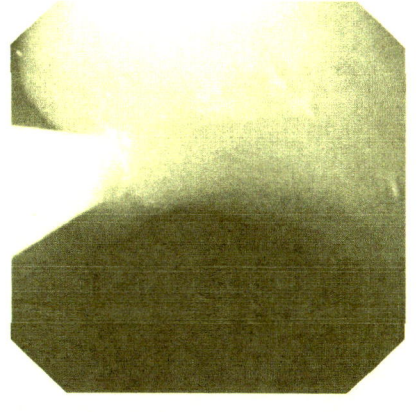

图4　内镜检查图　　　　　　　图5　套持息肉

3. 电凝电切（图6）

套持好息肉后通电。一般采用先电凝，后电切，反复间断多次通电，也可以用混合电流间歇通电，每次通电时间为数秒，逐渐割断。在通电时要注意有无胃肠蠕动，一旦有蠕动出现即要停止通电，避免灼伤邻近黏膜，电凝过深会造成穿孔，电切过快则会造成出血。

4. 回收息肉（图7）

息肉切下后，检查其性质及有无恶性变，对进一步治疗和随访有重要意义，因此，必须将息肉取出送病理学检查。

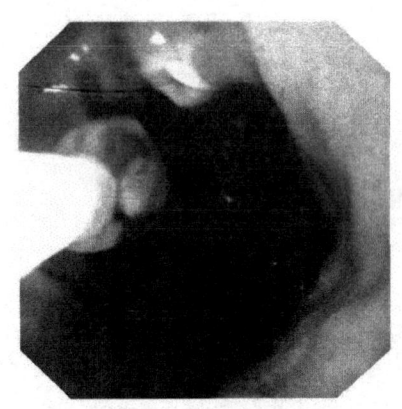

图6　电凝电切　　　　　　　　图7　回收息肉

5. 退镜

息肉切除后，检查残端有无出血，如有出血，立即行内镜下止血。如无出血，抽尽胃内、肠腔内气体后退镜。

五、术后护理

1. 患者护理

因摘除息肉的大小、形态不同，所残留溃疡面大小也不一样，溃疡愈合时间不同，故术后护理应视具体情况具体对待。各部分息肉切除的共同护理原则如下：

（1）卧床休息，1周内避免剧烈运动，电切小息肉休息时间可适当缩短，电切大息肉休息时间可适当延长。

（2）禁食6小时，术后第1天进流质饮食，以后可进半流质饮食或普食。食管息肉要适当延长禁食和流质饮食时间；结肠手术者进行少渣饮食，保持大便通畅，防止便秘。

（3）上消化道息肉切除者术后需按消化性溃疡处理，用药2~4周；结肠息肉切除者，如出现局限性腹痛或轻度反跳痛时，应禁食、补液、给予抗菌药物治疗。

（4）注意观察有无并发症，如发现发热、腹痛或黑便等现象，应及时处理。

（5）耐心向患者交代术后注意事项，告知患者1周内避免使用任何可能增加出血风险的药物（如阿司匹林），指导其按时随访和复查。单发性息肉摘除后1年随诊检查1次，阴性者术后每3年随诊1次，再阴性者每5年随诊1次即可。多发性息肉开始6个月随访检查1次，以后第2年、第3年、第5年随访1次。凡是随访检查时有息肉新生，则需行再次内镜下摘除，随访计划按上述方案重新开始。

2. 器械及附件处理

（1）内镜处理同常规胃肠镜检查。

（2）附件处理根据内镜附件清洗消毒规范进行清洗消毒。

六、并发症及防治

（一）出血

根据发现的时间和原因可分为即刻或早期出血和迟发性出血。即刻出血即是在术中或息肉刚摘除后在内镜下见残端出血，早期出血是息肉摘除后24小时内出血，迟发性出血是指息肉摘除结束24小时后发生的出血，常见的是第3～7天，甚至有10余天后才发生的情况。

1. 原因

（1）即刻或早期出血：①电流类型选择不当，应采用电凝电流或混合电流，电切电流因凝固作用极小，故在切割息肉时用单纯电切电流会引起即刻出血。②电功率选择过小，凝固不足，实际是通过机械性切割力割下息肉，或功率选择过大，未起到凝固作用即割下息肉，均会造成早期出血。③未通电即勒断造成机械性切割，主要是术者和护士配合不默契，护士圈套收紧过快、用力过度，术者尚未踏电凝发生器的开关即割下息肉，或刚圈套住息肉，即发生较强的蠕动波，致使息肉移位，易发生在细蒂息肉的切割中。④圈套位置不佳时就收紧。重新松开圈套再圈套，导致黏膜部位机械性切割或钢丝黏着息肉撕裂而出血。⑤粗蒂和无蒂息肉一般中心有较粗的血管，例如切割时未交替使用先电凝后电切反复通电逐渐切割的方法，也会引起中心血管未凝固而发生即刻或早期出血。

（2）迟发性出血：由于息肉电凝摘除后残端有灼烧的焦痂形成，焦痂在日后脱落时形成溃疡，此时凝血不全会引起出血。①动脉硬化、高血压或凝血功能障碍者，在焦痂脱落时血管内血栓形成不全，易引起出血。②术后活动过度、饮食不当、大便干结等致使焦痂脱落过早，引起创面损伤而出血。③功率选择过小，电凝时间过长造成电凝过度，使残端创面溃疡过大、过深。

2. 防治

（1）预防：术前认真检查器械，高频电发生器的电流类型选择要合适，严格按照先电凝后电切再逐渐切割的原则，粗蒂或无蒂息肉需交替使用电凝、电切电流。术者与护士默契配合，圈套收紧关闭要缓慢，用力要适当，整个操作过程中，视野要清晰。术后处理要及时、全面，注意休息及饮食，避免重体力活动1~2周。

（2）治疗：少量渗血可不做处理，注意观察；如果出血量多，有心慌、出冷汗等症状时，应立即进行止血、补液等处理。即刻出血可立即行各种内镜下止血措施，包括药物喷洒、注射、激光、电凝、微波等。对于有蒂息肉如残留有较大残蒂时可立即圈套电凝止血。对于早期或迟发性出血，可先行保守治疗，如补充血容量、应用止血药物等，大多数可以治愈，尤其是迟发性出血。如果保守治疗失败即应进行内镜下止血，如再失败则应手术止血。

（二）穿孔

可发生于切除术时，也可发生在术后数天。食管穿孔可引起颈部及上胸部皮下气肿、胸痛、吞咽困难、梗阻感及发热等纵隔炎的症状；胃、十二指肠及结肠穿孔的主要表现是腹痛、腹胀、反跳痛、腹部板样强直、肝浊音消失等弥漫性腹膜炎的症状和体征。

1. 原因

（1）圈套切割部位离肠壁太近。

（2）通电时未将息肉向上提拉，形成天幕状假蒂。

（3）邻近正常黏膜一起被套入误切，或圈套钢丝与周围肠壁接触，大部分是在操作时视野不清，未看清完整的息肉及圈套钢丝的操作，勉强施术引起。

（4）功率选择过小，通电时间长，使残端灼伤过深至肠壁多层，往往引起术后数天内穿孔。

（5）圈套钢丝未收紧通电，致使通电时间过长，灼伤过深。

（6）通电时胃肠蠕动，使圈套钢丝损伤肠壁造成穿孔。

2. 防治

（1）预防：术前认真检查器械，圈套时要科学选择切割点，应稍远离肠壁，有蒂者在蒂的息肉侧，无蒂者在基底上方。套取后钢丝收紧要得到确认，然后向腔内提拉，形成天幕状，避免将周围黏膜套入。功率要选择适当，避免通电时间过长。术后尽可能吸净肠腔内气体。术中通电时要避免肠蠕动，一旦有蠕动要立即停止通电。

（2）治疗：食管或腹腔内穿孔，应尽早手术治疗，否则会因感染、败血症、休克导致死亡或造成术后其他后遗症。腹腔外穿孔可采取保守治疗，禁食、补液、胃肠减压、应用抗菌药物等，严密观察，一般不需要手术治疗就能治愈。

（三）灼伤、浆膜炎

大部分患者无临床症状，只是内镜下见到邻近黏膜灼伤，呈白色浅灼伤溃疡，一般无须处理。如灼伤过深或息肉摘除时残端创面过大、过深可引起浆膜炎，但未穿孔，临床症状为术后数天内出现腹痛，查体有局部反跳痛、少部分可有肌紧张。

1. 原因

（1）摘除时由于通电时间过长，电流过大等导致灼伤过深。

（2）摘除时息肉与周围黏膜有接触，而且未按密接法摘除息肉，接触面积小引起异常电流，造成接触处肠壁灼伤、浆膜炎，严重者甚至会穿孔。

2. 防治

（1）预防：其预防与穿孔相同，因两者发生的原因、机制基本相同，只是程度稍有不同而已。

（2）治疗：治疗上不需手术，经对症处理，随访观察几天后即自愈。

（四）气体爆炸

气体爆炸是结肠做电外科手术时特有的严重的致命性并发症。

1. 原因

在正常情况下，大肠内含有少量氢气、甲烷等可燃气体，若进食过多豆类、口服甘露醇、山梨糖醇等则产气增加，如果氢气、甲烷等可燃气体的浓度达到或超过可爆炸界限（体积百分比4%）时，则做电外科手术就可能发生爆炸。

2. 防治

只要彻底清洁肠道，做电凝电切前，利用内镜的注气、抽气装置，用空气反复置换肠内气体，即使不用惰性气体，也是非常安全的。通过限制饮食、服硫酸镁及清洁灌肠等方法准备肠道，其肠内的氢气、甲烷的浓度＜1%，故不必输入惰性气体，亦无爆炸的危险。

（五）息肉电切术后综合征

主要是操作中热效应对黏膜壁的损伤所致，表现为局限性腹痛，术后发热 12 ~ 24 小时，但 X 线检查无腹腔游离气体，也无腹膜炎体征。一般用抗菌药物和休息等保守治疗，如症状、体征加剧者可行外科手术。

七、注意事项

（1）术前全面评估，严格掌握适应证与禁忌证，充分与患者沟通，解除其顾虑。

（2）直径 < 0.5 cm 的无蒂息肉圈套不住，一般采用电凝灼除法或热活检灼除法。因该法不能取活组织，故也可先用活检钳咬取部分息肉后再电凝，以免漏掉早期癌。

（3）注意功率选择要合适，避免造成出血或穿孔。圈套点选择也要合适，不可过深或将邻近正常黏膜套入。圈套后通电，一定要在蠕动停止的间歇进行，可避免并发症的发生。

（4）有蒂息肉的圈套位置尽可能选择在蒂的息肉侧，当圈套袢套入息肉后先不收紧钢丝，提高圈套器放置在蒂与息肉交界颈部再收紧钢丝，将息肉悬在肠腔中，当与周围肠壁无接触时再通电。

（5）细蒂息肉需注意关闭套袢钢丝时一定要轻而慢，稍有阻力即停止收勒，然后通电，一般可只用凝固电流。如关闭圈套袢用力稍过猛即会引起机械性切割而出血。

（6）对于粗蒂息肉，应在套紧后即通电，并应交替使用电凝和电切电流，特别是快要切断的时候，一定要先凝固再切断。只有反复用电凝电切电流，逐渐割向中央，等到完全凝固后才割断，方可避免出血。

（7）头部巨大的息肉一次不能圈套入，可采用分块切除，先切除部分息肉头部，使头部体积变小，再套入摘除。息肉圈套选择位置太靠近肠壁，如将邻近正常黏膜一起套入，或息肉未悬在肠腔中，而与周围或对侧肠壁有接触会引起异常电流，或圈套钢丝未收紧，钢丝接触周围黏膜，均属不正常圈套法，容易引起穿孔。

（8）术后及时清理设备及用物，定期检查设备性能，如有故障及时报告、维修。

（王新霞）

第五节　内镜下静脉曲张破裂止血术

食管胃底静脉曲张破裂出血是门静脉高压症的严重并发症，死亡率较高。治疗静脉曲张破裂出血的措施包括多种血管活性药物、球囊压迫、外科手术、放射介入和内镜治疗。内镜治疗食管胃底静脉曲张破裂出血的主要方法有经内镜套扎术、经内镜硬化剂注射术和组织黏合剂栓塞术等。

一、内镜下食管静脉曲张套扎术

内镜下食管静脉曲张套扎术（EVL）是用橡皮圈套扎（结扎）曲张静脉，从而使血液凝固断流。由于胃底曲张静脉常较粗大或呈球状，套扎治疗常难以将曲张的静脉完全套入环中，一旦发生套扎引起的曲张静脉破裂出血，后果十分严重，因此目前多不主张将套扎治疗作为胃底曲张静脉的止血方法。因急性大出血时视野不清，结扎相对困难，EVL更多是用于预防食管胃底静脉曲张破裂出血和出血后的择期治疗。

（一）适应证

（1）食管胃底静脉曲张急性出血时的紧急止血。

（2）食管胃底静脉曲张急性出血时的延迟止血。

（3）择期预防食管胃底静脉曲张破裂出血者。

（4）食管胃底静脉曲张经外科手术治疗无效或复发者。

（二）禁忌证

（1）既往行栓塞、硬化治疗的急性再发出血和再发胃底静脉曲张形成者。

（2）食管狭窄、扭曲，食管憩室者。

（3）全身情况极差，不能配合和耐受手术者。

（4）凝血功能严重障碍者。

（5）对乳胶过敏的患者。

（三）术前准备

1. 器械准备

（1）内镜：可选择工作通道为2.8 mm的普通胃镜，或工作通道为3.7 mm的治疗胃镜，安装及检查方法同常规内镜。

（2）吸引器：2 台，一台连接胃镜，另一台用于口咽吸引。注意检查仪器性能，确保患者呼吸道通畅。

（3）结扎器：有单环结扎器和多环结扎器。

2. 患者准备

（1）询问病史，了解是否做过胃镜检查，判断食管静脉曲张的程度。术前检查血常规、血型、凝血功能、肝肾功能、心电图等。

（2）了解患者身体状况、出血量。

（3）术前向患者及家属介绍内镜治疗的原理、目的、方法、效果和并发症，交代手术注意事项，及时了解患者的心理动态，耐心解释患者提出的问题，消除其顾虑，取得患者的信任和配合。签署检查治疗同意书。

（4）术前 12 小时禁食，禁水 6 ~ 8 小时。检查前口服咽部麻醉祛泡剂，严格遵医嘱使用镇静剂，有肝性脑病者慎用安定注射剂。

（5）患者体位及插镜前准备同常规胃镜检查。

（6）行心电监护，必要时给予低流量吸氧。

（7）建立静脉通路，备血，并准备术中抢救用药。确保各种抢救及检查仪器性能良好。

（8）对于急诊患者，应注意观察患者一般状况，意识是否清醒。出血量大者，应插胃管，用去甲肾上腺素生理盐水反复洗胃，将胃内血块和食物洗出，以符合内镜治疗的要求；对有失血性休克的患者，应及时采取抗休克治疗，待患者生命体征平稳后再进行内镜治疗，如必须进行内镜治疗，应进行心电、血压监护，边抗休克边进行内镜检查。

（四）术中护理配合

1. 术中患者护理

（1）给予持续低流量吸氧，有效提高其血氧饱和度，减少心肺意外的发生。

（2）密切观察患者意识、面色、生命体征及手术过程中的反应等情况，保持静脉输液通畅。及时向术者报告患者生命体征的变化。

（3）患者恶心剧烈时，嘱其深呼吸；有呕吐时，将头偏向一侧，及时清除呕吐物，防止误吸入气管导致窒息。固定牙垫以防患者松开牙垫咬坏胃镜。

（4）指导患者保持情绪平稳，安慰、鼓励患者，使其配合治疗，保证治疗顺利完成。

（5）操作过程中，如果患者突然出现腹痛剧烈、腹肌紧张，应立即报告术者，停止操作，并做好抢救准备工作。

2. 治疗过程中的配合

（1）先行胃镜检查：观察静脉曲张的位置及长度。

（2）插管配合：在内镜先端部涂上适量润滑剂后，术者将安装好多环套扎器的胃镜缓慢、准确地插入食管。

（3）套扎配合：术者在做套扎时，护士严密观察患者的反应及治疗的情况，并固定好胃镜。应用多环套扎器时，护士需协助术者将装好多环套扎器的胃镜送入食管齿状线附近，确定套扎部位，术者将套环对准曲张的食管静脉，按下吸气控制阀持续吸引，使食管黏膜、黏膜下曲张静脉吸入套扎管柱内，直至套扎管柱被曲张静脉充满，出现完全"红视"和内镜下可见度消失，旋转安装在内镜钳道上方的操作手柄即牵拉引线，释放圈套，圈套脱落后将静脉扎牢成饱满的球状。重复上述操作，完成所有曲张静脉套扎治疗。应用尼龙圈套扎时，护士将已安装好的尼龙圈套扎器递给术者，术者通过内镜活检孔道将尼龙圈送至内镜顶端的透明套环内，套环对准曲张静脉后予以负压吸引，当曲张静脉充满套环后，护士一边拉紧尼龙圈套扎，扎紧后释放圈套即可完成一次套扎。

（五）术后护理

（1）术后给予心电图、血压监护，密切观察生命体征变化，观察有无呕血、黑便。

（2）术后禁食 72 小时，以防进食过早导致结扎圈脱落引起大出血。72 小时后可进流质饮食，1 周后进半流质饮食，再逐步过渡到软食。

（3）卧床休息 1 ~ 2 天，取半卧位或将床头抬高 15° ~ 20°，头高脚低以减轻腹压，减少胃酸、胆汁反流，避免胃酸刺激套扎创面引起再出血。避免屈身、弯腰、下蹲等动作，2 周内避免剧烈活动，以防缺血、坏死的组织过早脱落导致出血。

（4）应用止血药、制酸药、黏膜保护剂及抗生素 3 ~ 5 天。

（5）观察有无并发症。

（六）并发症及防治

1. 出血

术后曲张静脉破裂大出血多因为橡皮圈或尼龙绳套扎不紧，过早脱落，静脉内未形成血栓或套扎局部静脉破溃所致，需要立即手术治疗。术后 5 ~ 10 天出血多因术后进食粗糙食物、剧烈运动、便秘使腹压增高，以及凝血功能障碍所致，故术后首先要给患者做好饮食宣教，说明合理饮食的重要性，以取得患者配合。术后禁食 3 天可改进流质饮食，1 周后再逐渐过渡到半流质饮食，勿食过热、过硬及刺激性食物，并限制活动 2 周，保持大便畅通。

2. 咽下困难

结扎静脉机械阻塞食管腔及刺激食管痉挛所致。套扎部位越高，不适感越重。随着结扎组织坏死、脱落，症状可自行消失，一般持续 3 ~ 5 天后自行缓解，进流食后症状可减轻。

3. 胸骨后疼痛

结扎后患者大多有胸骨后疼痛不适。早期与食管痉挛有关，后期与溃疡形成有关。一般程度较轻，在 2 ~ 3 天后自行消失。可应用解痉剂、制酸剂及黏膜保护剂。

（七）注意事项

（1）治疗前全面评估患者，严格掌握适应证及禁忌证。充分沟通，解除患者的顾虑。

（2）治疗后合理安排膳食，忌进食过快，以无渣软食为主，勿进硬、热、油炸、粗纤维及酸辣刺激性食物，禁饮酒，以免损伤食管黏膜，适当增加营养，促进康复。

（3）伴有重度胃底静脉曲张破裂出血者，不宜单纯进行食管静脉曲张套扎治疗，应采用联合治疗。套扎区域以齿状线上 1 ~ 5 cm 区域为宜，采用螺旋式套扎。一条曲张静脉套扎 1 ~ 2 点。套扎不全会导致橡皮圈早脱，甚至出血，因此套扎必须完整、彻底。如遇有红色征或黏膜表面有糜烂者，应尽量避开，可在远端套扎，否则易导致术后出血。

（4）治疗中，随时观察患者的面色、呼吸、脉搏等变化。治疗后，注意有无腹痛、黑便、呕血等症状。检查后 1 周内，应密切观察有无消化道出血、穿孔、感染等，发现异常及时向医师报告。

（5）术后绝对卧床休息，避免一切用力动作。避免做增加腹压的动作，如大笑、剧烈咳嗽、用力屏气、用力排便等。

（6）治疗结束，及时清理设备及用物，定期检查设备性能，如有故障及时报告、维修。

（7）术后做好疾病健康教育，指导患者定期复诊。

二、经内镜硬化剂注射术

经内镜硬化剂注射术（EVS）是经内镜注入硬化剂，通过硬化和栓塞而使静脉周围发生炎症反应、血管内形成血栓、结缔组织增生、血管硬化而荒废此静脉，从而达到止血和预防出血的目的。经内镜硬化剂注射术不受肝功能、腹腔积液等影响，只要能耐受胃镜者均可进行。主要的优点是可与内镜诊断同时进行，急诊止血效果好，择期治疗可明显减少再出血率；与其他技术相比，技术简单，设备要求少，价格低廉。适用于急性食管静脉曲张破裂出血、食管静脉曲张破裂出血间歇期、术后食管静脉曲张再出血及食管静脉曲张破裂出血不宜手术者，尤其是食管静脉曲张破裂出血急诊治疗的首选方法，急诊止血率在74%～92%，也可作为其他内镜止血治疗失败的补救措施。

（一）适应证

（1）急性食管及结合部静脉曲张破裂出血。

（2）食管静脉曲张破裂出血的间歇期。

（3）重度静脉曲张、全身情况差不能耐受外科手术者。

（4）食管静脉曲张经手术治疗后无效或复发者。

（5）择期预防食管静脉曲张破裂出血者。

（二）禁忌证

（1）二度以上胃底静脉曲张者。

（2）应用三腔双囊管导致广泛的黏膜溃疡、坏死者。

（3）全身情况极差，不能配合和耐受手术者。

（三）术前准备

（1）内镜，可选择工作通道为2.8 mm的普通胃镜或工作通道为3.7 mm的治疗胃镜。

（2）硬化药物，5%乙醇胺油酸酯溶液、1%～2%乙氧硬化醇溶液、3%硫酸四癸钠溶液、5%鱼肝油酸钠溶液、无水乙醇等。

（3）注射针，治疗食管静脉曲张时，选用可从套管伸出4～5 mm针芯的注射针；胃底静脉较深、较粗大时，应选用针头为5～7 mm的注射针。

（4）S-TEL管。

（5）其他同套扎术。

（四）术中护理配合

（1）先行胃镜检查，明确出血部位及食管胃底静脉曲张的程度、范围。

（2）注射硬化剂有三种方法，分别为血管旁硬化法、血管内硬化法、血管旁及血管内联合硬化法。①血管旁硬化法：是将硬化剂注射到曲张静脉周围，在食管上皮层和曲张静脉之间形成一层厚的纤维化组织，以加强曲张静脉的抵抗力，防止其破裂出血。②血管内硬化法：是将硬化剂注射到曲张静脉内，在血管内形成血栓，闭塞血管控制出血，常用于紧急止血。③血管旁及血管内联合硬化法：是将曲张静脉与食管内壁同时硬化。护士用 5 mL 或 10 mL 无菌注射器抽吸硬化剂；将注射针递给术者插入钳道管，注意针头必须收回套管内方可插入，待注射针套管前端伸出内镜前端后，接上吸有硬化剂的注射器，推少许硬化剂直到在内镜视野中看到硬化剂流出，说明连接注射针头的导管中已经充满硬化剂，停止推药。

（3）当术者将注射器的套管对准要注射的部位后，根据术者的指令将注射器针头送出，针头穿入血管或进入黏膜下。

（4）根据术者的指令推注硬化剂，剂量谨遵术者医嘱，通常静脉内每点注射2 ~ 3 mL，静脉周围每点注射 0.5 mL，总量 20 ~ 30 mL 即可。

（5）注射完毕后，退回针头到套管中，再小心地推注少量硬化剂，防止血凝块堵塞针头。

（6）注射部位如有少量出血，可用准备好的去甲肾上腺素生理盐水冲洗；视野清楚后，再用凝血酶或其他止血药局部冲洗。如退针后发生大出血，术者应在注射针口下方再补注射，护士应动作迅速，配合术者完成注射。

（7）应用 S–TEI 管进行硬化治疗者，首先协助术者将 S–TEI 管送进患者食管内，再将射针外套管从 S–TEI 管的侧孔中送入，直到在内镜视野中看到套管先端，以后的步骤同前述。

（五）术后护理

1. 患者护理

（1）术后给予心电图、血压监护，密切观察生命体征变化，观察有无呕血、黑便。

（2）术后禁食 24 小时，24 小时后进温凉流质饮食 2 天，1 周内进半流质饮食，8 ~ 10 天逐步过渡到软食。

（3）卧床休息 1 ~ 2 天，可起床进行轻微活动，避免屈身、弯腰、下蹲等动作。

（4）酌情应用制酸药、黏膜保护剂及抗生素 3 ~ 5 天。

（5）观察有无并发症。

2. 器械及附件处理

如有硬化剂黏附在内镜先端部时，应立即用丙酮清洗后用水冲洗。

（六）并发症及防治

1. 出血

术中穿刺点出血可用镜身压迫止血或局部喷洒凝血酶、去甲肾上腺素、巴曲酶止血；术中穿刺撕裂曲张血管立即用三腔双囊管压迫止血，并紧急送外科手术治疗；术后溃疡出血多为渗血，可用黏膜保护剂。

2. 溃疡

溃疡分为浅溃疡和深溃疡，溃疡的发生多与硬化剂的刺激性、注射的次数、硬化剂黏膜下渗漏程度有关。多数无症状，3～4周自愈，可用抑酸药物治疗。

3. 穿孔

可因注射过深、操作不当撕裂伤、食管深溃疡坏死而穿孔。小穿孔可自愈；大穿孔病死率较高，需立即行外科手术治疗。

4. 狭窄

与硬化剂类型、浓度、注射方法、次数有关，特别是血管旁注射发生率较高。多采用扩张器扩张，无需外科手术治疗。

5. 其他

胸骨后疼痛、吞咽困难、低热，一般在手术后2～3天消失。异位栓塞极少见。

（七）注意事项

（1）硬化剂治疗术后，应使用降低门脉压力的药物，尤其是初次施行者，酌情应用抗生素及抑酸药。再次注射和结扎应间隔10～14天，即待注射后溃疡已愈合或结扎皮圈已脱落后进行。

（2）注意选择合适的注射针，注射时注意掌握进针的深浅，防止进针过深导致黏膜坏死、穿孔。

（3）进针、收针时，应避免划伤曲张静脉和食管黏膜。如出血量大造成视野不清，可用去甲肾上腺素2 mg加100 mL生理盐水冲洗出血部位。注射完毕，注射针退针后应在原处停留1～3分钟以预防和减少出血。

（王新霞）

07

第七章 门诊疾病护理

第一节 门诊常见消化系统疾病护理

一、呕吐

呕吐是常见的症状之一,可见于多种疾病。

(一)分诊

1. 呕吐与饮食的关系

酗酒、刺激性食物和药物,以及变质的食物等均可引起呕吐。

2. 呕吐物的内容、量、色

含有胆汁或粪汁,表示十二指肠以下有梗阻;呕吐物含有较多血液时应考虑到食管下端静脉曲张。

3. 伴有腹痛的呕吐

注意其部位与呕吐的关系,可能的疾病有阑尾炎、腹膜炎、肠梗阻、肠或胆道蛔虫病、急性胰腺炎等。

4. 呕吐伴有血便

可能是细菌性痢疾、肠套叠、出血性小肠炎、过敏性紫癜等。

（二）急救护理常规

（1）取侧卧位，防止呕吐物吸入气管内而发生窒息。窒息者需立即吸出口腔及咽喉部呕吐物，必要时行气管插管或气管切开术。

（2）禁食 8 ~ 12 小时。

（3）呕吐不止者可用止吐镇静药，如肌内注射甲氧氯普胺 5 ~ 10 mg。

（4）静脉输液，补充液体及电解质，滴速为 60 ~ 80 滴 /min。

（5）伴有周围循环衰竭者，应及时按医嘱补液及使用升压药物，密切观察患者生命体征变化，记录液体出入量。

二、呕血

呕血是指上消化道（食管、胃、十二指肠）大量出血后从口中吐出。呕血常伴有恶心、腹上区不适或疼痛。呕血必伴有黑便，而黑便不一定有呕血。呕出鲜红色血液或血块者表明出血量大，在胃内停留时间短。如出血量少而慢，则在胃内停留时间长，血液经胃酸作用，则呕出血液为赤豆色或咖啡色。

（一）分诊

1. 病史

（1）首先询问患者既往病史，如消化性溃疡、病毒性肝炎、慢性乙醇中毒、肝硬化伴食管静脉曲张、血液病等。

（2）近期有无服用消炎镇痛药物如阿司匹林、吲哚美辛等。若服用该种药物，则出血病因可能是急性出血性胃炎。

（3）有无腹泻、便秘，最近有无消化道外伤史。

2. 体格检查

（1）检查脉搏、呼吸、血压情况，有无血容量不足或早期休克表现。

（2）注意皮肤、甲床、嘴唇的颜色，以判断出血的程度，如有皮下出血点则疑有血小板减少性紫癜。

（二）急救护理常规

（1）大量呕血时应绝对卧床休息，保持安静；有休克时患者要平卧，防止脑缺血。

（2）剧烈呕吐或食管下段静脉曲张破裂而致大出血者，则暂禁食。

（3）大量出血伴休克时，应开辟两条静脉通路，并及时抽血查血型，静脉快速补液及输血。血压复升缓慢者，立即采用股动脉向心性快速推注全血或胶体液、晶体液。

（4）烦躁不安者，可酌情给予苯巴比妥、异丙嗪，甚至吗啡类镇静、镇痛药。但肝硬化患者禁用苯巴比妥、吗啡类药物。

（5）密切观察生命体征变化，详细记录液体输入量及出血量。

（6）食管静脉曲张破裂出血，可用气囊三腔管压迫止血，亦可于腹上区放置冰袋。

出血量的估计：上消化道出血量达到约 20 mL 时，粪便隐血试验阳性；出血量达 50 mL 以上，表现为黑便；如短期内出血量在 250 ~ 300 mL，多可导致呕血。

三、便血

自肛门排出血液，称为便血。

（一）分诊

1. 病史

（1）询问便血伴随症状，如有发热、里急后重、大便带血液及黏液，可考虑菌痢或结肠炎；如阵发性绞痛逐渐加重，在脐中或左中上腹，出现血水便，可考虑为急性出血性坏死性肠炎；若患者起病急骤，恶寒、发热，伴有全身中毒症状，常有"三痛"（头痛、腰痛和眼眶痛），颜面、上胸充血，并可伴有便血、咯血等，可考虑流行性出血热；2 岁以下小儿阵阵腹痛伴呕吐，腹部扪及包块，伴黏液性血便，应考虑肠套叠。

（2）全身疾病：败血症、伤寒等。

（3）血液疾病：再生障碍性贫血、过敏性紫癜、血友病等。

2. 体格检查

（1）注意脉搏、血压等情况。

（2）腹部检查有无包块，有腹痛者注意腹部压痛部位、性质，排除外科情况。

（二）急救护理常规

轻症不需要急诊处理；便血严重有休克者，需立即按休克常规处理。

四、急性腹痛

凡是腹腔内脏器性及功能性病变，通过交感神经传递可引起急性腹痛。急性腹痛可分为内科性及外科性。内科性的急性腹痛较常见疾病有肠痉挛性绞痛、急性胃肠炎、急性胃炎、溃疡病、胆道蛔虫、急性胰腺炎、细菌性痢疾、过敏性紫癜等；外科性的急性腹痛较常见的疾病有急性阑尾炎、肠套叠、机械性肠梗阻、嵌顿性腹股沟疝、输尿管结石、溃疡病穿孔、肠系膜动脉栓塞、胆石症等。

（一）分诊

1. 病史

（1）了解既往病史。

（2）询问腹痛发病时间、持续时间、腹痛部位及腹痛性质。

①腹痛部位：胆道疾病者，腹痛多在右上腹；急性胃炎腹痛多在中上腹或左季肋下；急性胰腺炎腹痛多在左上腹；急性阑尾炎起病时腹痛多为腹上区或脐周，6～12小时后转移局限于右下腹；全腹痛见于内脏穿孔、弥漫性腹膜炎等。

②腹痛的性质：内科性腹痛大多为钝痛，持续时间较短；呈阵发性加剧或发作，提示有肠梗阻、肠套叠等存在；腹痛放射到右肩部可能为胆管疾病。

（3）其他伴随症状

①呕吐：先发热、呕吐，后腹痛，或伴有不洁食物进食史，可能为急性胃炎；频繁呕吐，伴腹胀，呕吐物为胆汁样或粪便样物，多考虑肠梗阻。

②发热：先发热，后腹痛，多属内科性腹痛，如胃肠炎；先腹痛后发热，则属外科性腹痛，如急性阑尾炎、胆总管结石并急性胆管炎等；腹痛伴尿频、尿痛、血尿，多为泌尿系统疾病（但阑尾脓肿、髂窝脓肿也可引起类似泌尿道症状或里急后重等肠壁刺激症状，必须加以鉴别）。

③腹痛伴大便形状改变：急性出血性坏死性小肠炎，有大量恶臭洗肉水或赤豆汤样便；无臭红色果酱样便，可能为肠套叠。

2. 体格检查

（1）注意患者意识、面色、脉搏、呼吸、血压等情况，若伴有休克者，则有面色苍白、表情淡漠等表现。

（2）腹部以触诊为重点：全腹柔软基本上可排除外科性急腹症，但需要密切随访；局部有压痛或反跳痛、腹肌紧张等，则提示为外科性疾病。

（二）急救护理常规

（1）诊断未明确前，禁饮食、并禁用止痛药物，向患者及家属做好解释工作，以取得其合作。

（2）密切观察病情变化，注意腹痛部位、性质、恶心、呕吐等症状，以及血压、脉搏、呼吸、体温、大小便等变化，并做好记录。

（3）危重患者需做 X 线等特殊检查时，应有专人陪同前往，并做好记录。

（4）伴有休克的患者，按休克护理常规进行抢救，同时应仔细查找病因，进行快速分类与针对性处理。优先纠正低血容量（如补液、止血）、控制感染源（如广谱抗生素使用）、改善心脏泵功能（如正性肌力药物支持），并动态监测血流动力学参数（如有创血压、CVP、乳酸水平）。配合氧气吸入、器官功能保护及酸碱平衡调节，详细记录抢救过程及患者反应，确保后续治疗连续性。

（5）症状护理：呕吐者按呕吐护理常规护理；血尿者按血尿护理常规护理；急性腹痛患者不能忍受时，护士可先进行针灸治疗，取中脘、内关、足三里、胃俞等穴。

（6）需急诊手术者，做好术前准备，如备皮、备血等，并护送患者去手术室。

（彭　菱）

第二节　内科门诊患者的健康教育

一、教育目标

（1）了解消化系统的正常解剖、生理知识，以及常用的诊断方法。

（2）了解常用药物的作用。

（3）掌握消化性溃疡，以及胰腺炎的预防和护理。

二、消化系统的解剖及生理

1. 解剖

消化系统包括消化道和消化腺两大部分。消化道由口腔、咽、食管、胃、小肠和大肠组成；消化腺由消化管壁内的若干小腺和独立大腺组成；大腺包括唾液腺、肝和胰腺。消化系统的基本功能是摄取食物，进行物理性和化学性消化，吸收其营养物质并将食物残渣转变为粪便排出体外。该系统是保证人体新陈代谢的重要组成部分。临床上将口腔至十二指肠这一段称为上消化道，空肠以下的部分称为下消化道。

2. 主要生理功能

（1）胃：食物经咀嚼并与唾液混合后被吞咽入胃。胃有分泌胃液和蠕动的功能，其消化及吸收功能有限。脂肪类食物在胃内基本不被消化，胃仅吸收少量水、葡萄糖和盐水。因此，胃的主要生理功能是分泌胃液和进行搅拌、排空运动，为食物在小肠内的消化吸收进行准备和输送。

（2）十二指肠：十二指肠黏膜可分泌促胰液素、胆囊收缩素、促胃液素等，并接受胆汁和胰液。十二指肠有一定的吸收能力，水、葡萄糖、电解质在十二指肠内均可被迅速吸收。

（3）小肠：小肠通过有节律的分节运动和蠕动运动，促进食物与消化液的混合。小肠液含有多种消化酶，对食物进行消化吸收。因此，大部分的营养成分均在小肠吸收。

（4）结肠：结肠有吸收与分泌功能，能储存与转运粪便，可以吸收水、电解质、葡萄糖。结肠内还有大量细菌，可抑制某些病原菌并合成维生素 K、维生素 B 等复合物，以供体内需要。

（5）肝：肝能分泌胆汁，并具有代谢功能，能将糖类、蛋白质、脂肪转变为糖原储存在肝内，当血糖减少时又将糖原分解为葡萄糖释放入血液，以调节血糖保持恒定浓度。肝还能合成和产生凝血物质，故具有凝血功能。在代谢过程中产生的毒物或外来的毒物在肝内可通过分解、氧化等方式转为无毒。另外肝还能储存血液，当有急性出血时，能输出相当多的血液来补充血液循环。

（6）胆囊：胆囊具有储存、浓缩胆汁及调节胆道内压力的作用。

（7）胰腺：胰腺具有内、外分泌功能。内分泌部主要由胰岛组成，可分泌胰岛素、胰高血糖素，参与糖的代谢。外分泌部主要分泌胰液，经胰管排入十二指肠，参与对食物的消化。

三、常用检查方法及治疗药物

1. 常用检查方法

（1）消化性溃疡的检查

①胃液分析：胃溃疡患者胃酸分泌正常或稍低，十二指肠溃疡患者则多增高。高峰排量明显降低者，尤其是胃液 pH > 7.0 应考虑癌变，十二指肠溃疡高峰排量多 > 40 mmol/h。

②粪便隐血试验：素食 3 天后，粪便隐血试验阳性者可提示有活动性消化溃疡。

治疗后一般 1 ~ 2 周转阴。

③X 线钡剂检查：患者吞服钡剂后，钡剂充盈在溃疡的隐窝处，X 线检查可显示阴影。这是诊断消化性溃疡的直接手段。

④纤维内镜检查：具有最直接的优点，通过内镜，不仅能明确溃疡是否存在，而且还可以估计溃疡面的大小、周围炎症轻重、溃疡面有无血管显露，以及准确评价药物治疗效果。

（2）肝硬化的检查

①血常规：肝功能代偿期，血常规多在正常范围内；在失代偿期常表现为贫血。在脾功能亢进期，血中白细胞及血小板均见降低，其中血小板降低更为明显。

②尿液检查：在失代偿期，尿常规检查可出现异常：尿液中可能出现蛋白及管型；尿胆原和胆红素水平也会发生变化。由于肝功能减退，肝脏无法将来自肠道的尿胆原转化为直接胆红素，同时，因侧支循环建立，尿胆原可不经肝脏代谢，直接进入体循环并通过尿液排出，进而导致尿中尿胆原含量增加。

③肝功能试验：包括胆红素代谢、脂肪代谢、蛋白质代谢、甲胎蛋白试验。

④超声检查：早期可见肝大，晚期肝硬化时肝缩小，肝表面凹凸不平，常伴腹腔积液。

⑤肝活体组织检查：采用肝穿刺取活组织做病理检查，有助于诊断及治疗。

（3）急性胰腺炎的检查

①淀粉酶测定：血清淀粉酶于起病后 2 ~ 6 小时开始上升，12 ~ 24 小时达高峰。尿淀粉酶比血清淀粉酶升高要晚 2 小时，但维持时间较其长。

②淀粉酶与肌酐清除率比值测定：可提高对急性胰腺炎诊断的特异性，比值 > 5.5% 可提示患有急性胰腺炎。

③血、尿淀粉酶同工酶的测定：急性胰腺炎时，血中胰淀粉酶显著升高。

2. 常用药物

（1）西咪替丁

①作用：抑制胃酸分泌，但不影响胃排空作用。本药对化学刺激引起的腐蚀性胃炎有预防及保护作用，同时对应激性溃疡和上消化道出血都有较好疗效。

②不良反应：消化系统反应，如腹胀、腹泻、口干等；心血管系统反应可表现为面色潮红、心率减慢等。对骨髓有一定抑制作用，还有一定的神经毒性，可有头痛、头晕、疲乏及嗜睡等。

③注意事项：疗程结束后仍需要服用维持量 3 个月或严格遵医嘱服药，不可突然

停药，因突然停药会引起酸度回跳性升高；用药期间注意查肝肾功能和血常规；不可与抗酸剂（氢氧化铝、乐得胃等）同时服用，应在餐中或餐后立即服用；不宜与地高辛、奎尼丁及含咖啡因的饮料合用。

（2）雷尼替丁

①作用：组胺 H_2 受体拮抗药，比西咪替丁作用强 5 ~ 8 倍，作用迅速、长效，不良反应小。

②不良反应：静脉输入后可有头晕、恶心、面部烧灼感及胃肠刺激，可有焦虑、健忘等。对肝有一定毒性，孕妇、婴儿及严重肾功能不全者慎用。

③注意事项：静脉用药后可能出现头晕等不适，约持续 10 分钟后消失。不要与利多卡因合用。

（3）奥美拉唑

①作用：可特异性地作用于胃黏膜细胞，抑制胃酸分泌，对 H_2 受体拮抗药效果不好的患者可产生强而持久的抑酸作用，对十二指肠溃疡有很好的治愈作用，并且复发率低，可减弱胃酸对食管黏膜的损伤，可治疗顽固性溃疡。

②不良反应：不良反应同雷尼替丁，偶见转氨酶升高、皮疹、嗜睡、失眠等，停药后消失。

③注意事项：胶囊应于每日晨吞服，尽量不要咀嚼，不可擅自停药。一般十二指肠溃疡服用 2 ~ 4 周为 1 个疗程，胃溃疡服用 4 ~ 8 周为 1 个疗程。

四、消化性溃疡的预防及自我护理

消化性溃疡是发生在胃和十二指肠的慢性溃疡，亦可发生于食管下段，胃空肠吻合术后。溃疡的形成与胃酸和胃蛋白酶的消化作用有关，故称消化性溃疡。

1. 病因和发病机制

尚不十分明确，学说甚多，一般认为与多种因素有关。

（1）胃酸和胃蛋白酶：具有强大的消化作用，在本病的发病机制中占有重要位置，尤以胃酸的作用更大。

（2）胃黏膜屏障学说：在正常情况下，胃黏膜不受胃内容物的损伤，或在损伤后可迅速修复。当胃黏膜屏障遭受破坏时，胃液中的氢离子可回流入黏膜层，引起组胺释放，使胃蛋白酶增加而造成胃黏膜腐烂，长期可形成溃疡。

（3）促胃液素在胃窦部潴留。

（4）神经系统和内分泌功能紊乱。

（5）其他因素：物理性及化学性刺激；各种药物可通过各种机制引起消化性溃疡；O型血人群的十二指肠溃疡发病率高于其他血型者；消化性溃疡常与肝硬化、肺气肿、类风湿关节炎、慢性胰腺炎、高钙血症等并存。

2. 临床表现

（1）疼痛：溃疡病患者的临床表现主要是腹上区疼痛，这种疼痛与饮食有较明显的关系。胃溃疡的疼痛多发生于饭后0.5～2小时，至下餐前消失。十二指肠溃疡的疼痛多出现于午夜或饥饿之时，进食后疼痛可减轻或缓解。疼痛可因饮食不当、情绪波动、气候突变等因素而加重。常服抑酸剂、休息、热敷疼痛部位可使疼痛减轻，穿透性溃疡可放射至胸部和背后。少数溃疡病患者可无疼痛或仅有轻微不适。

（2）其他胃肠症状：反酸、嗳气、恶心、呕吐等，可单独出现或与疼痛同时出现。

（3）全身性症状：患者可有失眠等神经症的表现，并伴有自主神经功能不平衡的症状，如脉缓、多汗等。

3. 并发症

（1）上消化道出血：是本病常见并发症之一。一部分患者以大量出血为本病的初发症状，临床表现为呕血和黑便，原来的溃疡病症状在出血前可加重，出血后可减轻。

（2）穿孔：急性穿孔是消化性溃疡最严重的并发症。当溃疡深达浆膜层时，可发生急性穿孔。胃及十二指肠内容物溢入腹腔，导致急性弥漫性腹膜炎。临床表现为突然发生上腹剧痛，继而出现腹膜炎的症状和体征，部分患者呈现为休克状态。

（3）幽门梗阻：是十二指肠壶腹部溃疡常见的并发症，其原因是溃疡活动期周围组织炎性水肿引起痉挛，妨碍幽门通畅，造成暂时性的幽门梗阻。随着炎症的好转，症状即消失。在溃疡愈合时，有少数患者可因瘢痕形成与周围组织粘连而引起持久性的器质性幽门狭窄，临床体征常见腹上区胃蠕动波、振水音，往往有大量呕吐、含酸酵宿食，呕吐后上述症状可缓解。

（4）癌变：少数溃疡可发生癌变。

4. 治疗与护理

（1）生活起居的规律性和饮食的合理性。

①精神神经因素对本病的发生发展有重要影响，过分的紧张、情绪的改变或疲劳过度，均会扰乱生活规律，诱发溃疡的发生或加重。

②养成定时进食的良好习惯，忌暴饮暴食，限制酸、辣、生、冷、油炸、浓茶、咖啡等刺激性食物。急性期可服流食，逐步过渡到少渣半流饮食及少渣软饭。适当限制粗纤维摄入，需注意少食多餐。急性期不宜食用的有粗粮、杂豆、坚果、粗纤维、

蔬菜水果及刺激性食物。稳定期选用营养充足的平衡饮食，注意饮食的多样化，按时进餐，细嚼慢咽，不要过饥过饱。

（2）应用制酸、解痉和保护黏膜、促进溃疡愈合的药物。

①降低胃内酸度：即抑酸治疗。目前常用的抑酸剂有 H_2 受体阻滞剂和质子泵抑制剂。前者常用的是西咪替丁，后者为奥美拉唑，其他常用的药物还有雷尼替丁、法莫替丁等。

②增加胃黏膜抵抗力：常用的药物有硫糖铝、铋剂。

③抗菌药物：应用抗菌药物的目的是杀灭幽门螺杆菌。单独应用一种药物疗效较差，常用的有阿莫西林、甲硝唑、铋剂等三联治疗。与抗酸药同时应用疗效较好，复发率低，有效率可达 80%～90%。

（3）注意观察患者的病情变化：如腹痛、出血征兆及程度。

5. 预防

（1）保持心情愉快：持续或过度精神紧张、情绪波动，可使大脑皮质功能紊乱，自主神经兴奋性增加，最后导致胃酸分泌增多。减少和防止精神紧张、忧虑、情绪波动、过度劳累等，保持乐观情绪，心情愉快地工作与生活，以使大脑皮质功能稳定。

（2）注意休息：不要过度疲劳，生活规律化。有规律地生活，注意劳逸结合，病情轻者可边工作边治疗，较重的活动性溃疡患者应卧床休息，一般应休息4～6周（溃疡愈合一般需4～6周）。

（3）每日保证充足的睡眠及休息，防止复发。可适当给予镇静药或采用气功疗法。

（4）饮食合理，注意饮食方式，要定时定量，细嚼慢咽，避免急食，忌生、冷、热、粗糙、油炸及其他刺激性食物和饮料，以清淡饮食为主。溃疡病活动期宜少量多餐（每日5～6次），症状控制后改为每日3次。

（5）戒除烟酒。吸烟可引起血管收缩，抑制胰液、胆汁分泌，使十二指肠中和胃酸的能力减弱；乙醇能使胃黏膜屏障受损加重，延迟愈合。

（6）遵医嘱服药。

（7）注意观察溃疡病复发症状：如腹痛、反酸、恶心、呕吐、便血或体重减轻等。

五、慢性胰腺炎的预防及自我护理

1. 病因

国内以胆道疾病为主要原因，如结石、蛔虫、炎症反复发作而导致慢性胰腺炎。其他如慢性乙醇中毒、重度营养不良、高钙血症、高脂血症、胆囊纤维化等。

2. 临床表现

多见于 40 岁以上者，男性多于女性，病程较长，可达数年或十余年。

（1）腹痛：占 90%，多位于上腹正中或左、右腹上区，可放射至背、两肋、前胸等处，常伴发热和血清淀粉酶增高。

（2）胰腺分泌功能不全：出现消瘦、营养不良、水肿，维生素 A、维生素 D、维生素 E、维生素 K 缺乏，约 50% 发生隐性糖尿病，10% ~ 20% 呈显性糖尿病。

（3）体征：有轻压痛，当胰头显著纤维化或假性囊肿压迫胆总管下段时，可出现持续或逐渐加深的黄疸。

3. 并发症

幽门或横结肠梗阻，脾大与脾静脉血栓形成，门静脉高压。10% ~ 20% 并发消化性溃疡、医源性腹腔积液。

4. 治疗

（1）伴腹胀、腹泻等胰腺外分泌功能不足者，可给予胰酶替代疗法。伴有糖尿病者，可给予少量胰岛素治疗。

（2）对基础胃酸量较多者，可给予西咪替丁等药物。

（3）长期营养不良者，给予静脉营养支持疗法。

（4）必要时行手术治疗。

5. 预防与自我护理

（1）培养良好的饮食习惯。发作期间应给予高热量、高蛋白、低脂肪饮食；恢复期应逐步增加蛋白质和脂肪摄入量，以逐步增加修复的胰腺的负担，尽量减少胰液分泌。绝对戒酒、避免暴饮暴食，或饥饿后饮食过度，尤其是高脂肪饱餐。患者应了解胰腺炎腹痛的原因，主要是饮酒、饱食及高脂肪餐。

（2）患者出现消瘦、营养不良、水肿，维生素 A、维生素 D、维生素 K、维生素 E 缺乏表现，食后上腹饱胀，不耐受油腻食物，脂肪及蛋白质消化酶分泌功能丧失，致脂肪泻及粪氮质增加，均应引起警惕。

（3）积极治疗胆道疾病，禁服含乙醇的饮料，可遵医嘱服胰酶制剂。控制糖尿病，补充营养以利于预后。

（4）养成良好的生活习惯。起居规律，避免劳累紧张，保持情绪乐观，以减轻胰腺负担和增加脏器血流，促进组织修复和体力恢复。

（5）慢性胰腺炎急性发作时，应禁水 1 ~ 3 天，口干者可漱口润唇，症状缓解后应从低脂、低糖流质开始，逐渐恢复正常的饮食。

（彭　菱）

08

第八章　消毒供应中心护理

第一节　消毒供应技术操作程序

　　器械的清洗、消毒与灭菌，应遵循回收、分类、清洗、消毒、检查、包装、灭菌、储存与发放等基本工作流程。使用科室应及时清除用后污染器械上明显的污物，避免干燥，封闭暂存，尽快由消毒供应中心处理。特殊感染性疾病污染的器械和物品应放在防污染扩散的装置内，并标明感染疾病类型。

一、污染器械的回收

　　消毒供应中心的工作人员定时到使用科室收集使用后的器械、物品，回收应使用封闭式回收车或收集箱，按照规定的路线，封闭运送；收回的污染器械、物品，应及时进行清点、核查和记录，尽快进行去污处理；避免在使用科室清点、核查污染的器械物品，减少交叉污染概率；使用后的一次性无菌物品等医疗废物不得进入消毒供应中心进行回收和转运处理；回收车或收集箱每次使用后应清洗或消毒，干燥存放。

二、器械、物品的清洗

　　器械、物品的清洗包括分类、清洁剂浸泡、清洗、漂洗与干燥。分类根据器械的不同材质、形状、精密程度与污染状况进行分类。根据器械类型和性质，采用不同的清洗方法，包括手工清洗、机械清洗。耐热、耐湿的器械与物品宜采用机械清洗方法。精密、复杂的器械应先手工清洗，再采用机械清洗方法或手工清洗。

（一）手工清洗

适用于严重污染的精密、复杂器械初步处理，以及不能采用机械清洗方法处理的器械。手工清洗的操作步骤包括初步冲洗、清洁剂浸泡、刷洗（超声清洗）、漂洗与干燥。严重污染或有机物干固器械初步处理的步骤包括清洁剂浸泡、冲洗（刷洗），再采用机械清洗方法清洗。精密、复杂器械的清洗方法包括冲洗、清洁剂浸泡、冲洗（刷洗），再采用机械清洗方法清洗。

注意事项：工作人员个人防护符合规定，清洗时使用专用器械清洗水槽、专用酶清洁剂与专用的刷子或海绵，用后消毒。

手工清洗过程中应做到：各器械轴节完全打开，复杂的组合器械应拆开，在流动水中进行冲洗，在清洗液面下进行刷洗，防止产生气溶胶。

（二）机械清洗

机械清洗包括超声清洗、喷淋清洗，适用于大部分器械的清洗。设备的操作按照厂家的使用说明进行。

1. 超声清洗方法

适用于金属器械、玻璃器皿等硬质材质的器械，不适用于橡胶和软塑类材质器械的清洗。

2. 喷淋清洗方法

其程序包括初洗、清洗剂清洗、漂洗（润滑）和消毒，适用于金属、塑料、橡胶、玻璃、乳胶等多类材质器械的清洗消毒。

3. 超声喷淋自动清洗机清洗方法

由单舱或 4 ~ 5 个清洗舱串联组成，清洗程序包括预清洗、超声波主洗、漂洗或至最终漂洗、消毒、干燥，清洗消毒温度与喷淋清洗机相同。

注意事项：超声清洗用水要根据污染情况及时更换，器械上有锈渍时必须先除锈，然后再进行机械清洗。器械轴节必须充分打开，容器、管状类放在专用冲洗架上清洗，器械表面和管腔内必须充分接触水流，设备清洗仓或水槽每天用后须清洗，每周检查自动添加清洗剂泵管是否通畅，准确控制清洗剂用量，带电源的器械不得使用浸泡清洗方法，可用蘸有清洁剂的纱布或海绵进行清洁。

4. 器械的清洗与保养

应选择器械专用清洁剂和润滑剂，其使用和操作按照产品使用说明书进行。其使用原则如下：

（1）根据器械的种类和材质选用碱性、中性、酸性、酶类的清洁剂和润滑剂。

（2）器械的清洗消毒宜选用液态型清洁剂，不得使用研磨剂类产品如去污粉等清洗。

（3）不同的清洁剂不得混合使用。

（4）塑料和铝质材料的器械不能使用酸性清洁剂和润滑剂。

（5）用水原则应根据清洗方法和程序使用不同水质的水，包括自来水、软化水、去离子水或蒸馏水。机械化清洗应使用软化水，最终冲洗和消毒使用去离子水，湿热消毒使用去离子水或蒸馏水，手工清洗的最后漂洗使用去离子水或蒸馏水。

三、灭菌

1. 快速压力蒸汽灭菌

快速压力蒸汽灭菌根据排放冷空气的方式和程度不同分为下排气式压力蒸汽灭菌器和预真空压力蒸汽灭菌器。这种灭菌方法适用于耐高温、不怕湿的医疗器械和物品的灭菌，不能用于凡士林等油类和粉剂的灭菌。灭菌操作方法应遵循产品的操作手册。快速压力蒸汽灭菌适用于少量、应急物品的灭菌处理；不适宜选用此类设备进行常规灭菌。快速压力蒸汽灭菌可分为下排气、预真空和正压排气法。具体操作方法应遵循产品的操作手册。快速灭菌时要求灭菌物品裸露；取出的物品应即时使用。

2. 干热灭菌

干热灭菌适用于不耐湿热或蒸汽不能穿透物品的灭菌，如油脂、粉剂、玻璃和金属等制品的灭菌。灭菌温度和时间分别为：160℃，2 小时；170℃，1 小时；180℃，30 分钟。灭菌应严格按照产品操作手册进行。

注意事项：①玻璃器皿灭菌前应干燥。②应选择有利于热传导的包装材料。③灭菌时物品勿直接与灭菌器底部及腔体内壁接触。④物品包装不宜过大，不超过 10 cm×10 cm×20 cm，放置的物品不能超过灭菌器高度的 2/3，物品间应留有充分的空间。⑤油剂、粉剂的厚度不超过 0.635 cm，凡士林纱布条厚度不超过 1.3 cm。⑥有机物品灭菌时，温度不可过高。温度高于 170℃时，有机物会炭化。⑦灭菌结束后要待温度降到 40℃以下方可打开灭菌器。⑧灭菌时间应从达到灭菌温度后开始计算。

3. 环氧乙烷灭菌

环氧乙烷对灭菌物品的损害轻、穿透力强，适用于包括电子仪器、光学仪器、医疗器械、内镜、透析器等不耐热、不耐湿的医用物品的灭菌处理。环氧乙烷灭菌必须在专用的环氧乙烷灭菌器内进行。

注意事项：①灭菌物品上不能有过多水分或水滴，以免影响灭菌效果。②装载物品应使用金属篮筐或金属网架，物品之间留有空隙，灭菌物品不能接触柜壁。装载量不能超过灭菌器总体积的80%。③包装材料应选用医用皱纹纸、纸塑复合袋、通气型硬质容器等。④使用环氧乙烷灭菌时应注意防火、通风。⑤灭菌后物品内环氧乙烷的残留不应超过国家有关规定。⑥环氧乙烷不适用于食品、液体、油脂类和粉剂类的灭菌。⑦每年应对灭菌环境进行环氧乙烷浓度的监测。

4. 过氧化氢等离子体灭菌

适用于不耐热、不耐湿的医疗器材灭菌。如各种内镜、金属器械、玻璃和陶瓷制品等灭菌，不可用于置入物的灭菌，过氧化氢等离子体灭菌必须在专用的过氧化氢等离子体灭菌器内进行。

注意事项：①灭菌物品必须充分干燥，使用专用包装材料和容器。②灭菌物品中不可有植物性纤维材质，包括纸、海绵、棉布、木质类、油类、粉剂类等。③不锈钢材质的管腔长度≤500 mm、直径≥1 mm，或聚乙烯和聚四氟乙烯材质长度≤2 m、直径≥1 mm，或者当物品长度为1～2 m，直径1～5 mm时，需使用增强剂。④灭菌物品不得接触灭菌腔内壁，灭菌物品装载高度距腔体顶端8 cm。⑤每次灭菌循环应将不同类物品混放，不能只放金属类物品。

5. 低温甲醛蒸汽灭菌

适用于对热敏感、易腐蚀的医疗用品的灭菌。低温甲醛灭菌必须在专用的低温甲醛灭菌器内进行。

注意事项：①使用甲醛灭菌时，必须在甲醛灭菌器中进行，不可用自然挥发法。②灭菌器必须有可靠的密闭性能，灭菌过程中不得有甲醛气体漏出。③温度和相对湿度对灭菌效果影响较大，应保证稳定的相对湿度和温度。④包装材料不宜用聚乙烯膜、玻璃纸，因甲醛难以穿透。⑤灭菌物品应摊开放置，中间应留有一定间隙，物体表面应尽量暴露，以便甲醛气体有效地与之接触。⑥灭菌后必须去除残留甲醛气体，可用抽气通风或用氨水中和法。

（侯　婷）

第二节　灭菌物品的卸载与发放

一、灭菌物品的卸载

（1）压力蒸汽灭菌物品取出后放置于远离空调或冷空气入口的地方冷却，物品完全冷却前，不要放到冷的台面上，防止产生冷凝水；冷却过程中不要用手触碰灭菌物品。

（2）检查灭菌包装的完整性、干燥情况，如有破损、湿包，应视为灭菌失败。灭菌包掉地或误放不洁处，应视为污染。检查化学指示胶带的色泽，未达到要求或可疑时，应重新灭菌。

（3）灭菌物品存放区应由专人管理，按规定着装，并注意手卫生，其他无关人员不得入内。所有储存的灭菌物品均应仔细检查，符合要求后方可进入灭菌物品存放区储存；一次性使用无菌医疗用品须拆除外包装后方能进入灭菌物品存放区。

①灭菌物品存放区应保持清洁、干燥，温度应控制在 20 ~ 25℃。

②灭菌物品应存放于洁净的橱柜内或存放架上；存放架（橱）必须离地、离墙，距天花板 50 cm。

③灭菌物品应分类放置、位置固定、标识清楚，并按有效期顺序排列，严禁使用过期物品。

④灭菌物品存放的有效期：在温度 < 25℃、湿度 < 60％的存放条件下，棉布包装材料和硬质容器，有效期为 10 ~ 14 天，其他环境存放期应为 7 天；医用无纺布及硬质容器包装的物品有效期为 1 个月；医用皱纹纸包装的物品有效期为 3 个月；纸塑包装袋包装物品有效期为 6 个月。

⑤已灭菌物品不得与未灭菌物品混放。

二、灭菌物品的发放

应根据使用科室的需要、按照规定的路线由专人、封闭式运送车或容器进行发放，并做好发放记录，包括物品发放日期、科室、物品名称、规格、数量、发放者、接受者等内容。发放灭菌物品时应注意以下几点：

（1）发放物品的运送车、容器等工具应每日清洁，消毒后存放。

（2）从灭菌物品存放区发出的物品不能再退回存放区。

（3）过期灭菌物品须从存放区取出，重新进行清洗包装和灭菌处理。

（4）一次性无菌医疗用品应由专人监管，在进入消毒供应中心时应检查检验合格证，外包装是否符合要求包括标记清楚，包装清洁、没有污渍、水渍、霉变，包装袋没有破损、变形等。入库时检查并记录入库日期、产品的名称、规格、数量、生产厂家、生产批号、灭菌日期、失效日期等。定时进行物品的盘点并记录，做到收、发一致，发现不合格产品，应立即停止发放和使用，并通知相关部门。

（侯　婷）

第九章　社区康复护理

第一节　社区慢性病患者的护理管理

慢性非传染性疾病，常被医学界简称为慢性病。随着医学科学技术的进步与发展、经济的突飞猛进、人民生活质量与水平的提高和生活方式的改变，疾病谱和死亡谱发生变化，慢性病患病率已经逐步取代急性传染病进而成为影响我国社区居民健康的主要问题，是造成人类残疾和死亡的主要原因。据不完全统计，2008年全球约有6000万人死于慢性病，超过全死因死亡人数的60%，预计2030年将上升至75%。伴随工业化、城镇化、老龄化进程加快，我国关于慢性病的问题更为严重。

慢性病不是特指一种病，而是相对于传染病和急性疾病而提出的一组疾病的总称。主要指以心脑血管疾病（如高血压、脑卒中、冠心病、动脉粥样硬化等）、慢性肺部疾病（如慢性支气管炎、肺气肿、肺心病等）、糖尿病、恶性肿瘤、痛风、骨质疏松症、骨质增生、精神异常等为代表的一组疾病。在国内，慢性病常见于四类疾病：心脑血管疾病、恶性肿瘤、糖尿病、慢性肺部疾病。

这些疾病主要是由于长期紧张疲劳、不良的生活习惯、有害健康的饮食习惯、环境污染物的暴露，以及忽视自我保健，而引发的疾病。慢性病是一种由多种原因引起的，并且导致不同结果的疾病，其发病与环境（自然环境、社会环境）、遗传、心理等多种因素息息相关，是多种因素共同作用的结果，没有特异性的致病因素，并且缺乏特异性的治疗手段。

慢性病通常是终身性疾病，疼痛、伤残、昂贵的医疗费用等对慢性病患者无论在健康状况方面，还是在生活质量方面都有许多负面影响，也给社会和家庭带来巨大的经济负担。慢性病的防治已经成为保障全人类健康，提高居民生活质量的重要工作。慢性病虽然无法完全治愈，但如果能为慢性病患者提供连续性、协调性、综合性的社区卫生服务，在一定程度上能够控制慢性病的蔓延及进一步恶化。由于慢性病患者的痊愈过程大多数是在家庭及基层社区生活中度过，因此，在社区中对慢性病患者开展健康保健与护理，对于提高社区慢性病患者的自我护理能力，控制慢性病的患病率和病死率，改善并提高慢性病患者的生存质量具有积极的促进作用。

一、概述

（一）慢性病的概念

慢性非传染性疾病（non-infectious chronic disease，NCD），以下简称慢性病，它不是特指某种疾病，而是指以生活方式、环境危险因素为主引起的一类具有起病隐匿、缺乏确切的传染性生物学病因证据、病因复杂、病程较长且病情迁延不愈等特征的一类疾病的概括性总称。同时，慢性病也是一种具有长期累积性，不能完全自愈也很难治愈的终身性疾病的总称。病痛和伤残长期严重影响患者本人的劳动能力及生活质量，并且严重威胁数亿人的寿命与健康，而且严重威胁社会的进步与经济的发展。关于慢性病有很多定义。美国慢性病委员会将慢性病定义为：具有下列 1 种或 1 种以上的特征即可以视为慢性病，包括患者的患病时间是长期的；患病后会成为残疾；疾病起因于不可恢复的病理状态；根据病情需要，患者应进行不同种类的康复训练；需要对患者进行长期的医疗指导。美国疾病控制中心将其定义为："一种长期的、不能够自然消退、几乎不能完全治愈的疾病。"慢性病起病一般比较缓慢，疾病往往由于多种原因引起，患病时间及病程难以确定，诊断手段往往不明确，诊断检查的意义有限，一般难以治愈，对慢性病患者进行医疗、护理指导或者生活照顾时，治疗和护理方案需要充分听取和采纳患者及其家属的意见，因为多数日常护理需要患者自身或家属协助完成。因此，慢性病也是影响全社区居民身体健康状况和生活质量的重要因素。

（二）慢性病的特征

在中国，慢性病患者人数众多，很多慢性病的发病率较高，已经成为常见病。同时，慢性病的病死率和致残率也很高，是导致我国居民过早死亡、残疾的重要原因；慢性病的病程长、预后差，不良的预后直接影响患者的劳动能力和生存质量，给患者及其亲属带来巨大的痛苦；很多慢性病患者需要常年治疗、终身服药，这给个人、家庭和社会带来沉重的经济负担。目前，我国慢性病的流行出现增长速度逐渐加快、发病年龄提前的特点，病因复杂，潜伏期与患病时间长，在发病初期的症状和体征不明显，具有不可逆转的病理变化，不易治愈，需要长期的治疗和护理。具体有以下的特征。

1. 病因复杂

个人生活方式占主要地位，对于传染病来说，生物病原体往往是其发生的"原因"。而慢性病的发生是受到多种因素长期、综合影响的结果，发病原因复杂，往往是由许多复杂的因素交互影响而逐渐形成的，这些因素包括遗传因素、社会环境因素、个人生活方式等，因而诊断也往往不明了。慢性病患者起初只有一种疾病，但如果控制不好往往会发生多种疾病。一方面原因是，一个致病因素可以与很多种慢性病相关。例如，长期不健康饮食与肥胖、高血压、糖尿病、冠心病等疾病均有关联。另一方面原因是，一种疾病往往会造成另外一种疾病的发生。例如高血压就是冠心病、脑卒中的病因；糖尿病也可以造成高血压。

2. 潜伏期与患病时间长

慢性病是致病因素长期作用、逐步累积而成的，潜伏期比较长。发病多是在不知不觉中发生的，其过程缓慢，初发时隐蔽，一旦确诊为慢性疾病，病情将逐渐发展，患病后持续时间较长，可达数年或几十年，甚至终身。

3. 在发病初期的症状和体征不明显

一般慢性病的症状和体征在发病初期不明显，难以被发现，容易被人们忽视。常在体检或感冒等轻病就诊检查时被发现，或者在某些症状反复迁延出现并逐渐加重，患者不能忍受或认为应去就医时才得以确诊，此时多数患者已经伴有并发症或进入晚期。结果是小病拖成了大病，不仅加重了健康损害，更增加了治疗难度和医疗费用。

4. 发病呈现年轻化的趋势

由于进展缓慢，人们总是认为慢性病好发于老年人，这与慢性病潜伏期较长有很大关系。多数慢性病都是在患者年龄大了、身体出现明显症状的时候才被发现的。事实上，慢性病在青壮年中也十分常见。有数据表明，慢性病死亡45%发生在70岁以下的人群，25%发生在60岁以下的人群。尽管目前国际上在慢性疾病的治疗上有各种方法，但所有临床的治疗方法仅是控制疾病发展或缓解症状，如高血压、糖尿病、冠心病等，目前还无法做到治愈。

5. 具有不可逆转的病理变化而不易治愈

慢性病不能根治，是因为它有不可逆的病理过程，如原发性高血压、糖尿病、心血管疾病等。虽然这些疾病不易治愈，但经过长期用药和治疗，通过良好的自我健康管理或得到良好的护理和照顾，可以控制或暂时中止疾病发展，缓解症状，延缓并发症的出现，从而降低残疾的发病率或阻止疾病的进一步恶化，降低病死率。

6. 目前尚缺乏有效的临床手段

慢性病由多种因素引起，病程较长，耗资巨大，临床上针对慢性病尚无特效的治疗方法，且慢性病的防治在短时间内难以见到明显效果。也没有切实有效的预防手段。目前危害人类健康的元凶有心脑血管疾病、恶性肿瘤、呼吸系统疾病等慢性病，个人行为因素则占第一位，由此可见，针对慢性病的管理应以预防为主。

7. 耗费医疗费用大、造成重大经济负担

慢性病多数是全身性疾病加上病程长，患者需要终身性的治疗（包括非药物治疗）与管理。美国 1997 年用于糖尿病的直接医疗费用达 44 亿美元，由糖尿病致残和死亡的间接费用达 540 亿美元；1998 年用于肥胖及相关事件的直接与间接费用高达 992 亿美元。同时，在美国糖尿病患者的截肢率是非糖尿病患者的 15 倍。慢性病患者多数留有不同程度的残疾，加上多种高额的治疗费用，进而导致个人、家庭及社会的沉重负担。我国每年心血管疾病新发病例 500 多万，死亡 300 多万；1998 年，县级和县级以上住院费用中，用于肿瘤的达 128 亿元。慢性病的医疗费用已成为各国政府的沉重负担。

8. 需要长期的治疗和护理

慢性病是患者丧失劳动能力、影响患者生活质量、造成患者残疾的重要原因。慢性病经常涉及人体重要器官，病期迁延，患者丧失劳动能力者多，严重的甚至导致患者生活质量低下、残疾。WHO 统计目前全世界 10 个主要残疾病因中大部分为慢性病；慢性病已成为世界上死亡和致残的主要原因。慢性病由于疾病本身或长期卧床的影响，可致身体不同程度的残障，日常生活能力降低或生活不能自理。患者需要长时间用药和康复治疗，日常生活需要自我健康管理或他人的护理及照顾，对个人、家庭及社会造成沉重的负担。

（三）慢性病发生的分类

慢性病种类多，涵盖的范围广，由于对健康和社会造成的危害不同，不同时期和国家研究和防治的慢性病有所不同。国际分类法按国际疾病系统分类法（ICD-10）标准将慢性病分为以下类别：

（1）精神和行为障碍：阿尔茨海默病、抑郁障碍等。

（2）呼吸系统疾病：慢性阻塞性肺疾病（COPD）等。

（3）循环系统疾病：高血压、冠心病、脑血管疾病等。

（4）消化系统疾病：脂肪肝等。

（5）内分泌、营养代谢疾病：血脂异常、糖尿病等。

（6）肌肉骨骼系统和结缔组织疾病：骨关节病、骨质疏松症等。

（7）恶性肿瘤：肺癌等。

根据对患者影响程度的不同，慢性病可分为3大类、致命性慢性病、可能威胁生命的慢性病、非致命性慢性病。每类慢性病又按起病情况分为急发性和渐发性两种。

（1）致命性慢性病

①急发性：如肺癌、胰腺癌、急性血癌、肝癌、乳腺癌转移、恶性黑色素瘤等。

②渐发性：如肺癌转移中枢神经系统、骨髓衰竭、后天免疫不全综合征、肌萎缩性侧索硬化等。

（2）可能威胁生命的慢性病

①急发性：如脑卒中、心肌梗死、血友病、镰刀型细胞性贫血等。

②渐发性：如肺气肿、慢性乙醇中毒、阿尔茨海默病、1型糖尿病、慢性心功能衰竭、高血压、硬皮病等。

（3）非致命性慢性病

①急发性：如偏头痛、痛风、支气管哮喘、胆结石、偏头痛、季节性过敏等。

②渐发性：如帕金森病、风湿性关节炎、类风湿关节炎、慢性支气管炎、骨关节炎、胃溃疡、溃疡性结肠炎、青光眼等。

在我国常见的慢性病主要有心脑血管疾病、糖尿病、恶性肿瘤和慢性肺部疾病等。

（四）慢性病的危险因素

慢性病的发生受到很多因素的影响，凡是使高血压、糖尿病等慢性病发病危险增加的因素都是慢性病的危险因素。慢性病疾病种类繁多，引起慢性疾病发病的病因也很复杂，往往是由于多种因素综合作用的结果。研究表明，慢性病的发生与环境因素、生物学因素、社会心理因素、不良的生活行为因素等因素密切相关，慢性病的主要危险因素可分为生活方式因素、环境因素和不可改变因素三大类。其中年龄、性别、遗传等因素是不可改变的，而行为和环境因素是可改变的。

1. 生活方式因素

生活方式因素包括吸烟、酗酒、不合理膳食及缺乏体力活动等。

（1）吸烟：烟草中含有苯和焦油等 7000 余种已知的化学物质。这些物质尤其存在于烟草燃烧后的烟雾中，包括 250 多种有害物质，70 多种致癌物质，还有多种能致癌的放射性物质。吸烟至少可以引起 20 多种慢性病，如心脑血管疾病、肺癌、食管癌、膀胱癌、唇癌、口腔癌、咽喉癌、胰腺癌、慢性呼吸系统疾病、冠心病、脑卒中、胃癌、肝癌等多种恶性肿瘤发病和死亡的重要危险因素。吸烟能加重糖尿病，引起阿尔茨海默病，导致不孕不育，孕妇吸烟会影响胎儿的正常发育。吸烟还与许多疾病呈现多方面的剂量反应关系。有学者研究发现肺癌与每天的吸烟量、吸烟持续的时间、吸烟开始的年龄等呈剂量反应关系。同时，吸烟不仅损害吸烟者的健康，还会给身边的人带来伤害。处于二手烟雾中，会增加人们患肺癌、冠心病等慢性病的危险。对于儿童，特别是婴儿，二手烟的危害更大。吸二手烟，不仅影响儿童的生长发育，还会增加婴儿猝死综合征、患者患哮喘、癌症等疾病的危险。目前中国居民每年由于吸烟导致的死亡人数高达 100 万人，占全部死亡人数的 12%。

（2）饮酒：过量饮酒可导致急慢性乙醇中毒、急慢性肝损害，同时还会增加肥胖、冠心病、高血压、脑出血和肿瘤等慢性病发生的危险。中度饮酒即可增加脑卒中和原发性高血压发生的危险性。

饮酒可增加某些癌症的发病率。资料表明，饮酒与咽喉癌、口腔癌和食管癌相关。饮酒和吸烟的协同作用可使许多癌症的发病率明显增加。

（3）不合理膳食：随着我国经济的迅速发展，人民生活水平不断提高，人们对饮食的要求从"吃饱"转向"吃好"，大多数人认为吃得丰盛、吃得美味就是"吃好"。然而，这种"吃好"并不代表吃得健康。均衡饮食是机体健康的基石，不合理的膳食习惯是多种慢性病的共同危险因素。

不良的饮食习惯及不合理的膳食行为将导致营养失衡，并直接或间接地增加了患各种慢性病发病的危险。膳食不合理包括高盐、高胆固醇、腌制食品等。①高胆固醇、高动物脂肪饮食：国家统计局相关数据显示，近十几年来，随着膳食结构的改变，我国居民肉类和食油类消费呈现持续上升的趋势，其中城市居民摄入脂肪热能比已接近 WHO 营养膳食推荐水平的最高限 30%。而城市居民中谷类消费呈持续下降趋势，其热能占比 < 50%。机体血液中的胆固醇与动脉硬化的发生有着密切的关系。喜爱动物内脏、肉类、甜食及饮酒过量的人，其体内的胆固醇和脂肪含量会较高。当体内胆固醇的含量超过机体的需要量时，过量的胆固醇和中性脂肪在血管管壁中沉积，使血管内膜增厚变窄，造成血液流动受阻。当受阻血液无法流通时可引起局部细胞死

亡。高脂肪、低膳食纤维饮食可引起高脂血症、动脉粥样硬化、冠心病、脑卒中、乳腺癌、结肠癌等疾病的可能性增加。②高盐饮食：摄入过多食盐可引起高血压。食盐中的钠离子在体内贮积时，能聚集水分，造成水钠潴留；还能促进血管收缩，使血压升高。两者相互影响，血管不断呈现紧张状态，外周动脉管壁的阻力增大，水钠潴留增加了全身的循环血量，进一步促使血压升高。如果高血压不能得到良好的控制，可以促发脑卒中、冠心病、动脉粥样硬化等多种疾病。③刺激性饮食：咖啡和茶中含有咖啡因，能刺激交感神经，使血液中游离脂肪酸增加，导致动脉硬化。酒能促使中性脂肪的合成旺盛，除引起动脉硬化外，还会大量沉积于肝脏中，降低肝脏的解毒功能，甚至造成肝硬化。④不良饮食习惯：我国常见的不良饮食习惯及烹调习惯也是重要的危害健康的因素。如果饮食过饱，会因摄入热量过多而使体重增加。不加以节制，会诱发超重甚至肥胖，而肥胖恰恰是引起高血压、高脂血症、冠心病、糖尿病、恶性肿瘤等多种疾病的独立危险因素。腌制、熏烤的食品中含有致癌物，经常食用会增加多种癌症发生的危险。因烟熏和腌制的食物中含有较高的亚硝胺类致癌物质，长期食用烟熏和腌制的鱼肉、咸菜，易导致癌症的发生，尤其是与胃癌的发病密切相关。每日进食时间无规律、暴饮暴食等，可破坏胃黏膜的保护屏障，导致胃炎、胃溃疡、胃癌的发生；蔬菜、粗粮摄入过少，食物过于精细，易引起肠道疾病，如痔疮、肠癌等。

（4）缺乏体力活动：运动可以加快血液循环，增加肺活量，促进机体新陈代谢；增强心肌收缩力，维持各器官的健康；促进脂肪代谢，降低体内胆固醇的含量；舒缓紧张情绪。随着社会的进步，很多体力劳动被工具取代，上班坐着办公，出门以车代步，不运动，不锻炼身体，越来越多的人采取了静息的生活方式，缺乏体力活动的现象越来越普遍。热量摄入增加而消耗减少，是超重肥胖的重要原因。体重超重或肥胖是导致2型糖尿病、冠心病、高血压、社会心理问题和某些类型的恶性肿瘤等多种慢性病的危险因素。有研究表明，缺乏体力活动的人群高血压、冠心病、脑卒中、糖尿病的患病率高于经常运动的人。

2. 环境因素

环境因素包括自然环境、社会环境和心理环境。

（1）自然环境：环境污染破坏了生态平衡和人们正常的生活条件，对人体健康产生直接、间接或潜在的有害影响。汽车尾气、工业废气等，对外部大环境的空气污染，以及室内装修、厨房烹调油烟等生活环境的污染，都是导致肺癌、白血病等恶性肿瘤，以及慢性阻塞性肺部疾病的危险因素。同时，噪声污染、水源土壤污染等，都与癌症或肺部疾病关系密切。

（2）社会环境：政府的卫生政策、卫生资源的配置、医疗系统的可利用程度、社会风俗习惯、人口的构成与流动状况、个人的受教育程度、社会经济地位等社会因素也影响着居民的健康状况。因此，建立健全的社会组织形式、社会健康教育的普及程度、综合性的医疗保健服务体系等都会影响人们的健康生活水平。

（3）心理环境：现代社会生活工作节奏加快，竞争激烈，人际关系复杂，使生活中的紧张刺激增加，心理因素和情绪反应已成为一个重要的致病因素。愤怒、恐惧、焦虑、忧愁、悲伤、痛苦等情绪是人类适应外界及内部环境的一种必要反应，可是一旦强度过大甚至作用时间过久，都会使人的心理活动失去平衡，甚至导致神经系统功能失调，将对健康生活产生多种不良影响。若这些不良的、消极的情绪反复出现，将引起过度的或长期的精神紧张，还可以引起多种病变如内分泌失调、神经功能紊乱、血压持续飙升等，进而导致多种器官、系统的疾病。例如，社会、家庭生活中的一些负性事件可能引起精神紧张、抑郁、悲伤等消极情绪，这些情绪如果长期存在会增加患癌症、心血管疾病的概率；而突发的生活事件、急剧的情绪变化往往是急性心肌梗死、脑出血的诱发因素。

3. 不可改变因素

不可改变因素包括年龄及遗传因素。这些因素在目前的医疗条件下是不可改变的。例如，许多慢性病的发病率与年龄成正相关，即年龄越大，患病的概率越大。

（1）年龄：年龄越大，发生各种慢性病机会越大。慢性病多发生在中老年，但其病变的积累往往从青少年开始。慢性病的防治应该越早越好。

（2）遗传：常见的慢性病，如高血压、糖尿病、血脂异常、肥胖、冠心病、乳腺癌、消化性溃疡、精神分裂症、动脉硬化性心脏病、肿瘤等的发生均受到遗传因素的影响。如果父母患有某种慢性病，那么这个人患该病的可能性就会高于没有遗传背景的人。但是否患病并不是单纯由遗传因素决定的，还受到环境因素，以及个人行为方式的影响。显然，一个人无法选择父母，不能更改遗传背景，但可通过改善环境及个人行为方式减少慢性病的患病概率。目前看来，慢性病可以于任何年龄段发生，但一般情况下，慢性病的发病率有随着年龄的增长，发病增加的趋势。

二、社区常见慢性病患者的护理与管理

随着中国经济的发展，人们生活水平有了很大的提高，受生活行为及生活方式、饮食习惯及饮食结构的改变，以及人口老龄化等多方面因素的影响，慢性病的患病率

呈现逐年上升的态势，慢性病及其并发症已经成为影响我国人群死亡的最主要的原因之一，并长期耗费着大量的医疗资源和财产，不仅给国家和患者本人带来沉重的经济负担的和心理负担，同时，也给社会带来了一系列亟待解决的问题。《中国居民营养与慢性病状况报告（2020 年）》显示，慢性病及其并发症患病率正在呈上升趋势：我国 18 岁及以上居民高血压的患病率达 27.5%，18 岁及以上居民糖尿病患病率为11.9%，18 岁及以上居民超重率和肥胖率分别为 34.3% 和 16.4%，18 岁及以上居民高胆固醇血症患病率为 8.2%。该报告指出不健康的行为及不良生活方式是导致中国居民慢性病患病率迅速上升的最主要原因。因此，慢性非传染性疾病的追踪和健康管理需要从改变不健康、不文明的生活方式和行为开始。

（一）高血压患者的社区护理与管理

高血压是指以体循环动脉压增高为主要表现的临床综合征。在我国，心脑血管疾病大多是由高血压引起的。心脑血管疾病负担和病死率在死因顺位中均占首位。心脑血管疾病的并发症包括心力衰竭、脑卒中、冠心病、肾衰竭等疾病，这些疾病不仅具有很高的致死率和致残率，最重要的是，此类疾病可以严重危害人体健康。因此，高血压的预防和治疗是当前我国慢性非传染性疾病尤其是心脑血管疾病综合防治的重要环节和中心课题。由于高血压患病率高、血压控制的方法明确而有效、主动预防可以带来很大的益处，因此，通过有效的健康教育和健康管理，促进全社会养成健康、良好的生活习惯，预防高血压的发生及蔓延，控制、延缓其并发症的发生，对于心脑血管疾病的综合防治有着深远的意义。

1. 分类

临床医学通常将高血压分为两大类：一类是没有明确特定的发病原因、由于遗传或自然环境和社会环境（生活习惯、行为）等因素综合作用所致的高血压，称为原发性高血压。原发性高血压约占所有高血压患者的 95%。另一类是由其他疾病引起的、有明确特定的发病原因，称为继发性高血压。包括肾血管及肾实质性高血压、内分泌性高血压、血管性高血压、药物诱发性高血压等。其中原发性高血压常伴心、脑、肾、眼等重要器官病理改变，是脑血管疾病、冠心病的主要危险因素。预防医学和健康教育中通常所提及的高血压一般是原发性高血压，是预防和控制疾病、健康促进、健康教育及健康管理的重点内容。

2. 危害

随着我国经济水平的提高，人口老龄化，以及人们生活方式和膳食结构的改变，我国原发性高血压发病率呈现持续上升的趋势。高血压一般在最初几年或十几年没有明显症状，但会使血管和心脏长期处于紧张和高负荷状态，由此引起全身血管的损伤，如动脉硬化及心室肥大，导致脑卒中、心绞痛、心肌梗死、肾衰竭、末梢性动脉疾病、眼底动脉硬化等并发症，严重危害人们的健康和生命。

3. 危险因素

目前，医学界比较公认的引起高血压发病的危险因素包括高盐饮食、超重及肥胖、长期不参加体力活动、长期过量饮酒、长期精神紧张等。因此，高血压的预防、控制及健康管理应针对上述危险因素开展。

4. 防治策略与措施

（1）防治策略：三级预防并重，坚持"预防为主"的医学方针，针对不同人群，采取不同的预防策略与措施。一级预防：重点针对一般人群；二级预防：主要针对高危人群采取的预防措施；三级预防：主要针对高血压患者采取的预防措施。以健康教育、健康促进为手段，社区综合防治为原则，将高血压的防治与其他慢性病的防治相结合，在社区实现慢性病的三级预防。高血压患者的日常管理，应针对其危险分层情况实行分级管理。

（2）防治措施

①一级预防：一级预防主要针对一般人群采取预防措施，从病因学上控制疾病的发生，目的是减少危险因素的发生率及流行率，控制血压水平。控制及预防高血压发生的危险因素包括低盐饮食、控制体重、控制腰围、戒烟、限酒、经常参加体力活动、多吃瓜果蔬菜、减少脂肪摄入量、保持心理健康等。

②二级预防：二级预防就是针对高危人群采取措施，做到早发现、早诊断、早治疗的"三早"预防，以延缓疾病恶化及发展。高危人群确定标准：具有以下 1 项及 1 项以上的危险因素，即可视为高危人群。收缩压：120 ~ 139 mmHg，和（或）舒张压：80 ~ 89 mmHg；超重或肥胖（BMI > 24 kg/m^2），腰围（男性 ≥ 90 cm，女性 ≥ 80 cm）；高血压家族史；长期过量饮酒（每日饮白酒量 ≥ 100 mL，且每周饮酒在 4 次以上）；长期高盐饮食。

二级预防措施主要包括：定期的健康体检、35 周岁以上人群首诊测量血压、全人群健康普查等。对筛选出的高血压患者及高危人群进行早期发现、早期诊断、早期治疗，包括一些积极的非药物治疗和宣传教育。

③三级预防：三级预防针对患者进行规范化治疗和长期随访，同时加强高血压患者的自我控制、自我管理。其目的在于：树立患者对自己健康负责的信念，强调高血压患者自我约束，患者自我管理的作用；强调患者在高血压管理过程中的中心角色作

用，实现医患双方共同设立优先问题，建立管理目标和治疗计划，获得最佳管理效果；通过培训、咨询、指导和健康教育等方式，促进患者高血压防治知识、技能和信念的提高；为患者提供自我管理技术支持和基本管理工具，提高患者的生活质量，延长寿命。

（3）生活习惯指导：《中国高血压防治指南（2024 年修订版）》指出，高钠、低钾膳食，超重和肥胖，吸烟，过量饮酒，心理社会因素等是我国人群重要的高血压危险因素。①减少钠盐摄入，增加钾摄入：限钠由原来的每日 < 6 g 盐，减少到了每日 < 5 g；建议饮食补钾，但不建议服用钾补充剂来降低血压。②合理膳食：推荐患者采用得舒饮食（DASH 饮食）、中国心脏健康饮食（CHH 饮食）和辣膳食模式，以降低血压。③限制饮酒：任何类型的乙醇对人体都无益处，使健康损失最小化的建议是高血压患者不饮酒。④控制体重：正常高值血压及所有高血压患者均应积极控制体重；所有超重和肥胖患者都应减重；通过综合生活方式干预控制体重，包括自我监测体重、合理膳食、增加体力活动 / 运动以及行为干预四方面；对特殊人群，如哺乳期女性和老年人，应视具体情况采用个体化减重措施。⑤运动干预：运动方式可采取有氧运动、抗阻运动、冥想与呼吸训练、柔韧性训练与拉伸训练等。对于血压控制良好的高血压患者，建议以中等强度有氧运动为主，每天 30 分钟，每周 5 ~ 7 天，最好辅以每周 2 ~ 3 次的抗阻运动，增加肌肉量，也建议同时结合呼吸训练与柔韧性和拉伸训练。对于血压未控制者（收缩压 > 160 mmHg），在血压得到控制前，不推荐进行高强度运动。

（4）药物治疗的指导：①要求社区护理人员，提前、及时告知患者定期监测血压，坚持合理用药，遵医嘱按时按量服药，注意长期服药，不可擅自停药。很多患者根据自我感觉随意增减药物，如头晕就加药，无不适就不吃药，或者根据广告或经人推荐随意换药等都是不科学的行为。②应尽量使用通俗易懂的语言使患者了解并正确认识常用降压药物的不良反应，感觉不适应立即就诊。如服用短效钙通道阻滞剂，如硝苯地平等，一些长效的钙通道阻滞剂，如硝苯地平缓释片、氨氯地平、非洛地平等，会使患者出现面红、头痛等。

（5）血压监测指导：血压的监测是评估血压水平、诊断高血压及观察降压疗效的主要手段。社区护理人员应教会患者及家属正确使用血压计测量血压，并保持在适宜的环境中测量血压，且正确读数，以便正确判断降压效果。在观察血压时应做到四定：定时间、定部位、定体位、定血压计。注意测量前 30 分钟不可进食、吸烟、运动或者暴露在寒冷的环境中。高血压患者的降压目标为：①普通患者血压降至 140/90 mmHg 以下；②年轻患者、高血压合并糖尿病或肾脏病变的患者，血压降至

130/85 mmHg 以下；③中老年人收缩压降至 150/90 mmHg 以下，如能耐受，还可以进一步降低。

（6）直立性低血压的预防与处理：直立性低血压的症状有眩晕、心悸、出汗、恶心等。社区护理人员应指导患者避免长时间站立，尤其在服药后最初几个小时内，应避免洗热水澡，不宜大量饮酒。变换姿势时应缓慢，特别是从卧位、坐位起立时动作宜缓慢。同时，应预防便秘，指导患者在直立性低血压发生时应立即取头低足高位，以促进下肢血液回流。如患者经常发生直立性低血压，应指导患者在起床活动前先穿上弹性袜再离床活动。

（二）糖尿病患者的社区护理与管理

糖尿病（diabetes mellitus，DM）又称消渴病，是遗传因素和环境因素（自然环境、社会环境）共同作用所致的一种常见的全身性代谢性疾病，由于体内胰岛素分泌相对或绝对不足而引起的糖、脂肪、蛋白质，以及水和电解质的代谢紊乱，主要特点是高血糖及尿糖。糖尿病所造成的高葡萄糖血症可危及多个系统，特别对血管系统和神经系统影响最大，易并发心脏、血管、肾脏、视网膜及神经等慢性疾病。

1. 流行特点

近几十年来，随着社会经济的发展，居民生活水平的提高，以及膳食结构的改变、人口老龄化、肥胖、生活方式的改变等危险因素的迅速增加，使糖尿病患病率呈现出世界性的上升趋势，无论在发达国家还是发展中国家都明显增长，发达国家糖尿病患病率已高达 5% ~ 10%。糖尿病的急、慢性并发症累及多个器官，致残、致死率高，严重影响患者的身心健康，并给个人、家庭和社会带来沉重负担。糖尿病中 90% 为 2 型糖尿病，1 型糖尿病仅占 4% ~ 6%，其他类型糖尿病更少。

2. 2 型糖尿病危险因素

（1）遗传因素：不同国家和民族之间 2 型糖尿病患病率不同。如中国糖尿病的患病率为 3.21%，美国糖尿病的患病率为 6% ~ 8%，而太平洋岛国糖尿病的患病率高达 40%。即便同一国家内不同民族、不同地区间的患病率也不一样，如美国白人糖尿病的患病率为 6% ~ 8%，而美国土著人高达 50%；中国北方地区高血压的患病率明显高于南方地区。1 型糖尿病的发病具有明显的遗传易感性。2 型糖尿病的发病有家族聚集性，糖尿病亲属的患病率比非糖尿病亲属高 4 ~ 8 倍。

（2）超重和肥胖：超重及肥胖是引起 2 型糖尿病重要的危险因素之一。资料表明，2 型糖尿病发病率均与超重和肥胖有明确相关性，不管地理环境、社会环境、经济发展程度及种族等状况如何。我国 11 省市的调查发现，DM 和 IGT 患病率随着体重的增加而上升，超重 DM 的危险为健康人的 2.36 倍，而肥胖的危险达 3.43 倍。

（3）体力活动不足：大量研究表明，不经常参加体力活动或体力活动不足会增加 2 型糖尿病发病风险，活动量小的人与活动量相对较大的人相比，前者患 2 型糖尿病的风险是后者的 2 ~ 6 倍。有规律的体育锻炼能增加胰岛素的敏感性并改善糖耐量。加强体育锻炼是预防糖尿病的重要干预措施。

（4）膳食不平衡：糖尿病患病率升高与饮食结构改变有着明显关系。其中高能、高脂饮食是诱发 2 型糖尿病最重要的膳食危险因素。目前认为，发生 2 型糖尿病的主要危险因素包括高热量、高脂肪、高蛋白、高糖类和缺乏纤维素的膳食行为。

（5）社会经济水平：糖尿病的患病与社会经济水平关系密切。发达国家的患病率明显高于发展中国家。我国调查结果显示，糖尿病的患病率随收入的增加而上升。

3. 防治策略与措施

糖尿病是一种终身性疾病，但又是一种可以预防和控制的疾病。糖尿病的防治在重视一级预防的同时，也要重视二级、三级预防。

（1）三级预防：糖尿病的一级预防主要针对一般人群，目的是降低糖尿病发病的危险因素。主要措施包括：①健康教育，包括开展对公众的健康教育，如对糖尿病患者及其家属的健康教育，传授糖尿病的定义、症状、体征、常见并发症及危险因素，全民普及糖尿病防治的基础知识和糖尿病的基础护理技能水平，指导民众改变不良的生活方式及行为，从而降低糖尿病发病率。②选择适宜的体育锻炼形式和适当的体力活动，不仅可以减轻民众的体重，而且可以增强心脑血管系统的功能，预防糖尿病及其并发症的发生。③提倡合理的膳食，如合理饮食、适量运动、戒烟限酒、心理平衡，适度减少高能量食物的摄入量、增加膳食纤维摄入量、改善脂蛋白构成、减少饱和脂肪酸的摄入。④定期检查，一旦发现有糖耐量受损或空腹血糖受损应及早实行干预。二级预防，即"三早"预防，其目的是早发现、早诊断、早治疗，以减少并发症的发生、控制残疾的发生。防治糖尿病并发症的关键是尽早地发现糖尿病，并尽可能地控制和纠正患者的高血糖、高血压、血脂紊乱、肥胖，以及吸烟等引起并发症的危险因素。主要措施是在高危人群中筛查糖尿病和糖耐量降低者。糖尿病的筛检不仅要查出隐性糖尿病患者、未引起注意的显性糖尿病患者，而且要查 IGT 者。IGT 是正常和糖尿病之间的过渡状态，其转归具有双向性，既可转为糖尿病，又可转为正常，一部分保持 IGT 状态（各约占 1/3）。因此，在此阶段采取措施不仅具有重要的公共卫生学意义，同时也具有突出的临床医学意义。三级预防是对糖尿病患者进行规范化的治疗和管理，以控制病情、预防和延缓糖尿病并发症的发生、发展，防止并减少糖尿病患者的伤残和死亡，提高患者的生活质量。三级预防强调对患者的定期随访。

随访的目的在于：①监测血糖和血脂、血压等基础代谢的控制情况；②评估治疗反应，便于及时调整治疗方案，使血糖等指标达到控制目标；③对患者的饮食、运动等行为变化进行科学指导，督促患者采取积极的综合治疗措施；④对易出现并发症的器官如眼睛、心脏、肾脏、足等定期进行检查，及时发现糖尿病的并发症，以采取针对性措施，阻止或延缓糖尿病并发症的发生和发展，提高患者生活质量，延长寿命。要求对所有已确诊的糖尿病患者，都应进行有效管理和定期随访。

（2）饮食指导：饮食治疗是所有糖尿病治疗的基础，是糖尿病自然病程中任何阶段预防和控制糖尿病必不可少的措施。其目的是：维持理想体重，保证未成年人的正常生长发育，纠正已发生的代谢紊乱，使血糖、血脂达到或接近正常水平。

糖尿病饮食控制的总原则：①控制总热量，保证营养均衡；②食物多样，少量多餐；③严格控制各种甜食，多食含纤维素高的食物；④戒烟限酒。

建议吃一些升糖指数低的食物，如黄瓜、西红柿、青菜、芹菜等蔬菜，柚子、猕猴桃、草莓、青苹果等水果，瘦肉、牛奶、鱼类等优质蛋白，主食选择粗粮，如玉米面、荞麦面、燕麦面等。

（3）运动指导：糖尿病的运动疗法是指糖尿病患者在医师指导下，每天进行一定时间、一定强度的体育锻炼，并且持之以恒。适当的运动有利于减轻体重，提高胰岛素敏感性，改善血糖和脂代谢紊乱，减轻压力，调节情绪。运动指导的原则是适量、经常性和个体化，具体内容包括：①运动的方式以有氧运动为主，即在氧气充分供应的情况下进行的体育锻炼，在整个运动过程中，人体氧气摄入量与消耗量基本相当，没有缺氧的存在，有氧运动能更好地消耗体内多余的热量。如步行活动可以作为首选，还可以选择慢跑、打太极拳、游泳、骑自行车、跳舞等。②合理的运动强度，一般以低强度、有节奏、持续时间长为选择，运动强度要遵循个体化和由小到大、循序渐进的原则，要注意在运动过程中和运动后的自身感觉。活动时患者的心率应达到个体60%的最大耗氧量，简易计算方法为心率 = 170 - 年龄，持续时间为 20 ~ 30 分钟。60 岁的人，运动时的心率最好达到 110 次 / 分，运动后微汗，轻松愉快。③运动宜选择饭后 0.5 ~ 1 小时开始，每日 1 次，每周不少于 5 次。不宜在空腹时进行，以免发生低血糖。④外出活动前应告诉家人活动的时间、地点，运动时随身携带糖果和糖尿病卡，卡上写有本人的基本信息。选择宽松的衣物和鞋子参加运动，禁止赤脚运动。⑤运动方式的选择应与医师讨论确定，选择合适的场地，不宜在气候条件差、过热或过冷的环境中运动。运动前监测血糖，血糖未得到较好控制或血糖不稳定者，有严重并发症者如脑血管意外、严重高血压合并心脏病等则不能运动。⑥运动后仔细检查皮肤、足部及关节是否损伤，并做好记录，以观察运动降糖的功效，如运动后感到不舒服，请立即咨询医护人员，及时调整运动计划。

（4）药物治疗指导：当饮食调整和锻炼不能控制血糖时，应及时选择药物治疗。糖尿病药物治疗包括口服降糖药物治疗和胰岛素治疗。社区医务人员应告知患者各种降糖药的适应证、禁忌证、用法、用量、不良反应等。对于胰岛素的使用，应掌握胰岛素的存放时间、温度、注射部位；社区护理人员应教会患者自己注射胰岛素并要掌握"三准一注意"，即时间准、剂量准、剂型准，注意准确的注射部位。指导患者遵医嘱服药，切忌擅自停药、换药。增效剂可选择双胍类（二甲双胍缓释片、肠溶片）、噻唑烷类（罗格列酮），促泌剂可选择磺脲类（格列吡嗪普通片/缓释片、格列齐特普通片/缓释片、格列本脲），α糖苷酶抑制剂可选择阿卡波糖、胰岛素。

（5）心理指导：糖尿病是一种慢性终身性疾病，可引起多系统损伤，导致眼、肾、神经等组织的慢性进行性病变，引起功能缺陷及衰竭。由于糖尿病是终身疾病，目前尚无根治方法，患者需要接受长期治疗，因此不可避免地将给患者带来很多心理压力，比如抑郁、悲观、焦虑、烦躁、恐惧、愤怒，甚至绝望，而这种消极情绪会影响血糖的控制，加重糖尿病的病情，引起病情的反复，不利于患者的康复。因此加强糖尿病患者的心理护理，也是社区糖尿病患者管理的重要内容。在最佳心理状态下主动接受心理治疗能减轻或避免糖尿病急慢性并发症的发生和发展，提高患者生存质量，延长患者生命。糖尿病患者的心理反应特点为：①有明显的个体差异；②不同的心理反应可以同时出现；③青少年的否认心理较强；④女性及老年人抑郁较明显。社区医务人员应指导患者正确处理疾病所致的生活压力，教给患者一些心理调适的方法，比如宣泄、音乐疗法等；引导患者正视糖尿病，强调糖尿病的可防可治性，帮助患者树立战胜疾病的信心；帮助患者学会自我保健，控制血糖；家庭应为患者创造和睦氛围，保持患者情绪稳定；鼓励患者家属共同参与并共同承担责任。

（6）自我监测：糖尿病的监测就是对患者病情变化及治疗效果进行监测，是加深患者对糖尿病知识的理解、实施糖尿病自我管理的重要手段。有效地自我监测和管理可以帮助患者了解自己的病情变化、综合治疗效果，为医师制订正确治疗方法提供依据，进而降低糖尿病并发症的发病率。社区护理人员应指导患者在很多方面定期做好自我监测和管理，比如体格的一般检查（体重、血压、腹围等）、代谢控制指标检查（血糖、尿糖、糖化血红蛋白、血脂等）、慢性并发症检查（尿蛋白与肾功能、眼底检查、神经肌电图等），同时还应做好饮食量及用药情况的记录，有助于及时了解病情发展情况，做到早发现、早治疗。

（7）糖尿病足的预防和护理：糖尿病足是糖尿病的一个重要的并发症，是导致糖尿病患者足下或下肢组织破坏的一种病理状态，往往是下肢血管病变、神经病变和感染共同作用的结果。糖尿病足溃疡和坏疽是糖尿病患者致残、致死的重要并发症之一，重者可以导致患者截肢，严重威胁着糖尿病患者的健康。因此，在日常生活中，社区护理人员应加强对糖尿病患者的高度重视，尤其是对糖尿病患者的足部护理和清洁的技术指导与教育，向患者普及并帮助其掌握一些相关的知识，帮助并督促患者养成良好的日常足部护理与清洁习惯，建立健康的日常足部护理指导制度，避免并发症的发生。一旦发生并发症，应给予及时处理。通常情况下，糖尿病病程在 5 年以上的患者，每年应至少到医院检查 1 次足部血管、神经。糖尿病足的护理内容如下：

①足部的检查与清洁：糖尿病患者每年应至少全面检查足部 1 次，检查内容应至少包括足部感觉功能的改变、下肢血管状况等，高危足要每月全面检查评估 1 次。普通患者每天检查双足外观有无皮肤破损、裂口、鸡眼、胼胝等；尤其要注意指甲旁及足趾间有无异样改变；感觉上有无肿痛、麻木、刺痛感等；触摸足部动脉搏动是否正常。患者如发现足部异样症状，切不可擅自处理，应在医师指导下处理，社区护理人员应引导患者养成每天用温水泡脚的习惯，洗之前用手腕掌侧测试水温，不宜过热或过凉，以水温不超过 40℃，泡 10 分钟为宜，如果患者对水温不敏感，应在家属的协助下测量水温，泡脚后应选用柔软且吸水性能较好的毛巾将足部彻底擦干，擦拭的时候应注意擦干趾缝间残留的水迹，不能用力擦，防止任何微小损伤。患者应定期修剪指甲，但不宜过短或过长，社区护理人员应指导患者使用正确的修剪指甲的方法，如患者自觉行动困难，应督促家属协助修剪指甲。

②防止足部外伤：患者应勤换鞋、勤换袜子，注意袜子的选择应该以弹性好、透气及散热性好的棉毛质地为佳；外出时不可穿拖鞋，更不可赤脚走路，以免划伤；最好选择下午或傍晚购鞋，避免选择穿尖头鞋，女生尽量不选择高跟鞋，不穿皮质较硬的皮鞋、塑料鞋，每天检查鞋子内部，清除可能的异物并保持里衬的平整；冬天注意保暖，防止冻伤，但在冬季洗完脚后不要使用热水袋、电热毯等，谨防烫伤。

（李明芬）

第二节　社区康复护理实践

一、社区中的健康教育实践

1. 实践目的

通过对有相同健康问题或潜在健康问题的人群进行办班，使护理人员掌握办班的方法，学会用不同的方式和方法对社区群体进行健康教育。

2. 实践内容

（1）收集社区居民健康教育需求的主观资料与客观资料。

（2）进行社区健康教育诊断。

（3）制订相应的社区健康教育计划。

（4）给具有相同健康问题的人群办班。

3. 实践方法

（1）制订办班计划，包括办班的时间、地点、参加人员和具体活动日程。

（2）通知社区居民开班的时间、地点。

（3）针对健康教育主题为具有相同健康问题的人群进行健康教育和保健指导。

（4）对此次活动进行总结。

二、社区健康护理实践

1. 实践目的

通过对社区整体的评估，能够从复杂的社区资料中寻找社区健康护理问题，运用统计学、预防保健和管理学的相关知识，对社区整体进行健康护理。

2. 实践内容

（1）分析某社区的人群、地理环境和社会系统等相关资料，确定社区健康护理问题，并找出相关依据。

（2）制订相应的社区健康护理计划。

3. 实践方法

（1）深入社区，收集社区人群、地理环境和社会系统的相关资料。

（2）对资料进行统计、分析和整理，寻找社区健康问题。

（3）针对其中最重要的健康问题制订相应的解决对策。

三、家庭健康护理

1. 实践目的

通过问题家庭的访视，掌握家庭健康护理的评估、家庭健康护理问题和制订护理援助计划的方法。学会与访视对象和其家庭成员交流，掌握如何与访视对象建立良好的信赖关系和访视的技巧。

2. 实践内容

问题家庭的访视。

3. 实践方法

（1）根据访视目的，制订访视具体程序，准备访视用物。

（2）联系被访视家庭。

（3）到访视对象家中，向访视对象进行自我介绍，传达本次访视的目的，收集资料，当场进行评估，修正计划，进行相应的护理和指导。

（4）应用交流技巧与访视对象及其家属进行交流。

（5）访视结束前，访视护理人员向被访视者和其家属交代下次来访前应做的事情，结束访视。

四、社区儿童的计划免疫

1. 实践目的

使社区护理人员进一步了解计划免疫的组织、实施过程，并能保质保量地完成社区儿童的计划免疫工作。

2. 实践内容

（1）接种人群的管理。

（2）各种疫苗的管理。

（3）现场计划免疫前的准备，包括环境准备及接种对象的准备。

（4）各种疫苗的接种途径及注意事项。

（5）接种结束后的处理（包括接种儿童的健康教育、物品的处理、资料的整理）。

3. 实践要求

（1）护理人员衣帽整洁，穿白大衣，戴护理人员帽子及口罩。

（2）严格执行查对制度，遵守无菌操作的原则。

（3）要积极与儿童家长沟通，在评估的基础上，针对当天进行免疫的项目开展相关的健康知识宣教。

（4）接种后，告知儿童家长，受种者在接种后应在留观室观察 30 分钟后再离开。

五、新生儿家庭访视

1. 实践目的

掌握新生儿家庭访视中体重测量和相关健康检查的方法，体验新生儿家庭访视过程，包括新生儿家庭访视用物的准备。学习如何评价婴儿营养状态和生长发育情况，如何观察和发现生长发育过程中的异常和疾病，学会与新生儿家长的沟通和交流技巧。

2. 实践内容

新生儿体重测量及健康检查。

3. 实践方法

（1）用物准备：婴儿专用电子秤、婴儿托布兜、托板、托板软垫、干净的白大衣、浴巾。

（2）室温在 24 ～ 26℃，关好门窗，避免新生儿受凉。

（3）测体重时避开新生儿睡眠、哭闹时和哺乳后 30 分钟内。

（4）测量者换上干净的白大衣，洗手并暖手。

（5）将体重秤归零，将托板放入婴儿托布兜内，然后将托板软垫放于托板上。

（6）浴巾展开放于床上，将新生儿放在浴巾中央。脱去新生儿衣物、尿布，同时观察衣物的质地、薄厚是否适宜，观察新生儿皮肤颜色、臀部、脐带、肢体活动是否有异常。

（7）用浴巾包裹新生儿后，将其放于婴儿托布兜内的托板软垫的中心。

（8）测量者双腿分开，与肩同宽，保持平稳。一手持稳体重计，提起婴儿托布兜，一手保护婴儿。家长在婴儿托布兜下方双手呈托式，以构成第二层保护，预防新生儿坠落造成的意外伤害。

（9）测量者的眼睛与体重秤的指针在同一水平线上，正视读取数值。

（10）测量后，将婴儿托布兜轻放于床上，抱出新生儿，帮助家长为其穿衣物。

（11）测浴巾、托布兜、托板软垫的重量，计算新生儿净体重时将以上重量扣除。

（12）评价新生儿体重增减情况，并将检查结果告知其家长。

六、社区老年人的护理

1. 实践目的

通过实践，能认识老年人的身心变化特点，熟悉各类老年人社区护理实践的工作内容，了解老年护理的特点。

2. 实践内容

（1）参观老年护理机构。

（2）进行老年人幸福度测量。

（3）进行老年人日常生活活动能力评估。

（4）与老年人沟通。

（5）了解各类老年人（虚弱老人、功能受限老人、患病老人、临终老人）护理的工作内容。

3. 实践方法

老年人幸福度测量、日常生活活动能力（ADL）评定及与老年人沟通。

七、慢性病患者的居家护理

1. 实践目的

体验居家护理的过程，了解医院患者护理与居家患者护理的差别，掌握居家患者的护理评估、健康问题诊断和制订护理计划的方法。培养社区护理人员独立应对居家护理中出现问题的能力。

2. 实践内容

慢性病患者居家护理。

3. 实践方法

（1）对居家慢性病患者进行评估，确定健康问题。

（2）制订本次居家护理计划，以及评价标准。

（3）对慢性病患者进行居家护理，重点放在对患者和家属的日常生活护理技术指导和保健指导上。家访回来后，进行评估和修正计划。

（4）应用交流技巧与被访视者和其家属进行交流。

八、社区家庭康复技术训练

1. 实践目的

通过社区家庭康复技术的实践，使护理人员了解康复评定的方法，对社区残疾者进行功能障碍的评定；熟悉偏瘫患者穿脱衣服及转移训练技术，提高因神经系统或运动系统伤病而影响日常生活活动能力的患者的自理能力，提高生活质量，更好地参与社会活动。

2. 实践内容

（1）更衣训练。

（2）移动训练。

3. 实践方法

（1）根据患者不同情况制订相应的康复护理计划。

（2）进行更衣训练、移动训练。

①偏瘫患者穿脱衣服：偏瘫患者穿脱前开襟的衣服，一般先穿患侧袖，再穿健侧袖。脱时先脱健侧的一半，再完全脱患侧的整个衣袖，最后退出健侧的衣袖。穿套头衫时，先把衣衫背朝上摆在膝上；将患手插入衣袖，并将手腕伸出袖口；再将健手插入衣袖，并将整个前臂伸出袖口；用健手将衣服尽量往患侧肩部拉；将头套入并钻出领口；最后拉整衣服。脱时用健手将衣衫后领向上拉，先退出头部，再退出双肩与双手。

②辅助下转移训练：护理人员使患者的健侧靠近床沿，与床成60°角，锁定轮椅，移开脚踏板，使患者双足分开落地，与肩同宽，稍后于膝。护理人员站在患者的患侧前面，用自己的足和膝固定患者的足和膝。使患者直腰前倾，肩与膝在同一平面，健手支于扶手上。护理人员握提患者后面的腰带，同时让患者用力伸上下肢，主动使躯体上抬，使患者完全站立。让患者重心放于健腿，并以健腿为转身的轴，护理人员使患者臀部转向床，患足后移靠近床沿，患者健手撑于床面，护理人员帮助其屈膝屈髋坐下。

（李明芬）

第十章 案例精粹

案例一 儿童肾移植术后局灶性节段性肾小球硬化复发行 PE 治疗

【案例介绍】

1. 一般资料

患儿，男，11 岁。

现病史：2018 年无明显诱因反复"上呼吸道感染"，查尿蛋白 ++。2020-03 肾穿刺活检提示：局灶性节段性肾小球硬化（FSGS）；同年 11 月复查肌酐升高，诊断"慢性肾脏病 5 期"，遂行腹膜透析管置入术，开始规律腹膜透析，每日 4 次，1.5% 透析液 1000 mL，近 1 个月来透析效果不佳。2021-07 行右颈内静脉长期透析管留置术，改行规律血液透析，现为进一步诊治以"慢性肾脏病 5 期，FSGS"收住我院。2021-07 在全身麻醉下行同种异体肾移植手术，术后 2 天患儿 24 小时尿微量白蛋白总量为 1088.7〔40 mg/（kg·24 h）〕，高度怀疑 FSGS 复发。术后 4 天患儿 24 小时尿微量白蛋白总量为 441.16 mg/24 h，继续抗排斥治疗，联合血浆置换 5 次。患儿经过 5 次血浆置换治疗后，尿蛋白转阴。

2. 病史

既往史：平素身体健康状况一般，发现高血压 1 年，规律口服氨氯地平片，血压控制在 140/90 mmHg，无传染病及其他慢性病，预防接种史不详，无药物或食物过敏史，有手术史。

家族史：父母体健。家族中无类似疾病，否认家族遗传史。

3. 诊断

肾移植术后 FSGS 复发。

4. 医护过程

2021-08-12 首次进行血浆置换（PE）治疗，共治疗 5 次，每次治疗时间 2 小时。使用机型为金宝机，机温 37℃，使用分离器 TPE2000。血管通路为右侧颈内静脉置管（半永久导管）；抗凝方式为枸橼酸钠抗凝，血流量 80 ～ 100 mL/min，血浆分离速度 800 mL/h，总置换血浆量 1600 mL。治疗开始前使用地塞米松 2 mg 静脉注射。治疗中使用 10% 的葡萄糖酸钙 12 mL/h 微泵泵入，治疗中动脉压 40 ～ 90 mmHg，静脉压 20 ～ 40 mmHg，跨膜压 9 ～ 30 mmHg，治疗中血压 100 ～ 160 / 70 ～ 130 mmHg，脉搏 80 ～ 110 次 / 分，呼吸 18 ～ 25 次 / 分，血氧饱和度 100%，管路预冲结束后使用肝素循管，深静脉置管使用 4% 枸橼酸钠注射液封管。

【护理】

（一）治疗前准备

1. 评估

评估患儿的生命体征，有无出血或出血倾向，患儿配合程度，向患儿解释治疗的方式及目的，减轻患儿的心理负担。

2. 生命体征的监护

治疗前予患儿心电监护，监测患儿血压、脉搏、血氧饱和度，低流量吸氧 2 l/min。

3. 分离器及机器的准备

本患儿治疗使用金宝机，自动预冲，充分预冲，排尽膜内空气，正确设置机器参数。

（二）治疗中护理

1. 预防并发症的发生

（1）上机之前使用血浆将置换管路预冲，预防治疗开始后低血压的发生。

（2）缓慢调节血流量，30 ～ 50 mL/min 引血，防止血容量快速降低导致低血压的发生。

（3）将动静脉端同时连接至患儿的导管动静脉端，防止引血引起低血压的发生。

（4）正确设置置换液速度。

2. 导管护理

（1）儿童深静脉置管按导管护理常规进行换药，撕敷贴时采用180°角撕敷贴，防止造成儿童皮肤的损伤。

（2）儿童深静脉置管管腔容量小，进行导管封管时须剂量准确。

3. 抗凝护理

患儿使用枸橼酸钠抗凝，治疗中及时查看血气结果，防止枸橼酸蓄积或其他并发症的发生。

4. 参数设置

正确遵医嘱设置参数，设置血流 80 ～ 100 mL/min，分浆速度每次 50 ～ 70 mL/kg，置换血浆量每次 1600 mL，800 mL/h，检查对抗凝剂参数设置是否正确。

（三）治疗结束后护理

（1）治疗时间达到以后查看各参数是否达到预定的治疗剂量，确认各项参数达到治疗计划后遵医嘱下机，回血。

（2）与临床科室护士沟通患儿治疗结束时间，通知责任护士抽取血样标本，检查血常规、肝功能、凝血功能指标变化，查看治疗效果。

（3）记录患儿治疗后生命体征情况，垃圾分类处理，终末消毒。

（四）心理护理

与家属做好沟通，告知家属患儿的病情变化，取得家属的配合和同意。并鼓励家属树立战胜疾病的信心，保持乐观的态度去照顾患儿。

【小结】

患儿经过 5 次血浆置换联合抗排斥治疗，取得良好治疗效果，儿童血浆置换容易发生多种并发症，在治疗护理中应密切观察患儿的病情变化，保证治疗的顺利进行。

（李银银）

案例二 急性胰腺炎患者行双重血浆置换

【案例介绍】

1. 一般资料

患者，男，38 岁。

现病史：患者 4 年前无明显诱因出现上腹胀痛，呈持续性，曾在外院住院治疗，诊断为"急性胰腺炎"，药物治疗后好转。3 个月前再发上腹痛，曾在我院急诊查上腹 CT 平扫提示"考虑急性胰腺炎"。

17 小时前再发上腹胀痛，呈持续性，伴有恶心、呕吐非咖啡色胃内容物 2 次，量约 300 mL，今日排少量黄色成形便 2 次，诉有肛门排气，来我院急诊就诊。查血提示"甘油三酯 158.90 mmol/L，淀粉酶 94.1 U/L，脂肪酶 839.3 U/L"，查上腹 CT 平扫提示"考虑急性胰腺炎"。

2. 病史

既往史：4 年前发现"血压升高"，收缩压最高达 180 mmHg，未规律监测血压及治疗。吸烟，每天 20 支，约 20 年；偶有饮酒，近 1 周有大量饮酒史。

3. 查体

体格检查：体温 36.5℃，脉搏 89 次 / 分，呼吸 19 次 / 分，血压 172/122 mmHg。颜面无水肿。双肺呼吸音清晰，未闻及啰音。心率 89 次 / 分，律齐，各瓣膜听诊区未闻及病理性杂音。腹软，上腹压痛，无反跳痛，肝脾肋下未及。肝区无叩击痛，肠鸣音约 2 次 / 分。双下肢无水肿。

4. 诊断

①急性胰腺炎；②高甘油三酯血症；③高血压。

5. 医护过程

患者入院时甘油三酯 158.90 mmol/L，淀粉酶 94.1 U/L，脂肪酶 839.3 U/L。上腹平扫：①考虑急性胰腺炎，对比 2022-01-25，炎性渗出较前增多。②新见脂肪肝或肝损伤可能。患者高甘油三酯血症、急性胰腺炎诊断明确，有栓塞、ARDS 等风险，可行双重血浆置换降血脂。予 2022-04-19 03:00 在局部浸润麻醉下行深静脉穿刺置管术，留置左侧股静脉，并予 03:40 行双重血浆置换（DFPP）治疗 4 小时。机型为贝朗 Diapact CRRT 机。抗凝方式为局部枸橼酸钠抗凝（4％抗凝血用枸橼酸注射液

100 mL/h），10％葡萄糖酸钙注射液（15 mL/h）。患者诉昨晚自行排大便1次，有肛门排气2次，腹胀、腹痛较昨日好转，无恶心、呕吐，无胸闷、气促，无咳嗽、咳痰，无畏寒、发热，24小时尿量2900 mL，体温36.2℃，心率92次/分，血压143/109 mmHg，心肺听诊无明显异常，腹部软，正中、左侧腹上区有轻度压痛，无反跳痛，无肌紧张，肠鸣音2次/分，双下肢无水肿，留置左侧腹股沟透析管敷料干净整洁。2022-04-20抽血查甘油三酯14.79 mmol/L，高密度脂蛋白胆固醇0.41 mmol/L，低密度脂蛋白胆固醇1.03 mmol/L。避免出现导管相关血流感染，予拔除左侧股静脉管。继续禁食、抑酸、护胃、抗感染、抑制胰酶分泌及活性等治疗。

【护理】

1. DFPP治疗护理

双重血浆置换是使血浆分离器分离出来的血浆再通过膜孔径更小的血浆成分分离器，将患者血浆中相对分子质量远远大于白蛋白的致病因子，如免疫球蛋白、免疫复合物、脂蛋白等丢弃，将含有大量白蛋白的血浆成分回输至体内，它可以利用不同孔径的血浆成分分离器来控制血浆蛋白的除去范围。DFPP能迅速清除患者血浆中的免疫复合物、抗体、抗原等致病因子，调节免疫系统，清除封闭性抗体，恢复细胞免疫功能及网状内皮细胞吞噬功能，使病情得到缓解。

2. 上机前准备及护理

（1）开机。

（2）选择治疗模式，CVVHDF。

（3）硬件自检。

（4）管路安装，一级膜用0.9％氯化钠溶液，预充量＞1000 mL。

（5）预充二级膜，预充过程中可直接把1.25万U的肝素注射入1000 mL生理盐水中预冲，再用1000 mL生理盐水进行冲洗，达到肝素冲管的目的。

（6）将一级血浆分离器的废液端连接二级血浆分离器的入口端，将二级血浆分离器的出口端连接废液袋，并挂于秤上。

（7）上机前使用白蛋白预充液（40 mL生理盐水+100 mL白蛋白）对管路进行预充，预充完毕后进行全预充上机（防止患者发生低血压）。

3. 上机治疗护理

（1）选择治疗模式，进入参数设定，缓慢引血，速度50 mL/min，防止体内血流动力学波动过大引起低血压的发生。观察患者生命体征，尤其是血压变化，逐渐加快速度。

（2）密切监测各压力值变化：监测动脉压、滤前压、静脉压、滤器压降、跨膜压、废液压，综合判断体外循环的通畅性及性能，发生机场报警时，快速识别报警信息，快速处理报警。

（3）密切监测患者血气结果，根据血气结果及时调整枸橼酸及钙剂的速度，滤器后钙浓度维持在 0.2 ~ 0.4 mmol/L，患者外周血钙浓度维持在 1.0 ~ 1.2 mmol/L，保证抗凝的有效性及安全性。

（4）开始治疗时给予加盖被服或加温床垫，调节室温，置换液加热充分，适当调高置换液加温器温度。

4. 下机后血管通路护理

（1）应当尽量使用无菌透明、透气性好的敷料覆盖穿刺点，对高热、出汗、穿刺点出血、渗出的患者可使用无菌纱布覆盖。

（2）应当定期更换置管穿刺点覆盖的敷料。更换间隔时间为无菌纱布至少 2 天换 1 次，无菌透明敷料至少每周换 1 次，敷料出现潮湿、松动、可见污染时应当及时更换。

（3）医务人员接触置管穿刺点或更换敷料前，应当严格按照《医务人员手卫生规范》有关要求执行手卫生。

（4）避免出现导管相关血流感染，尽早拔除导管。

【小结】

（1）治疗模式应选择 CVVHDF 模式。准确设定血流速度、血浆分离速度、超滤率。

（2）治疗前遵医嘱给患者静脉注射地塞米松 5 mg，并根据患者情况给予葡萄糖酸钙持续泵入。

（3）为了防止患者血压下降，要用白蛋白作为预充液上机。

（李银银）

案例三　尿毒症合并 HIV 患者肾移植术后行 CRRT 治疗

【案例介绍】

1. 一般资料

患者，男，51 岁。

现病史：2018 年（3 年前）体检发现肌酐高达 150 μmol/L，予中药治疗，2019-07 出现胸闷、呼吸困难，当地医院查肌酐 800 μmol/L 左右，诊断慢性肾脏病 5 期，予急诊行床边血液透析，胸、腹腔积液逐渐缓解，并开始规律透析治疗，每周 3 次（一、三、五），患者尿量逐渐减少，每天约 500 mL。现拟行"同种异体肾移植手术"收住我院。

患者近期无发热，无尿频、尿急、尿痛，无胸闷、气促，无腹痛、腹泻等不适，二便如常，体重无明显变化。

2. 病史

既往史：丙肝 20 年，口服"丙通沙"治疗 6 个月后，丙肝 RNA 转阴；艾滋病 10 年，目前口服"洛匹那韦利托那韦片"早晚各 2 片；"多替拉韦钠片"晚上 1 片，HIV-RNA 阴性；梅毒 1 年，2021-07 经 3 周苄星青霉素治疗。预防接种史不详，无药物或食物过敏史，2014 年因车祸发生左锁骨骨折、肋骨骨折，行左锁骨复位内固定术，目前钢板留置，2019 年行右前臂动静脉内瘘术，无输血及输血制品史。

3. 查体

体格检查：体温 36.8℃，脉搏 82 次 / 分，呼吸 20 次 / 分，血压 121/83 mmHg。慢病面容，右颈部可见置管遗留的瘢痕，右前臂可见动静脉内瘘，触之搏动可，腹部未见瘢痕，腹平软，无压痛及反跳痛，肠鸣音正常。双侧肾区未见异常隆起及包块，无叩击痛，耻骨上膀胱区不充盈，颜面、双下肢未见水肿。并完善血常规、血型、人类白细胞抗原（HLA）、群体反应性抗体（PRA）、肝肾功能、凝血功能等检查。维持内环境稳定，必要时透析治疗。等候肾源行同种异体肾移植手术。

辅助检查：2021-08-14 查房患者生命体征稳定，心肺查体无异常，腹软无压痛。查血常规（五分类）白细胞计数 7.12×10^9/L，中性粒细胞百分比 62.5%，血红蛋白浓度 106 g/L，血细胞比容 32.8%，血小板计数 106×10^9/L。急诊肾功八项：钠 139.3 mmol/L，尿素 13.35 mmol/L，肌酐 779.7 μmol/L。急诊心生化检验七项：肌钙蛋白：0.017 μg/L，N端脑利钠肽6600 pg/mL。急诊术前四项：乙型表面抗原0.09阴性（－）S/CO，丙型肝炎病毒抗体26.8阳性（＋）S/CO，梅毒螺旋体抗体253阳性（＋）S/CO，人类免疫缺陷病毒1或2型抗体101待复核S/CO。凝血6项：血浆凝血酶原时间14.6秒，凝血酶国际标准化值1.13，活化部分凝血酶时间38.0秒，纤维蛋白原3.41 g/L，D-二聚体2.73 μg/L。血型O型，RH阳性。有同种异体肾移植指征，完善配型及术前检查，等待肾源行同种异体肾移植手术，暂予规律透析，对症支持治疗。

4. 诊断

①慢性肾脏病5期；②急性冠脉综合征；③2型糖尿病；④腹腔积液；⑤肝硬化；⑥艾滋病；⑦丙型肝炎；⑧梅毒；⑨轻度贫血。

5. 医护过程

急诊电解质4项：钾4.3 mmol/L，二氧化碳21.7 mmol/L。

急诊肝功八项：白蛋白43.5 g/L，总胆红素14.4 μmol/L，谷丙转氨酶16.9 U/L，天门冬氨酸转移酶30.6 U/L。

2021-08-16 14:04在全身麻醉下行同种异体肾移植手术。术后：①心电监护、吸氧，保持生命体征平稳；②观察尿量，注意移植肾功能恢复情况，注意液体出入量，维持内环境稳定；③规律抗排斥治疗，定期复查肌酐及药物浓度；④患者免疫移植状态，感染风险高，予美罗培南1 g，每8小时1次、替考拉宁0.4 g，每12小时1次，共3次，后0.4 g，每日1次，维持；卡泊芬净70 mg，每日1次，后50 mg，每日1次，维持，定期复查血常规及感染指标；⑤抑酸护胃化痰等对症治疗。

术后第1天急诊生化检验7项报告钾6.43 mmol/L，查看患者生命体征平稳，心律齐，无胸闷、气促、心悸等不适，予心电监护，安排透析治疗，采用CVVHDF模式，速碧林抗凝，规律复查术后今晨尿量10 mL，髂窝引流淡红色清液70 mL，血红蛋白浓度93 g/L，尿素20.33 mmol/L，肌酐949.4 μmol/L。

2021-08-18患者他克莫司药物浓度27.8 ng/mL，予停他克莫司改伏立康唑为卡泊芬净，定期检测浓度，防止感染。

为维持性血液透析患者，2021-08-15开始床边血液净化治疗。

08-16行同种异体肾移植手术，术后患者无尿，术后1天患者出现高钾血症，血钾6.43 mmol/L，予患者行床边血液净化治疗，共治疗9次，使用机型为日机装（Aquarius），治疗模式为CVVHDF，置换液1000 mL/h，后置换，透析液3000 mL/h，抗凝方式为局部枸橼酸钠抗凝（4%抗凝血用枸橼酸注射液230 mL/h），10%葡萄糖酸钙注射液

（8 ~ 10 mL/h），碳酸氢钠 170 mL/h，患者经过 9 次床边血液净化治疗后尿量逐渐恢复正常，内环境稳定，尿素氮由 40.08 mmol/L 降至 6.6 mmol/L，肌酐由 779 mmol/L 降至 124 mmol/L，各项生命体征及各项指标稳定。

连续性肾脏替代治疗（CRRT）于 2021-09-02 退出，患者于 2021-10-09 出院。

【护理】

（一）患者评估

1. 评估生命体征

CRRT 治疗前评估患者生命体征，予患者行心电监护，患者共进行 CRRT 治疗 9 次，每次 CRRT 上机前患者生命体征平稳，血压维持在 110 ~ 160/70 ~ 90 mmHg，血氧饱和度 95% ~ 100%，患者在治疗中未进行吸氧。

2. 评估患者用药

（1）患者术后服用抗排斥药物，根据 CRRT 治疗时间调整药物使用时间及剂量。

（2）患者服用拉米夫定治疗 HIV 感染，其以代谢物的形式经肾排泄，在进行 CRRT 治疗前调整患者用药。

（3）评估患者抗菌药物用药，根据药物特性及代谢途径进行用药时间的调整。

（二）预防体外循环凝血

1. 充分预冲

患者使用机型为日机装（Aquarius），按照血流方向进行管路安装，在预冲血路管时血流速度 ≤ 100 mL/min，缓慢将血路管及滤器充满盐水后，调高冲管速度至 250 ~ 300 mL/min，预冲结束后，选择再预冲，预冲容量要求 > 1000 mL，预冲结束测试通过后，进入再循环程序进行管路循环，排尽管路内气泡。

2. 充分抗凝

（1）该患者术后采用局部枸橼酸钠抗凝，确保管路连接正确，在动脉端遵医嘱给予枸橼酸，在静脉回路端遵医嘱给予葡萄糖酸钙泵入，枸橼酸及钙剂的速度根据计算得出，故不可随意调节血流量、置管液、透析液及碳酸氢钠的速度。

（2）密切监测患者血气结果，根据血气结果及时调整枸橼酸及钙剂的速度，滤器后钙浓度维持在 0.2 ~ 0.4 mmol/L，患者外周血钙浓度维持在 1.0 ~ 1.2 mmol/L，保证抗凝的有效性及安全性。

（3）患者治疗中未发生枸橼酸蓄积及低钙血症等相关枸橼酸使用并发症。

3. 保证血流充足

使用血管通路右前臂 AVF，该患者因肾功能延迟恢复，CRRT 治疗主要替代肾脏解决容量负荷及维持酸碱电解质平衡，故患者每次治疗时间为 4 ~ 6 小时，降低长时间 CRRT 治疗影响患者内瘘功能，治疗中血流量维持在 180 mL/min，动脉压 98 mmHg，未发生血流不足报警，过程中予患者内瘘侧手臂适当约束制动，患者已签署知情同意书，每小时评估患者内瘘震颤情况，指导患者在治疗中做握拳运动，促进内瘘侧手臂血液循环。

4. 密切监测

（1）密切监测各压力值变化：监测动脉压、滤前压、静脉压、滤器压降、跨膜压、废液压，综合判断体外循环的通畅性及性能，检测仪发生警报时，快速识别警报信息，及时处理。

（2）观察颜色，观察体外循环血液颜色的变化，血液颜色加深，或静脉壶硬度增加提示有塞管的风险，应立即用 0.9% 氯化钠注射液进行冲管，观察管路情况，提早发现异常，及时处理。

（3）患者在 CRRT 治疗期间未发生体外循环凝血，过程顺利。

（三）预防 CRRT 相关并发症的发生

1. 预防低血压的发生

患者术后无尿，CRRT 治疗中每次超滤量为 0 ~ 3.6 L，治疗过程中已出现 2 次低血压，为预防患者再次出现低血压，可采取以下措施：

（1）缓慢引血，缓慢回血，速度 50 mL/min，防止体内血流动力学波动过大引起低血压的发生。

（2）遵医嘱予患者采用全预冲上机，不进行引血，直接将患者动静脉端与体外循环血路管连接，减轻患者血压的波动。

（3）治疗中密切观察患者生命体征的变化，合理设置超滤量，防止短时间内大量超滤导致患者血容量快速下降发生低血压。该患者在治疗中出现血压下降 > 20 mmHg 时，立即减慢超滤，报告医师，减少目标超滤量，患者未发生严重的低血压。

2. 维持内环境稳定

（1）正确抽取血标本，该患者抗凝方式为枸橼酸钠抗凝，上机 2 小时抽取血气检查患者的内环境及评估抗凝的有效性及安全性，于滤器后抽采血点及患者外周血采血标本。

（2）及时查看抽血结果，主要查看患者血离子浓度、酸碱平衡，及时调整配方，维持患者内环境稳定。

3. 观察症状体征

密切观察患者情况，有无抽搐或意识异常，及时发现异常症状体征，防止患者发生低血钙或枸橼酸蓄积等并发症的发生。

（四）预防感染

严格无菌技术操作，因患者为肾移植术后患者，在进入病室前穿隔离衣对患者进行保护性隔离，同时患者为 HIV 患者，需做好自我防护，每班治疗结束后，对机器、病例、治疗车、治疗用物等用 75% 的 3 进行终末消毒。

（五）交接班

CRRT 治疗结束后与病房护士进行床边交接患者的当日治疗情况及病情变化。

【小结】

同种异体肾移植术后由于多种原因会引起少尿、无尿、肾功能异常、体质量增加、高血压、心率加快等伴随症状，肾移植术后，护士应严密观察病情变化，及时发现移植肾功能恢复延迟（DGF）的临床症状，及早行 CRRT 治疗，保持出入量平衡，防止发生肺水肿等并发症，及时准确调整免疫抑制剂，这些是保证移植肾功能恢复的关键。

（李银银）

案例四　有机磷农药中毒患者行血液灌流治疗

【案例介绍】

1. 一般资料

患者，男，35 岁。

现病史：自服敌敌畏后烦躁 12 小时，患者 12 小时前口服农药"敌敌畏氯氰菊酯杀虫剂"约 30 mL，随后出现烦躁，大汗淋漓，呕吐少许胃内容物，未闻及明显大蒜味，无发热，无意识障碍，无抽搐，无头晕、头痛，无胸闷、胸痛，予以镇静、阿托品、解磷定及血液灌流治疗。

2. 病史

既往史：患者平素体健，否认糖尿病、高血压等病史，否认手术史及药物食物过敏史。

3. 诊断

①有机磷农药中毒，重度；②电解质紊乱；③高乳酸血症。

4. 医护过程

2021-07-31 首次进行血液灌流（HP）治疗，共治疗 2 次，治疗时间 2 小时，使用机型为日机装（Aquarius），机温 37℃，使用灌流器 HA330，血管通路为右股静脉置管，使用抗凝剂那曲低分子量肝素钙 0.2 mL（2000 U），血流量 180 mL/min，治疗中动脉压 90 ~ 110 mmHg，静脉压 90 ~ 160 mmHg，跨膜压 20 ~ 70 mmHg，治疗中血压 100 ~ 150 / 60 ~ 80 mmHg，脉搏 70 ~ 110 次 / 分，呼吸 18 ~ 25 次 / 分，血氧饱和度 100%，管路预冲结束后使用肝素循管，深静脉置管使用肝素 1：1 封管。

【护理】

（一）治疗前准备

1. 评估

评估患者的生命体征，有无出血或出血倾向，患者配合程度，向患者解释治疗的方式及目的，减轻患者的心理负担。

2. 生命体征的监护

患者心电监护、吸氧。

3. BS330 及 HA330 的预冲

将肝素钠 1.25 万 U 加入灌流器，上下摇匀放置 20 ~ 30 分钟，使其充分肝素化，使用生理盐水 2000 mL 进行冲管，轻拍灌流器，排尽管内气体，同时观察有无树脂颗粒随液体排出。

（二）治疗中护理

1. 预防

将冲洗好的分离器及管路与灌流器进行连接，分离出的血浆与 BS330 处管路相连，从 HA330 处净化后的血浆进入静脉壶。

2. 体内肝素化

该患者凝血功能正常，医嘱使用肝素抗凝，肝素配置采用 38 mL 0.9%氯化钠注射液加肝素钠注射液 2 mL，每毫升溶液含肝素钠 2.5 mg，按导尿管换药规范予患者导管换药后从导管的静脉端注入首剂肝素，剩余肝素钠溶液安装于机器肝素泵，旋转旋钮排尽肝素侧支空气，设置参数，备用。

3. 血管通路的准备

按规范操作进行导管评估及换药，换药后评估导管的通畅程度，导管不畅反复报警，不仅降低治疗效果，同时增加非计划性下机的风险。留置深静脉管路期间进行护患—护护—医护合作，防止导管相关血流感染的发生。

BS330 吸附器内的树脂是针对胆红素的特异性吸附剂，依靠静电作用力及亲脂结合特异性，吸附胆红素、胆汁酸和内毒素。

（三）治疗中护理

（1）治疗中密切观察患者病情变化，发现异常及时处理。

（2）密切观察治疗中各压力值的变化，出现跨膜压升高、静脉压升高或动脉压降低时及时处理，防止处理报警不及时导致管路堵塞的风险。

（3）观察患者导管情况。观察导管局部有无渗血、渗液，流量是否充足。指导患者进食及翻身，防止患者担心活动引起导管流量不佳，影响治疗效果，不敢进食及活动。根据导管位置，合理固定导管，指导患者定时翻身，防止长时间卧床导致压力性损伤的发生。

（4）观察记录每小时参数及患者生命体征情况，观察机器显示有效治疗时间及治疗总血浆量。

（四）治疗结束后护理

同案例"儿童肾移植术后局灶性节段性肾小球硬化复发行 PE 治疗"。

【小结】

管路正确连接及预冲，对可能发生的意外并发症有预见性且有处理方法；对患者进行心理护理和健康教育，取得患者信任及配合；术中术后严密观察患者病情变化及时处理各种报警，积极有效预防并发症，对提高治疗效果、减轻患者痛苦具有重要意义。

（黄海萍）

案例五 糖尿病足

【案例介绍】

1. 一般资料

患者，男，48岁。

现病史：患者9个月前自行停用所有降糖药物，未监测血糖变化，逐渐出现双下肢麻木、针刺样疼痛、冰凉不适，无药物过敏史，遵医嘱二级护理，低盐低脂糖尿病饮食。发现血糖升高1年余，右足跚趾血疱3天。

2. 病史

既往史：高脂血症病史。

3. 查体

体格检查：体温36.5℃，脉搏108次/分，呼吸21次/分，血压148/94 mmHg，BMI 27.4 kg/m²。患者意识清，精神一般，呼吸平稳，脉律齐。患者自诉双下肢乏力、麻木、针刺样疼痛，右足跚趾外侧可见一大小2 cm×2 cm血疱，边界清，无破溃。

辅助检查：糖化血红蛋白9.6%；指尖随机血糖：13.9 mmol/L；四肢肌电图提示：多发周围神经损害；糖尿病足筛查示左足ABI 0.65，右足ABI 0.68。双足皮温低，双足足背动脉搏动未触及。

胸部CT：两肺尖局限性肺气肿、肺大疱形成；两肺下叶胸膜下条片影，考虑坠积效应；纵隔内大血管及冠状动脉血管壁钙化。

脑MRI+MRA：两侧基底核区血管间腔；空泡蝶鞍；左侧大脑前动脉较纤细，两侧侧脑室稍扩大。

4. 诊断

糖尿病足。

5. 医护过程

治疗措施：①静脉给予硫辛酸营养神经、血栓通改善循环、前列地尔针扩张药物治疗；②口服阿司匹林、阿托伐他汀抗血小板聚集、稳定斑块等；③给予格列齐特、二甲双胍降糖；④给予右足跚趾血疱处清洁换药处理。

【护理】

（一）护理问题

1. 疼痛

其与糖尿病周围神经病变有关。

2. 感染

其与糖尿病足有关。

3. 营养失调：低于机体需要量

其与胰岛素分泌不足或作用缺陷有关。

4. 知识缺乏

其与患者缺乏糖尿病并发症相关知识有关。

5. 有低血糖的危险

其与使用胰岛素促泌剂有关。

6. 焦虑

其与疼痛、担心疾病预后和花费有关。

（二）观察

（1）密切观察患者生命体征变化，及时汇报医师并做好护理记录。观察患者皮肤情况，做好安全评估。

（2）观察血糖变化，做好记录。

（3）观察患者进食情况，并做好饮食指导。

（4）做好患者生活护理，观察伤口处红肿热痛的变化。

（5）与患者做好沟通，了解患者对于疾病健康知识的掌握情况。

（6）关注患者情绪反应，及时给予心理疏导。

（三）护理目标

（1）疼痛：患者疼痛症状减轻。

（2）感染：患者右足踇趾血疱吸收，愈合良好。无感染蔓延。

（3）营养失调：患者体重保持正常，血糖血脂正常或维持在理想水平。患者能够主动掌握糖尿病饮食注意事项。

（4）知识缺乏：患者不能主动掌握糖尿病并发症方面的治疗及护理知识，责任护士根据病情给予患者及时的健康教育。

（5）有低血糖的危险：患者血糖保持稳定，无低血糖情况的发生。

（6）焦虑：患者情绪稳定，睡眠良好。以积极的心态配合医师的治疗。

【小结】

糖尿病足是糖尿病常见的慢性并发症之一。主要是由于末梢神经感觉出现障碍，以及自主神经的损害，造成足部血管、神经出现病变，引发足部供血不足，并出现感染、溃烂的一种疾病。病情严重时可对患者的肌肉、骨骼造成影响，导致组织坏死甚至截肢，给患者的生命安全和生活质量造成严重危害。因此，临床护理工作中，对于糖尿病高危患者，以及糖尿病足患者，应加强健康教育。向患者介绍糖尿病足的危害和严重性。责任护士通过 PPT 图片、文字讲解和模型等方式，让患者知晓积极治疗及护理所带来的益处。鼓励患者主动掌握糖尿病足的自我护理，执行糖尿病足预防行为。从而提高患者的依从性，形成良好的健康行为习惯，延缓并发症的发生、发展，提高患者生活质量。

（丁　丹）

附录

附录一　健康教育管理规范

一、目标

（1）增强人们的身心健康，使个人和群体达到健康的目的。

（2）提高和维护社区居民健康水平。

（3）预防非正常的死亡、疾病和残疾的发生。

（4）改善人际关系，增强人们的自我保健能力，使其破除迷信，摒弃陋习，养成良好的卫生习惯，倡导文明、健康、科学的生活方式。

（5）增强健康理念，从而理解、支持和倡导健康政策、健康环境。

二、健康教育管理程序

1. 举办健康教育咨询活动

（1）次数：每个社区卫生服务中心每年至少开展9次公众健康咨询活动。

（2）内容：至少有1次中医药知识，其中包括健康素养基本知识与技能内容。

（3）活动质量：利用健康主题日或针对辖区重点健康问题开展公众健康咨询活动。

2. 发放健康教育印刷资料

（1）至少有健康教育折页、健康教育处方、健康手册3种。

（2）每年提供不少于12种资料；至少有1种中医药资料和1种健康素养基本知

识与技能资料，至少有 1 种出生缺陷防治知识的资料。

3. 播放健康教育音像资料

（1）每个机构每年播放健康教育音像资料不少于 6 种，至少有 1 种中医药内容。

（2）音像质量：音质、图像清晰。

（3）播放设备：能正常使用。

4. 健康教育宣传栏设置和内容更新

（1）数量和面积：社区卫生服务中心设置宣传栏 22 个，其中至少有 1 个宣传栏设置在机构的户外。每个宣传栏面积 > 2 m²，中心离地面 1.5 ～ 1.6 m，有固定"健康教育宣传栏"栏头，位置设置在明显的位置，阅读无遮挡。

（2）更新频次：每个宣传栏每 2 个月最少更换 1 次内容，全年更新不少于 12 次。

（3）内容：全年内容中至少有 1 期中医药知识内容，显著位置标示"国家基本公共卫生服务项目"。

5. 举办健康教育讲座

（1）次数：每个社区卫生服务中心每月至少举办 1 次。其中至少 2 次下基层开展讲座。

（2）内容：至少有 2 次中医药知识讲座。

（3）讲座质量：内容与听课对象匹配，提出明确、正确的行为建议。融入健康素养基本知识与技能知识点。

6. 个体化健康教育

社区健康服务中心医务人员根据不同个体的健康教育问题及健康危险因素，对服务对象（患者或咨询者）开展有针对性、个体化的健康教育指导和行为干预活动。

三、效果评价

（1）推进健康教育与健康促进的社会化、大众化，为社区居民传播卫生保健知识。

（2）居民自觉主动改善不良的生活方式，养成良好的饮食及生活习惯。

（3）健康意识和健康素养的不断增强。

（4）提高自我的保健意识，相信科学，崇尚科学。

（李明芬）

附录二　预防接种冷链管理制度

（1）接种单位制订疫苗使用计划，按时将免疫规划 / 非免疫规划疫苗使用数量上报上级疾病预防控制机构。

（2）疫苗订购、配送按相关文件执行。

（3）疫苗的出入库要有账目登记，账物相符，登记必须有疫苗的名称、数量、生产厂名、批号和失效期、进出数量、结余数量、领取人等。

（4）报废疫苗按文件要求处理。

（5）疫苗应按规定的温度进行贮存，并按照疫苗的品种、批号分类存放。

（6）分发使用疫苗按照"先短效期，后长效期"和同批疫苗按"先入库，先出库"的原则，存放要整齐，包装标志明显，疫苗之间留出冷气循环通道。

（7）疫苗的运输必须用冷藏车或冷藏箱，运输温度保持在 2 ~ 8℃。

（8）储存疫苗的冷藏设备建立设备档案，包括设备名称、数量、型号及产地、说明书、有关技术资料、使用和损坏情况等。

（9）固定房间存放，严禁存放其他物品、过期疫苗，保持清洁卫生。

（10）储存疫苗的冰箱，每天定时记录温度 2 次（上午和下午各 1 次，间隔 6 小时以上），并妥善保存温度登记本。

（11）做好停电、发电、停机、故障维修记录，发生故障及时抢修，并把疫苗转移到其他冷链设备。

（12）接种单位对包装无法识别、超过有效期、脱离冷链、经检验不符合标准、来源不明的疫苗，应当如实登记，向上级疾控中心报告，并做好相关记录。

（李明芬）

附录三　肺科门诊抽血处消毒隔离制度

（1）抽血处工作人员必须着装规范，着工作服、工作鞋，戴口罩、一次性帽子及手套。

（2）严格执行消毒隔离制度及无菌操作规程，严格执行手卫生。

（3）无菌物品与非无菌物品严格分开放置，无过期物品。

（4）抽血时须严格执行一人一巾一针一止血带一手套使用。

（5）室内保持整洁，地面及物品表面每日用 500 mg/L 含氯消毒液擦拭 2 次；空气每日紫外线消毒 1 次，有记录及签名；每季度紫外线强度检测 1 次，并有监测记录。

（6）浸泡物品的含氯消毒液应标识清楚，浓度为 500 mg/L，每日检测浓度并记录。

（7）医疗垃圾严格分类，并放置于有明显标识的黄色塑料袋/桶或锐器盒内，密闭运送。

（张娇红）

附录四　肺科门诊预检分诊制度

（1）从事预检分诊的医务人员应当严格遵守卫生管理法律、法规和有关规定，认真执行临床技术操作规范、常规，以及工作制度。

（2）在门诊主入口处设立一级预检分诊台，候诊大厅设立二级预检分诊台。

（3）按照院感防控要求做好标准防护措施，严格执行消毒隔离制度及各项院感防控措施，指导患者正确佩戴口罩，按照《医疗废物管理条例》规定严格处理医疗废物。

（4）对患者进行初步评估，询问病史，根据患者主诉、病史、临床症状等，收集患者主观及客观信息。

①进行初步预检，判断病情类别，排列就诊先后次序。

②设置结核病预检分诊区域，将肺结核患者与肺外结核患者分开候诊。

③危重或急症患者安排优先就诊，对体温超过 37.3℃的患者，询问流行病学史及疾病相关情况，做好资料登记，必要时护送发热门诊就诊。

④疑难病例，请医师协助预检分诊。

（5）评价分诊工作的准确性和患者病情变化情况，必要时重新评估、分类、更改就诊次序，出现重症或极度呼吸困难、大咯血、窒息、呼吸衰竭、心跳呼吸骤停、剧烈的胸痛怀疑心肌梗死、休克等，立即报告医师，并协助抢救与治疗。

（6）甄别跌倒高危患者，防止跌倒等意外事件发生。

（7）发放健康教育宣传资料，开展健康教育咨询。

（8）预检分诊人员采取标准防护措施，佩戴 N95 医用防护口罩，正确使用个人防护用品，使用后的物品按规范严格消毒，并按照《医疗废物管理条例》处理医疗废物。

（张娇红）

附录五　肺科门诊健康教育流程

肺科门诊健康教育流程见附图1。

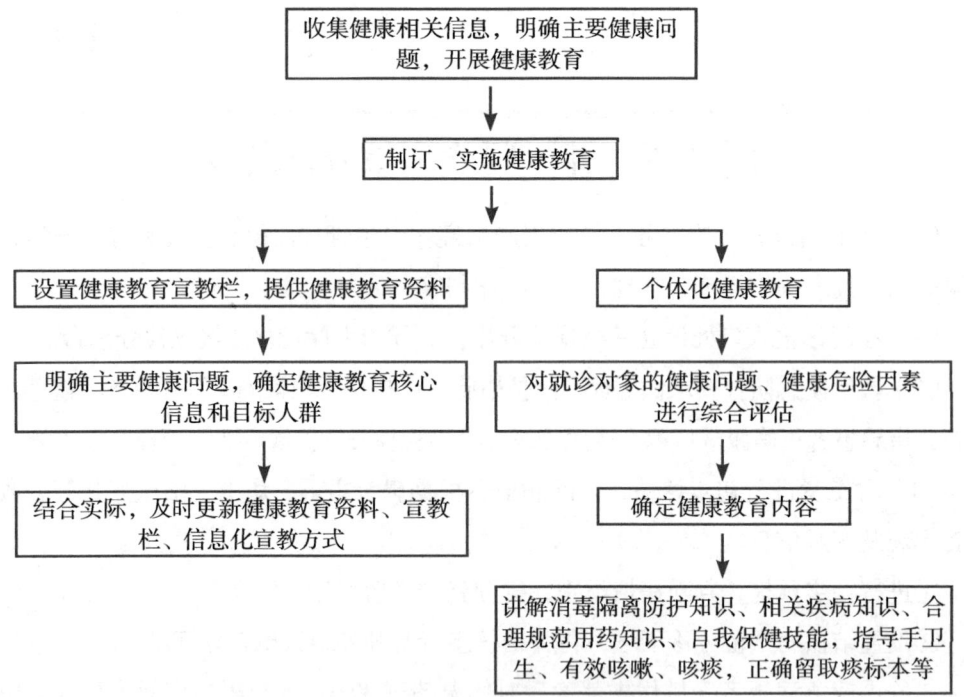

附图1　肺科门诊健康教育流程

（张娇红）

附录六　肺科门诊晕针、晕血患者护理常规

肺科门诊晕针、晕血患者护理常规见附图 2。

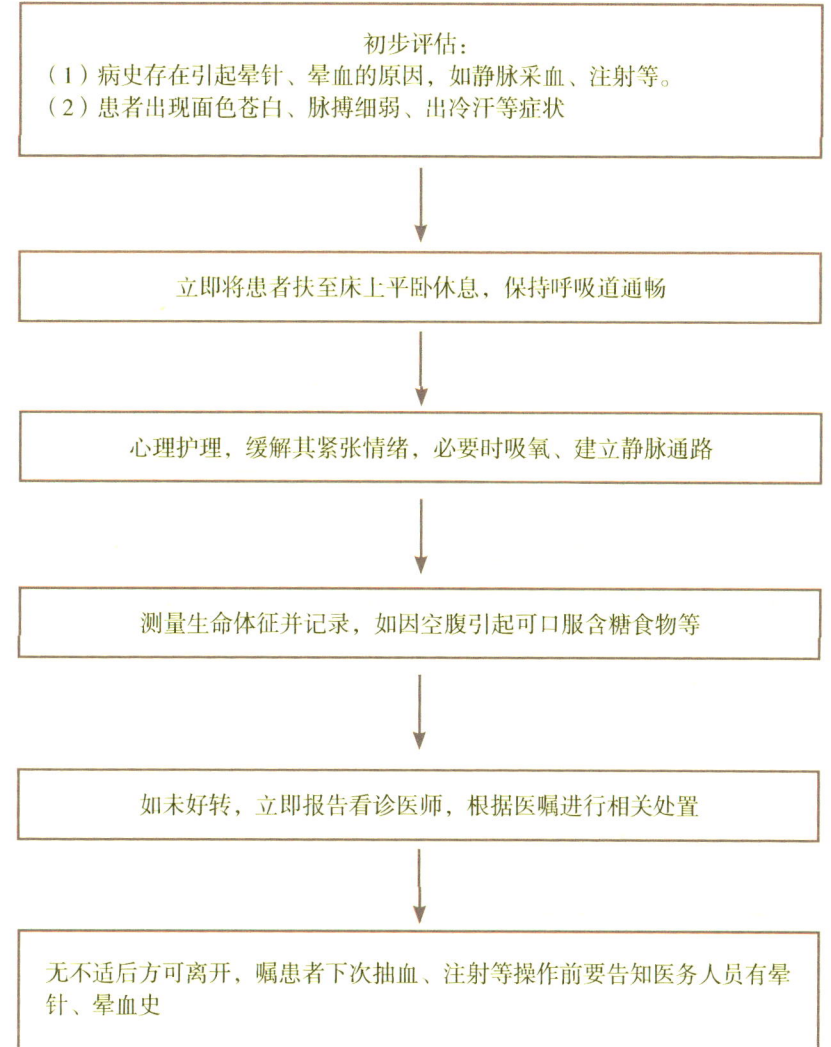

初步评估：
（1）病史存在引起晕针、晕血的原因，如静脉采血、注射等。
（2）患者出现面色苍白、脉搏细弱、出冷汗等症状

立即将患者扶至床上平卧休息，保持呼吸道通畅

心理护理，缓解其紧张情绪，必要时吸氧、建立静脉通路

测量生命体征并记录，如因空腹引起可口服含糖食物等

如未好转，立即报告看诊医师，根据医嘱进行相关处置

无不适后方可离开，嘱患者下次抽血、注射等操作前要告知医务人员有晕针、晕血史

评估：
好转：患者意识清醒，生命体征平稳，面色渐转红润。

附图 2　肺科门诊晕针、晕血患者护理常规

（张娇红）

附录七　肺科门诊接收外院血标本工作流程

肺科门诊接收外院血标本工作流程见附图 3。

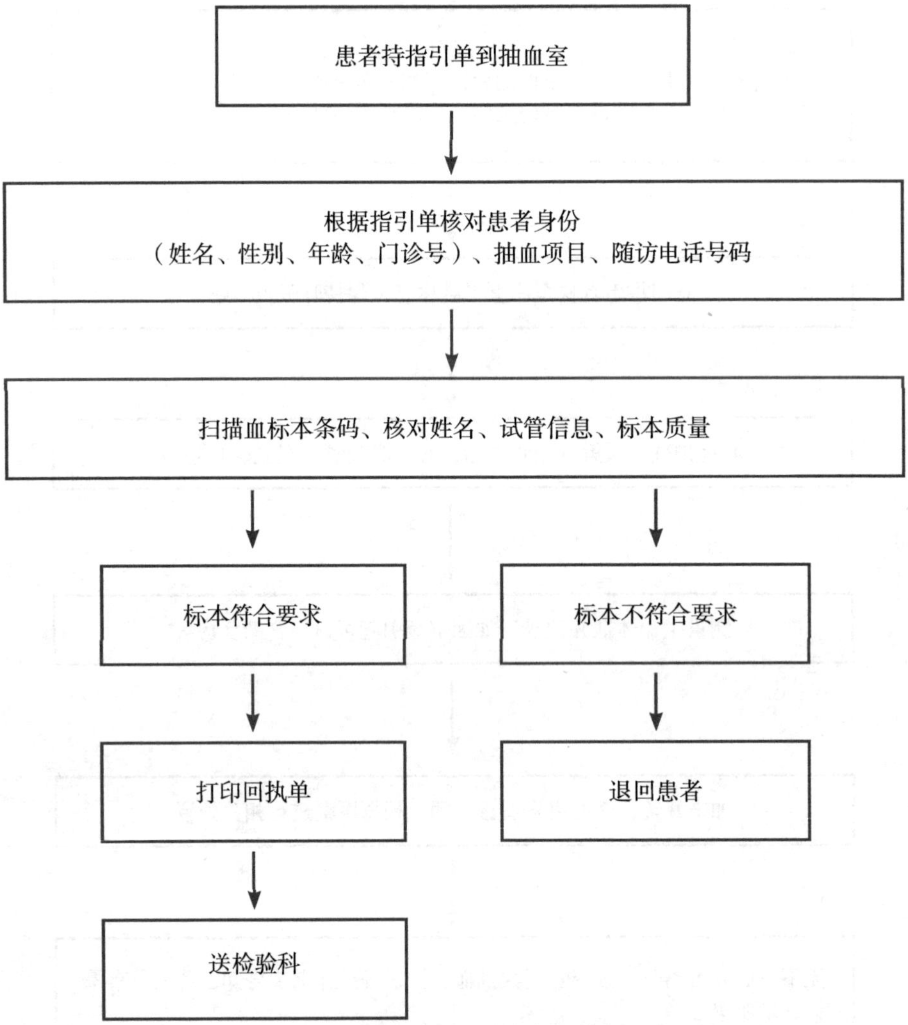

```
┌─────────────────────────────────┐
│        患者持指引单到抽血室         │
└─────────────────────────────────┘
                 │
                 ▼
┌─────────────────────────────────┐
│        根据指引单核对患者身份        │
│（姓名、性别、年龄、门诊号）、抽血项目、随访电话号码│
└─────────────────────────────────┘
                 │
                 ▼
┌─────────────────────────────────┐
│  扫描血标本条码、核对姓名、试管信息、标本质量  │
└─────────────────────────────────┘
         │                     │
         ▼                     ▼
┌──────────────┐      ┌──────────────┐
│  标本符合要求   │      │  标本不符合要求  │
└──────────────┘      └──────────────┘
         │                     │
         ▼                     ▼
┌──────────────┐      ┌──────────────┐
│   打印回执单    │      │   退回患者     │
└──────────────┘      └──────────────┘
         │
         ▼
┌──────────────┐
│   送检验科     │
└──────────────┘
```

附图 3　肺科门诊接收外院血标本工作流程

（张娇红）

附录八 回收工作流程及质量标准

回收工作流程及质量标准见附图4。

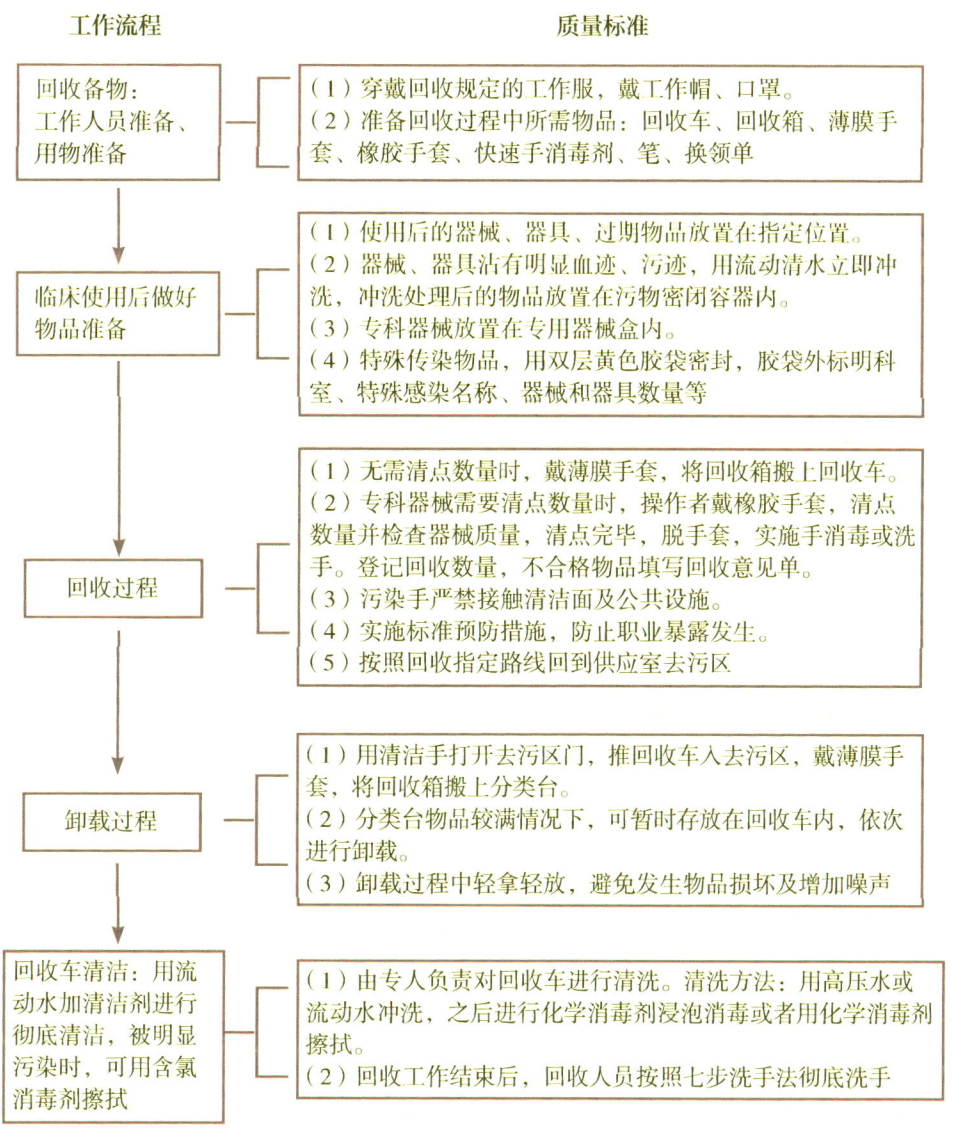

工作流程 / 质量标准

回收备物：工作人员准备、用物准备
（1）穿戴回收规定的工作服、戴工作帽、口罩。
（2）准备回收过程中所需物品：回收车、回收箱、薄膜手套、橡胶手套、快速手消毒剂、笔、换领单

临床使用后做好物品准备
（1）使用后的器械、器具、过期物品放置在指定位置。
（2）器械、器具沾有明显血迹、污迹，用流动清水立即冲洗，冲洗处理后的物品放置在污物密闭容器内。
（3）专科器械放置在专用器械盒内。
（4）特殊传染物品，用双层黄色胶袋密封，胶袋外标明科室、特殊感染名称、器械和器具数量等

回收过程
（1）无需清点数量时，戴薄膜手套，将回收箱搬上回收车。
（2）专科器械需要清点数量时，操作者戴橡胶手套，清点数量并检查器械质量，清点完毕，脱手套，实施手消毒或洗手。登记回收数量，不合格物品填写回收意见单。
（3）污染手严禁接触清洁面及公共设施。
（4）实施标准预防措施，防止职业暴露发生。
（5）按照回收指定路线回到供应室去污区

卸载过程
（1）用清洁手打开去污区门，推回收车入去污区，戴薄膜手套，将回收箱搬上分类台。
（2）分类台物品较满情况下，可暂时存放在回收车内，依次进行卸载。
（3）卸载过程中轻拿轻放，避免发生物品损坏及增加噪声

回收车清洁：用流动水加清洁剂进行彻底清洁，被明显污染时，可用含氯消毒剂擦拭
（1）由专人负责对回收车进行清洗。清洗方法：用高压水或流动水冲洗，之后进行化学消毒剂浸泡消毒或者用化学消毒剂擦拭。
（2）回收工作结束后，回收人员按照七步洗手法彻底洗手

附图4 回收工作流程及质量标准

（侯　婷）

附录九 器械清洗工作流程及质量标准

器械清洗工作流程与质量标准见附图5。

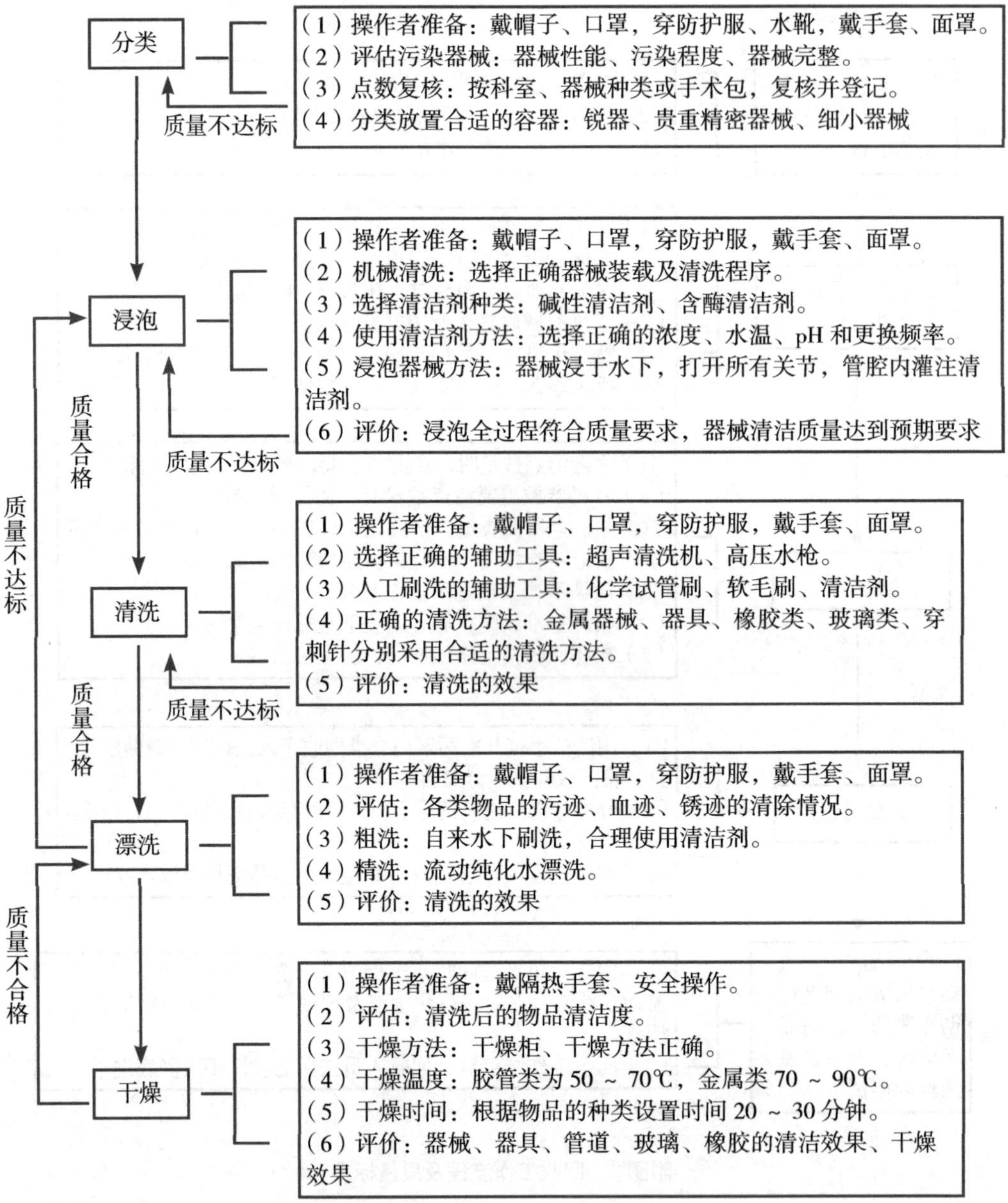

分类

（1）操作者准备：戴帽子、口罩，穿防护服、水靴，戴手套、面罩。
（2）评估污染器械：器械性能、污染程度、器械完整。
（3）点数复核：按科室、器械种类或手术包，复核并登记。
（4）分类放置合适的容器：锐器、贵重精密器械、细小器械

质量不达标

浸泡

（1）操作者准备：戴帽子、口罩，穿防护服，戴手套、面罩。
（2）机械清洗：选择正确器械装载及清洗程序。
（3）选择清洁剂种类：碱性清洁剂、含酶清洁剂。
（4）使用清洁剂方法：选择正确的浓度、水温、pH 和更换频率。
（5）浸泡器械方法：器械浸于水下，打开所有关节，管腔内灌注清洁剂。
（6）评价：浸泡全过程符合质量要求，器械清洁质量达到预期要求

质量合格 / 质量不达标

清洗

（1）操作者准备：戴帽子、口罩，穿防护服，戴手套、面罩。
（2）选择正确的辅助工具：超声清洗机、高压水枪。
（3）人工刷洗的辅助工具：化学试管刷、软毛刷、清洁剂。
（4）正确的清洗方法：金属器械、器具、橡胶类、玻璃类、穿刺针分别采用合适的清洗方法。
（5）评价：清洗的效果

质量合格 / 质量不达标

质量不达标

漂洗

（1）操作者准备：戴帽子、口罩，穿防护服，戴手套、面罩。
（2）评估：各类物品的污迹、血迹、锈迹的清除情况。
（3）粗洗：自来水下刷洗，合理使用清洁剂。
（4）精洗：流动纯化水漂洗。
（5）评价：清洗的效果

质量不合格

干燥

（1）操作者准备：戴隔热手套、安全操作。
（2）评估：清洗后的物品清洁度。
（3）干燥方法：干燥柜、干燥方法正确。
（4）干燥温度：胶管类为 50 ～ 70℃，金属类 70 ～ 90℃。
（5）干燥时间：根据物品的种类设置时间 20 ～ 30 分钟。
（6）评价：器械、器具、管道、玻璃、橡胶的清洁效果、干燥效果

附图 5 器械清洗工作流程与质量标准

（侯 婷）

附录十　污染物品分类工作流程及质量标准

污染物品分类工作流程及质量标准见附图6。

操作步骤

操作要求及质量标准

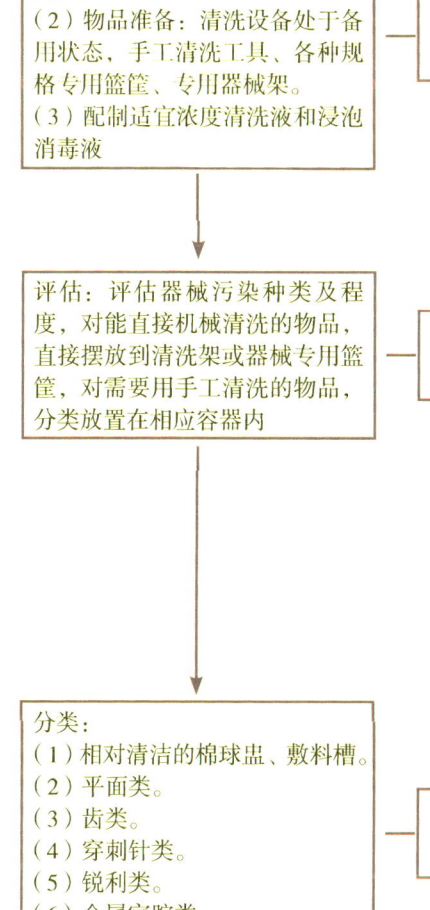

备物：
（1）人员准备：穿戴去污区防护用品。
（2）物品准备：清洗设备处于备用状态，手工清洗工具、各种规格专用篮筐、专用器械架。
（3）配制适宜浓度清洗液和浸泡消毒液

（1）着装符合要求：戴帽子、口罩，穿防护服、专用鞋、防水围裙，戴橡胶手套、面罩。
（2）检查清洗设备，确保处于完全备用状态。
（3）按照清洗数量，配备器械篮筐和专用器械架。
（4）配制清洗液、化学消毒液、除锈剂等

评估：评估器械污染种类及程度，对能直接机械清洗的物品，直接摆放到清洗架或器械专用篮筐，对需要用手工清洗的物品，分类放置在相应容器内

（1）评估污染种类：锈迹用除锈剂浸泡，水垢斑用草酸去垢，明显油迹用碱性清洗剂初步清洗。
（2）评估污染程度，血污干涸后首先用多酶清洗液浸泡，或超声清洗、人工处理完毕后，再进入清洗机内清洗。
（3）评估物品的结构、材质、精密程度等、做适当的分类

分类：
（1）相对清洁的棉球盅、敷料槽。
（2）平面类。
（3）齿类。
（4）穿刺针类。
（5）锐利类。
（6）金属宫腔类。
（7）窥器类

（1）分类同时清点回收数量，由专人负责核对登记。
（2）分类时戴橡胶手套，实施标准预防措施，防止发生职业暴露。
（3）分类一步到位，减少重复操作，防止污染面扩大。
（4）齿类器械尽可能借助于器械轴节撑开架，使关节面、咬合面充分暴露。
（5）窥器专筐放置，窥器嘴充分张开放置。
（6）扁平、单体器械排列放置一层，镊子呈人字形或纵队排列一层，不能重叠放置。
（7）观察重点：器械的关节部位、关节面、咬合面、剪刀的刃面、窥器的螺丝处。精细、贵重器械放入带盖小筐。
（8）根据评估分类结果，选择手工清洗或机械清洗的方式，不同类的物品采用不同的清洗流程

附图6　污染物品分类工作流程及质量标准

（侯　婷）

附录十一　平面类物品手工清洗流程及质量标准

平面类物品手工清洗流程及质量标准见附图7。

适用于治疗碗、弯盘、器皿类物品清洗。

操作步骤	操作要求及质量标准
备物： （1）清洗剂和消毒剂。 （2）各种清洗工具。 （3）防护用具：帽子、口罩、手套、防水围裙、防护服、面罩	（1）检查清洗剂、消毒剂及除锈剂的有效期、浓度，按产品说明配置。 （2）配置毛刷、清洁布等辅助工具。 ①采取标准预防措施，检查清洗剂、消毒剂及除锈剂的有效期、浓度，按产品说明配置。 ②配置毛刷、清洁布等辅助工具。 ③采取标准预防措施，做好自身防护，检查手套无穿孔。 ④评估物品准备齐全、预防措施情况。 ⑤评估器械污染种类：根据污染种类选择清洗剂
冲洗及擦洗： （1）用清洁布蘸清洗剂擦洗。器皿表面的明显血迹和污迹。 （2）表面沾有干涸血迹，浸泡含酶清洗液3～5分钟	（1）冲洗要求：用清洗液刷洗后，流动水下冲洗表面的血迹和污迹。 （2）擦洗要求：液面下进行擦洗，须注意防止气溶胶产生和水花飞溅。 （3）质量评价：器皿表面及卷边无血迹、无污迹、无锈迹
漂洗：流动纯水下彻底冲洗表面污垢和清洗剂	（1）漂洗要求：彻底冲洗掉擦洗后表面的污垢、清洗剂。 （2）质量评价：表面无污垢和清洗剂残留
消毒： （1）煮沸消毒93℃，3分钟。 （2）500 mg/L含氯消毒剂浸泡30分钟	（1）物理消毒方法：煮沸时器皿必须浸于水面下，水温93℃后开始计时。 （2）化学消毒方法：使用计时器定时消毒，防止浸泡时间过长导致器皿生锈，处于密闭状态下浸泡。 （3）消毒质量评估：煮沸时器皿浸泡于液面下2 cm，煮沸消毒时间及温度有效控制，化学浸泡消毒的浓度及时间有效控制
终末漂洗： 流动纯水终末漂洗	（1）操作要求：用流动纯水终末漂洗。 （2）清洗质量评价：器皿表面无消毒剂、自来水残留
干燥： 用干燥柜70～90℃、20分钟干燥	器皿表面及卷边内无水垢、无污物、无锈迹

附图7　平面类物品手工清洗流程及质量标准

（侯　婷）

附录十二　平面类器械机械清洗流程及质量标准

平面类器械机械清洗流程及质量标准见附图8。

适用于治疗碗、弯盘、器皿类物品清洗。

操作步骤	操作要求及质量标准
备物： （1）清洗消毒机、清洗架。 （2）防护用具：帽子、口罩、手套、防水围裙、防护服、面罩	（1）检查清洗架清洁度，无杂物，喷水臂转动须平衡。 （2）按照清洗数量配备清洗架，检查清洗剂量。 （3）采取标准预防措施，做好自身防护，检查手套有无穿孔。 （4）备好清洗剂、除锈剂等容器，用于手工处理物品
分类： （1）评估物品污染种类及程度，不能直接机械清洗的物品，放置在相应容器内。 （2）符合清洗条件的物品直接摆放到清洗架上	（1）评估污染种类：锈迹用手工刷洗或除锈剂浸泡、水垢斑用草酸除垢、明显油迹用碱性清洗剂初步清洗。 （2）评估污染程度：血迹干涸后用酶浸泡或手工刷洗，手工处理完毕后，再进入清洗消毒器内清洗。 （3）分类质量评价：检查物品清洗前状态，准确分类物品处理程序
装载： （1）每层清洗架放置同类物品。 （2）按规定的数量与方法将治疗碗、弯盘或器皿倒放于每层清洗架上	（1）放置要求：治疗碗、弯盘及器皿分类放置于不同层的清洗架上，碗、盆或器皿开口向下斜放。 （2）放置数量：按清洗架大小，规定标准放置件数，每层不得超过标准规定的数量。 （3）装载质量评价：碗、盆、器皿放置不重叠，水流可充分冲洗到每一层面
进机： （1）再次检查物品摆放是否准确。 （2）转动喷水臂，可自由旋转。 （3）清洗架进入清洗消毒机	（1）物品摆放完成后，用手转动清洗臂，观察能否正确定位及转动是否平衡，再推入机内。 （2）清洗架进入清洗机后检查治疗碗、弯盘、器皿放置是否移位。 （3）进机装载质量评价：碗、盆位置不影响喷水臂自由旋转，喷水口无阻塞
卸载： （1）程序结束后，器械在包装区取出、检查。 （2）卸载完成后将清洗架推入机腔内后关门	（1）卸载前洗手，注意防止烫伤，清洗后物品直接放到包装台或指定的工作台面，减少重复搬动。 （2）检查机内、腔底无杂物、纤维。 （3）清洗质量评价：目测物品无肉眼可见的污垢、锈迹，无水珠，确认物品彻底干燥。 （4）清洗质量不合格的器械，及时由传递窗退回去污区重新处理

附图8　平面类器械机械清洗流程及质量标准

（侯　婷）

附录十三　容器类物品手工清洗流程及质量标准

容器类物品手工清洗流程及质量标准见附图9。

清洗流程　　　　　　　　　　　　　　　**操作要求及质量要求**

整理和冲洗：
（1）将表面的化学指示胶带标签等杂物去除，用流动水冲洗。
（2）将容器浸泡在水面下

（1）操作要求：清除化学指示胶带，将容器完全浸泡在水面下，易于擦洗。
（2）质量标准：容器完全浸泡在水中，定时更换清水

擦洗：用海绵沾碱性清洗剂进行擦洗

（1）操作要求：对容器内外表面进行清洗，避免水花、污物飞溅。
（2）质量标准：容器内外表面无污迹、锈迹、胶带痕迹

漂洗：用流动纯水冲洗或在水面下浸泡

（1）操作要求：用流动纯水进行冲洗，可配合手工刷洗。
（2）质量标准：将清洗剂彻底冲洗，容器表面无清洁剂残留

消毒：
（1）煮沸93℃，3分钟。
（2）用500 mg/L 含氯消毒剂浸泡30分钟

（1）物理消毒方法：煮沸时器皿必须浸于水面下，水温93℃后开始计时。
（2）化学消毒方法：使用计时器定时消毒，防止浸泡时间过长导致器皿生锈，处于密闭状态下浸泡。
（3）消毒质量评估：煮沸时器皿浸泡于液面下2 cm，煮沸消毒时间及温度有效控制，化学浸泡消毒的浓度及时间有效控制

终末漂洗：用流动纯水进行终末漂洗

（1）操作要求：用流动纯水进行终末漂洗。
（2）质量标准：无自来水残留

干燥：
用干燥箱70～90℃ 20分钟烤干或擦干

（1）操作要求：选择合适的干燥温度和时间，手工擦拭时可选用清洁棉布。
（2）质量标准：容器内外表面无水滴、无污迹、无锈迹、无胶布痕迹

评价标准：
容器各表面清洁，无肉眼可见的污迹、锈迹和胶布残留痕迹。

附图9　容器类物品手工清洗流程及质量标准

（侯　婷）

附录十四　包装区质量评价标准

包装区质量评价标准见附表1。

附表1　包装区质量评价标准（100分）

检查项目	检查内容	分值	扣分标准	扣分值/每周			
				一	二	三	四
器械质量	（1）各类器械光亮、无污迹、干燥、使用功能完好、节齿部分洁净。	8	一项不符扣2分				
	（2）玻璃物品光亮无水珠。	6	一项不符扣1分				
	（3）胶管有弹性、无粘连、接头接管安装不倒置。	7	一项不符扣1分				
	（4）针头无钩，不弯不锈，无血迹，穿刺针套和针芯匹配，针头用纱布拭	6	一项不符扣1分				
包装质量	（1）按照器械包名称的内容进行包装。	5	一项不符扣5分				
	（2）各种包内器械完好齐全、标记清楚、包装整洁。	8	一项不符扣8分				
	（3）放置包内化学指示卡于器械包的孔巾上，包外化学指示胶带、灭菌日期、失效日期、操作者及核对者签名清楚	8	一项不符扣2分				
	（1）选用合适的双层棉布、医用包装纸或纸塑封口材料进行包装。	5	一项不符扣1分				
	（2）包装的松紧度适宜、大小符合规定。	3	一项不符扣2分				
	（3）科室特殊器械标志清楚。	3	一项不符扣1分				
	（4）无科室投诉	4	一项不符扣4分				
敷料叠布质量	（1）科室需要的各类制作物品规格正确。	5	一项不符扣1分				
	（2）制作敷料应按指定规格裁剪、做到量材使用、厉行节约。	5	一项不符扣1分				
	（3）各类敷料包装正确，标志清晰，灭菌日期、失效日期清楚，操作者明确。	5	一项不符扣1分				
	（4）各种布类折叠正确、分类摆放、保证清洁、无破损	3	一项不符扣1分				
各类登记	（1）领用敷料登记科室、数量，领用人必须签名。	3	一项不符扣1分				
	（2）各项工作登记完整	3	一项不符扣1分				
着装卫生	（1）工作人员着装整洁、戴帽、口罩，洗手。	5	一项不符扣1分				
	（2）环境清洁，地面无杂物。	4	一项不符扣1分				
	（3）备用物品摆放整齐，保持台面、设备清洁	4	一项不符扣1分				
合计		100					

（侯　婷）

参考文献

［1］黄莉，李意霞，龚喜雪. 急危重症护理［M］. 天津：天津科学技术出版社，2022.

［2］张丽珺，王晓娟，李占忠，等. 肿瘤疾病诊断治疗与护理［M］. 成都：四川科学技术出版社，2022.

［3］尹玉梅. 实用临床常见疾病护理常规［M］. 青岛：中国海洋大学出版社，2020.

［4］李美娟. 现代临床常见病护理学［M］. 昆明：云南科技出版社，2020.

［5］万霞. 现代专科护理及护理实践［M］. 开封：河南大学出版社，2020.

［6］呼海燕，赵娜，高雪，等. 临床专科护理技术规范与护理管理［M］. 青岛：中国海洋大学出版社，2023.

［7］彭飞，王世英，杨亚娟. 消毒供应中心操作规范［M］. 上海：上海科学技术出版社，2019.

［8］王姗姗，王晓霞，滕海，等. 实用内科疾病诊治与护理［M］. 青岛：中国海洋大学出版社，2019.

［9］程艳华. 实用临床常见病护理［M］. 上海：上海交通大学出版社，2023.

［10］徐凤杰，郝园园，陈萃，等. 护理实践与护理技能［M］. 上海：上海交通大学出版社，2023.

［11］李洁. 消毒与感控管理［M］. 哈尔滨：黑龙江科学技术出版社，2022.

［12］姜紫曦. 全科医学护理常规［M］. 北京：中国纺织出版社，2020.

［13］张海燕，陈艳梅，侯丽红. 现代实用临床护理［M］. 武汉：湖北科学技术出版社，2022.

［14］王庆秀. 内科临床诊疗及护理技术［M］. 天津：天津科学技术出版社，2020.

［15］郑紫妍. 常见疾病护理操作［M］. 武汉：湖北科学技术出版社，2022.

［16］赵凤琴. 现代临床内科护理与实践［M］. 汕头：汕头大学出版社，2019.

［17］张业玲. 实用血液内科疾病护理思维［M］. 北京：科学技术文献出版社，2020.

［18］祁俊菊. 社区护理［M］. 北京：中国医药科技出版社，2020.

［19］张晓艳. 神经内科疾病护理与健康指导［M］. 成都：四川科学技术出版社，2022.

［20］王建敏. 实用内科常见疾病护理［M］. 上海：上海交通大学出版社，2023.

［21］聂蔚健，傅茜，李军，等. 儿童肾移植术后局灶性节段性肾小球硬化六例诊治报道

并文献复习［J］．中华器官移植杂志，2020，41（2）：70-74.

［22］陆福明．肾移植患者的血液净化问题［J］．中华肾脏病杂志，2006，22（3）：138-139.

［23］宁琪琪，孟庆华，朱跃科．局部枸橼酸钠抗凝在肝功能衰竭患者进行持续肾脏替代治疗中的应用进展［J］．中华肝脏病杂志，2018，26（7）：549-552.

［24］赵咏，耿娇霞．连续性肾脏替代疗法治疗肾移植术后急性肾衰竭的护理［J］．现代中西医结合杂志，2008，17（32）：5096-5097.